神経心理学コレクション

シリーズ編集
山鳥 重
彦坂 興秀
河村 満
田邉 敬貴

T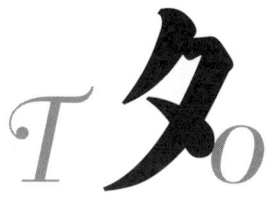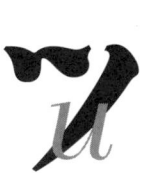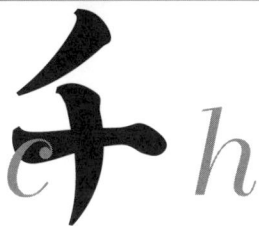h

岩村 吉晃
東邦大学名誉教授
上野学園大学音楽学部非常勤講師

医学書院

表紙デザイン　木村政司

タッチ〈神経心理学コレクション〉
発　　行　2001年3月15日　第1版第1刷Ⓒ
　　　　　2021年1月15日　第1版第14刷
著　　者　岩村吉晃（いわむらよしあき）
発行者　株式会社　医学書院
　　　　　代表取締役　金原　俊
　　　　　〒113-8719　東京都文京区本郷1-28-23
　　　　　電話　03-3817-5600（社内案内）
印刷・製本　三美印刷

本書の複製権・翻訳権・上映権・譲渡権・貸与権・公衆送信権（送信可能化権を含む）は株式会社医学書院が保有します．

ISBN978-4-260-11855-2

本書を無断で複製する行為（複写，スキャン，デジタルデータ化など）は，「私的使用のための複製」など著作権法上の限られた例外を除き禁じられています．大学，病院，診療所，企業などにおいて，業務上使用する目的（診療，研究活動を含む）で上記の行為を行うことは，その使用範囲が内部的であっても，私的使用には該当せず，違法です．また私的使用に該当する場合であっても，代行業者等の第三者に依頼して上記の行為を行うことは違法となります．

JCOPY　〈出版者著作権管理機構　委託出版物〉
本書の無断複製は著作権法上での例外を除き禁じられています．複製される場合は，そのつど事前に，出版者著作権管理機構（電話 03-5244-5088，FAX 03-5244-5089，info@jcopy.or.jp）の許諾を得てください．

＊「神経心理学コレクション」は株式会社医学書院の登録商標です．

序

　〈神経心理学コレクション〉の一冊として，体性感覚の本を執筆しないかとのお誘いがあったのは，ちょうど一年前の寒い日でした。体性感覚について日本語で書かれた本は類がなく，誰かが書く必要があると思っていました。また私にとっては定年退職を機会にこれまでの仕事のまとめを世に出すことでもあり，大変魅力的な仕事と考え，お引き受けしました。
　私が体性感覚の研究を始めたのは，ニューヨーク大学留学中で1970年のことですから，もう30年になります。帰国後も一貫してこのテーマで研究を続けてきました。
　ニューヨーク大学では A. Spencer 教授（故人）のもとで，皮膚に加わった軽い触刺激を認識する時，その刺激部位を正確に定位するための側方抑制の仕組みを調べ始めました。ネコの視床に微小電極を刺して細胞内外電位の空間的分布の測定をしました。この研究は，帰国し鳥居鎮夫教授のお誘いにより赴任した東邦大学で犬伏式生氏（現日本食洗協会専務理事）と行った実験で完結しました。
　その後，酒田英夫氏（現日大研究教授）のお勧めと援助により，引き続き東邦大学鳥居研究室で，田中美智雄氏との覚醒サルを用いた大脳皮質体性感覚野の研究に移りました。研究を始めてまもなく，サルがものを握って形を識別することに関係しているニューロン活動を見つけました。これは今でも心躍る発見でした。1978年に Brain Research 誌に報告し，またパリの国際生理学会のサテライトシンポジウムで発表し，アクティヴタッチと題した単行本に記録されました。アクティヴタッチということばがあるのを知ったのはこの時です。
　まもなく若い彦坂興秀氏（現順天堂大学教授）と坂本正裕氏（現北陸大学助教授）が新たに参加し研究が進みました。体性感覚野のニューロン活

動を調べるうち，ここには階層的直列的な情報処理構造があることに気づき，これを主張する論文を1980年，1983年，1985年と発表し，1993年の論文で完結しました。この主張は当時の体性感覚研究の世界最高権威であった，米国の V. B. Mountcastle 氏（ジョンズホプキンス大学教授）とそのグループの考えに反するものでしたから，論文原稿は米国ではなく英国に送りました。英国の学者たちが私を支持してくれたのです。そのひとり S. Zeki 氏（ロンドン大学教授）は，私を心から励ましてくれ終生の友人となりました。彼は1981年オクスフォードで開かれた，Brain 誌の創刊100年記念シンポジウム「機能局在」に酒田氏と私を招待してくれました。この会での Mountcastle 氏とのやりとりのあと，カレッジのパブで英国の学者たちが私にいろいろ親身にアドバイスしてくれましたが，このひとときの語らいは，生涯忘れ得ぬものとなりました。

　この頃私が精力をそそいだ仕事の成果が，E. G. Jones 氏（現カリフォルニア大学デイヴィス校教授）により，"Cerebral Cortex"第五巻（1986）に詳しく紹介され，おおいに励みになりました。また私がニューヨーク大学留学当時，この研究室を主宰していたのは，昨年ノーベル賞受賞に輝いた E. Kandel 氏（現コロンビア大学教授）ですが，彼が編集した世界的に有名な教科書である"Principles of Neuroscience"にも引用されています。

　今から10年前，私が東邦大学生理学教室の主任になり，入来篤史（現医科歯科大教授），田岡三希，戸田孝史の諸氏が参加してから，体性感覚野の研究はさらに面白くなりました。すなわち，第一体性感覚野での両手の統合を発見し Nature 誌に発表しました。次に視覚と体性感覚の統合があることを発見し，これは入来氏の道具使用の神経機序研究となって開花しました。さらにまた第二体性感覚野の研究にも着手しました。これらの発見は，新しい技術で可能になったヒトでの研究をおおいに刺激しました。

　本書ではこれらの研究の成果をとりこんだ章のほかに，体性感覚全般を網羅するようにと，私自身が手を出さなかったテーマ，たとえば運動感覚

の仕組み，痛覚，内臓感覚の大脳皮質への投射などについて，新しい知見を紹介する章や節を書き起こしました．

また本書の冒頭にはタッチの研究史が記されています．今を遡ること2400年前のギリシャはアリストテレスの時代から，いわゆる五感が定義されていました．これは，視覚，聴覚，触覚，味覚，嗅覚ですが，アリストテレスの時代の触覚は定義があいまいでした．本書では表題を体性感覚でなく「タッチ」としましたが，そのねらいはこのあいまいな触覚を記述することにあります．五感のなかでの触覚の定義があいまいなのは，この語がギリシャ時代にさわることを意味し，またすべての身体感覚を含む言葉として始まったからです．

今では触覚といわれれば誰でも皮膚に加わった受身の感覚を考えます．それは19世紀にそのように極端に狭く定義しなおされ，分析的な研究が始まったからです．体性感覚の語も内臓感覚を除外しています．本書ではそのような狭い定義の触覚の外にあるアクティヴタッチや，内臓感覚（これは19世紀まで「一般感覚」と呼ばれていた感覚であります）にまで記述の範囲を広げようと試みています．じつはこのあいまいな感覚が現在最も新しい研究テーマの一つになりつつあるのですが，この新しい流れがわかっていただければ幸いです．

本書ではテキストを読むだけで流れが分かるようにと，データを提示することを最小限にしましたが，その代わり興味のある読者に原著を参照していただくようにと文献リストを充実させました．そして本書が入門書としても役立つよう，各章で省いた教科書的な解説を付け加えるために最後の章を設けました．

本書が神経心理学はもとより，基礎医学，福祉，看護，リハビリなど医療関連の諸分野，スポーツ科学，心理学，工学など広い範囲で身体に関心を持つ方々に読んでいただけることを願っています．

私の長年にわたる研究を支えてくれた文部省科学研究費に，そして特定研究，重点領域研究の研究班員諸氏の友情に深く感謝いたします．最後になりましたが，〈神経心理学コレクション〉の企画編集者であり，日ごろ

敬愛する山鳥重，河村満，田邉敬貴，彦坂興秀の諸氏と医学書院の樋口覚，佐藤博両氏の激励とご助言に心より感謝いたします。

　21世紀の初頭に

岩村吉晃

目次

第1章 タッチの感覚 …………………………………………1
- A. タッチの感覚 …………………………………………2
  - 1) アリストテレスの触覚 …………………………2
  - 2) 一般感覚 …………………………………………4
  - 3) 身体感覚と体性感覚 ……………………………4
- B. 近代の触覚，皮膚感覚研究 …………………………5
  - 1) Weber：近代触覚研究の祖 ……………………5
  - 2) 皮膚感覚の種類 …………………………………6
  - 3) 感覚点と要素感覚理論 …………………………7
  - 4) タッチブレンド：要素感覚ですべてを説明する試み …………9
  - 5) Head の二元説：原始感覚と識別感覚 ………10
  - 6) Nafe のパタン説 ………………………………12
  - 7) 振動感覚独自の受容器は存在するか …………13
  - 8) 2点識別閾測定の問題点 ………………………14
- C. アクティヴタッチあるいはハプティクス …………17
- D. 謎が多い温度感覚 ……………………………………19
  - 1) 温点が少ない理由 ………………………………19
  - 2) 冷たいものはより重く感じる …………………21
  - 3) タンベルクの温度格子錯覚 ……………………22
  - 4) 触覚感受性にたいする温度の影響 ……………22

第2章 タッチの生理学 …………………………………25
- A. 単一神経活動電位記録による受容器の同定 ………26
  - 1) ヒトの触覚受容器 ………………………………26

  2）スキンシップにかかわる C 線維 …………………………………28
  3）圧迫痛にかかわる C 線維 …………………………………………29
  4）痒みを伝える C 線維の同定 ………………………………………29
 B. 固有感覚と深部感覚…………………………………………………………30
 C. 運動感覚………………………………………………………………………31
  1）運動感覚とは …………………………………………………………32
  2）運動感覚の研究史 ……………………………………………………32
 D. 位置感覚に貢献する受容器…………………………………………………33
  1）位置感覚に貢献するのは関節受容器か筋受容器か ………………34
  2）筋紡錘への振動刺激により関節位置の錯覚が起こる ……………35
  3）筋紡錘の活動は意識にのぼらないか ………………………………36
  4）関節受容器は位置感覚に貢献しない ………………………………37
  5）関節受容器の活動は筋収縮の有無に影響される …………………38
  6）皮膚受容器も運動感覚に貢献する …………………………………38
 E. 力，重さの感覚………………………………………………………………39
  1）運動指令の役割 ………………………………………………………39
  2）筋疲労とはどういうものか…………………………………………41
 F. タッチの加齢変化……………………………………………………………42
  1）触覚，振動覚感受性の加齢変化 ……………………………………42
  2）空間分解能と加齢 ……………………………………………………45
  3）触覚，振動覚の感受性低下をもたらす要因 ………………………45
   a）皮膚の物理的性質の変化……………………………………45
   b）受容器の密度や形態の変化…………………………………47
   c）末梢神経や後根における太い有髄線維の減少 ……………49
  4）温度感覚の老化 ………………………………………………………50
  5）痛覚の老化 ……………………………………………………………52
  6）運動感覚の老化 ………………………………………………………52

第3章 タッチの大脳表現 …………………………………55

- A. 体性感覚野の発見 ……………………………………58
  1) 大脳の機能局在 ……………………………………58
  2) 脳の階層モデルと連合野 …………………………60
- B. 体性感覚野の体部位再現 ……………………………62
  1) ジャクソンてんかん ………………………………62
  2) Penfield の体部位再現地図（ホムンクルス）……62
  3) いろいろな動物の体部位再現地図 ………………65
- C. 体部位局在的再現地図をめぐる仮説 ………………66
  1) コラム仮説 …………………………………………66
  2) 感覚サブモダリティの分別再現仮説，多重再現仮説 …67
- D. 感覚情報処理の階層仮説 ……………………………68
- E. 体性感覚野に表現されるもの ………………………70
  1) 微小電極による体部位再現地図 …………………70
  2) 皮質と体表の対応は点対点か ……………………71
  3) 皮質と体表の関係は点対面 ………………………73
  4) 3b 野における指の再現は機能的である …………74
  5) 1, 2 野に存在する多指型の受容野 ………………76
  6) 1, 2 野では指の再現はもはや局在的ではない …77
  7) 受容野の形には意味がある：機能面 ……………78
- F. 両側体部位の再現 ……………………………………81
  1) 身体両側からの情報が統合される ………………81
  2) 両側性投射と正中線融合説 ………………………83
  3) ヒト中心後回における同側体部位再現 …………84
- G. 体部位再現地図の可塑性 ……………………………84
  1) 生後発達 ……………………………………………85
  2) 末梢神経あるいは指切断後の体部位再現地図の変化 …85
  3) 手指の使用と体部位再現地図 ……………………86

4) 体部位再現の変化は注意や痛みでも起こる ……………………88
　　　5) 体部位再現地図変化の神経メカニズム ………………………89

第4章　痛み，痒み，温度感覚，内臓感覚の大脳表現 …………91

　A. 第二体性感覚野 ………………………………………………………92
　　　1) 第二体性感覚野の範囲と体部位再現地図 ……………………92
　　　2) 第二体性感覚野はさらに2分されるか …………………………94
　　　3) 無麻酔サルでの実験 ………………………………………………95
　　　4) サル第二体性感覚野の体部位再現地図 ………………………97
　　　5) ヒトの第二体性感覚野 ……………………………………………98
　　　6) 第二体性感覚野の機能 …………………………………………99
　B. 痛覚の中枢はどこにあるのか …………………………………………101
　　　1) 第一体性感覚野（SI） ……………………………………………101
　　　2) 第二体性感覚野（SII） …………………………………………103
　　　3) 島（insula），Ri（retroinsula） …………………………………104
　　　4) 頭頂連合野（7b野） ……………………………………………105
　　　5) 前帯状回（24野） …………………………………………………107
　　　6) その他の領域 ………………………………………………………108
　C. 痒みに関係する大脳皮質 ……………………………………………108
　D. 温度感覚が投射する大脳皮質 ………………………………………109
　E. 内臓感覚も大脳に投射する …………………………………………110
　　　1) 内臓刺激に応答する中枢ニューロン …………………………110
　　　2) 後索が内臓痛覚を伝える ………………………………………111
　　　3) 内臓刺激で活動するヒト大脳皮質領域 ………………………112
　　　4) 飢え，満腹，渇きの大脳投射 …………………………………112

第5章　手の運動と体性感覚 …………………………………………115

　A. 体性感覚と随意運動 …………………………………………………116
　　　1) 後根と前根：Bell-Magendie の法則 …………………………116

2) 後根切断で運動麻痺は起こるか ……………………………117
　　3) 随意運動の遂行に体性感覚は必要ない ……………………119
　　4) 後根が切断されても自発運動はある ………………………120
　　5) 固有感覚を欠くと運動はどうなるか …………………………121
　　6) ヒトの神経あるいは後根切断症状 ……………………………122
　　7) 感覚フィードバックが必要な運動 ……………………………122
　　8) 感覚フィードバックは新しい運動を習うのに必要である ……124
B. 後索の機能 ………………………………………………………125
　　1) 後索切断後にみられた行動異常 ………………………………125
　　2) 後索と識別感覚 …………………………………………………126
　　3) 後索切断による運動異常 ………………………………………126
　　4) 後索は能動的探索に必要である ………………………………127
　　5) 指多関節運動が障害される ……………………………………128
C. 体性感覚野の損傷による行動異常 ………………………………130
　　1) 手先の器用さの障害：拙劣症 …………………………………130
　　2) 肢節運動失行，失認失行，触知失行 …………………………130
　　3) 肢節運動失行：中心前回と中心後回硬塞例の症状比較 ……131
　　4) 肢節運動失行の動物モデル：中心前回あるいは中心後回にムシモルを注入したサルの手指行為異常 ……………………………133
　　5) ヒト症例での容器テスト ………………………………………137
　　6) 手指の拙劣化とは何か …………………………………………139
D. 運動における体性感覚野の役割 …………………………………140
　　1) 体性感覚野の役割をめぐるいろいろな観察 …………………140
　　2) 体性感覚野と運動野の関係 ……………………………………141
　　3) 手運動に先行して発火する体性感覚野ニューロン …………143
　　4) 触識別と記憶にかかわる体性感覚野ニューロン ……………143
E. ものをつまむ時，触覚受容器はどう働くか ………………………144
　　1) 触覚受容器の役割分担 …………………………………………144
　　2) 視覚や記憶の役割 ………………………………………………146

第6章　さわる，さわられる ……………………………147

　A．アクティヴタッチの神経機構 ……………………………148
　　1)　認識の過程は能動的である …………………………148
　　2)　運動指令はどのように関与するか …………………149
　　3)　さわったものをどのように認知するのか……………153
　　4)　アクティヴタッチと体性感覚野ニューロン…………153
　　5)　物の形や材質の特徴に応じるニューロン……………156
　　6)　材質の解析と運動の分析は不可分に結びついている ………160
　B．自分でくすぐってもくすぐったくないのはなぜか ………161
　C．大きさ―重さ錯覚：眼はだまされるが身体はだまされない ……163

第7章　認識の基盤としての体性感覚 ……………………167

　A．体性感覚野の電気活動は意識されるか　Libet の実験① ………168
　　1)　皮質の電気刺激で自然な感覚体験は生じるか ……………169
　　2)　体性感覚の意識的体験が起こるのに要する時間：Time-on Theory ………………………………169
　B．運動への意図はいつ意識されるか　Libet の実験② …………172
　C．体性感覚と注意 ……………………………………174
　　1)　痛覚と注意………………………………………174
　　2)　触対象の認識と注意 …………………………174
　　3)　体性感覚野，運動野における同期，振動現象（oscillation）と注意 ……………………………………177
　D．自己意識 …………………………………………179
　　1)　自己意識と身体像 ……………………………179
　　2)　自己認識の発達 ………………………………181
　　3)　動作イメージの生成と発達 …………………183
　　4)　身体意識と体部位再現地図 …………………184
　　5)　身体認識と体性感覚野ニューロンの受容野………185

6) 自己と対象を区別する体性感覚野ニューロン ･･････････････186
　　　7) 自己近接空間の認知にかかわる頭頂連合野ニューロン ･･････187
　　　8) 手のイメージ，道具のイメージ ･･････････････････････････190
　E. 身体認識の変容 ･･192
　　　1) 筋の振動刺激で関節位置の錯覚が起こる ･･････････････････192
　　　2) 麻酔によって指と唇のサイズが大きくなる ････････････････193
　　　3) 頭頂葉損傷後に起こる身体イメージの変容 ････････････････194
　　　4) 身体イメージの宿る皮質領域はどこか ････････････････････195
　F. 幻肢 ･･196
　　　1) いろいろな幻肢 ･･196
　　　2) 子どもの幻肢 ･･197
　　　3) 幻肢の誘発 ･･198
　　　4) 幻肢はなぜ起こるか ････････････････････････････････････199
　　　5) 幻肢は視覚でコントロールできる ････････････････････････201
　G. 触覚認識の中枢はどこにあるか ････････････････････････････202
　H. 体性感覚と視覚野の活動 ････････････････････････････････204
　　　1) 点字を読んでいる時に視覚野が活動する ･･････････････････204
　　　2) 体性感覚情報はどの経路で視覚領域に到達するのか ････････205
　　　3) 触識別にかかわる視覚心象の宿る場所 ････････････････････206

第8章　体性感覚系の基礎知識 ･･････････････････････････207

　A. 皮膚感覚受容器と末梢神経 ･･････････････････････････････208
　　　1) 皮膚感覚受容器の分類 ･･････････････････････････････････208
　　　　a) 適刺激による分類 ･･････････････････････････････････208
　　　　b) 形態による分類 ････････････････････････････････････208
　　　　c) 順応による分類 ････････････････････････････････････209
　　　2) 受容器の興奮を伝える末梢神経と伝導速度 ････････････････212
　　　3) 温度受容器 ･･213
　B. 深部受容器の構造とはたらき ････････････････････････････214

1）筋紡錘 …………………………………………………214
　　　2）ゴルジ腱器管 …………………………………………216
　　　3）関節受容器 ……………………………………………217
　　　4）深部組織にある侵害受容器 …………………………217
　C．体性感覚の伝導路 …………………………………………218
　　　1）後索 ……………………………………………………218
　　　2）脊髄視床路 ……………………………………………218
　　　3）三叉神経伝導路 ………………………………………218
　　　4）脊髄小脳路・脊髄網様体路 …………………………219
　D．視床 …………………………………………………………220
　　　1）体性感覚入力をうける視床核 ………………………220
　　　2）視床への体性感覚入力 ………………………………220
　　　3）体性感覚に関係する視床核の機能 …………………223
　　　　a）腹側基底複合 ………………………………………223
　　　　b）後核群 ………………………………………………224
　　　　c）髄板内核群その他の内側核 ………………………224
　　　　d）腹外側核（VL）・腹後外側核前部（VPLo）……225
　E．大脳皮質 ……………………………………………………225
　　　1）体性感覚野の細胞構築 ………………………………226
　　　2）視床からの投射 ………………………………………228
　　　3）皮質間結合 ……………………………………………228

引用文献 ……………………………………………………………229
索引 …………………………………………………………………267

*サイドメモ

1 内臓起源の痛覚 …………………………………………12
2 ペニスは温めると感度が上がる …………………………23
3 筋紡錘の興奮は意識にのぼるか …………………………33
4 遠心コピー ………………………………………………40
5 体部位再現地図の作成 ……………………………………67
6 温冷グリルによる灼熱痛 …………………………………108
7 CIセラピー ………………………………………………124

第 1 章
タッチの感覚

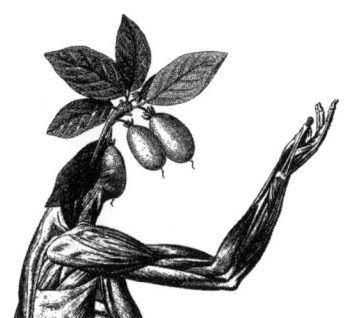

A．タッチの感覚

手元の辞書を見ると，タッチ（touch）とは，①なにかに触れること，②触覚（the sense of touch），③触感，手触り，④感性，理解力，才覚，⑤接触，交渉，連絡，協調，⑥叩くこと，⑦筆致，⑧ピアノの打鍵法，⑨弾力，手応え，⑩少量，痕跡，⑪性質，特徴など多様な意味が記されています。これらの多様な用法に共通なのは，すべて手が対象に働きかけることとその結果にかかわりがあるということです。

タッチの感覚（touch sensation, tactile sensation）とは，皮膚がなんらかの対象に接触したときに起こる触，圧，温，冷の感覚やその複合であると理解されています。さらに痛みの感覚を含めたり，もっと広義には皮膚表面にかぎらず内臓や筋，関節など深部に存在する受容器が同時に刺激されて起こる複合的な感覚を含めることもあります。この章では主として19世紀末以降の研究史をたどりながら，タッチとは何かをあきらかにしていきたいと思います。

1) アリストテレスの触覚

アリストテレス（Aristoteles, 384〜322 BC）の時代には，視覚，聴覚，味覚，嗅覚につぐ第五番目の感覚は皮膚にあるとされ，ハペー（$\dot{\alpha}\phi\dot{\eta}$）と呼ばれていました[1]。これは$\dot{\alpha}\pi\tau\omega$（hapto「ハプトー」結ぶ，火をつける〔火を接触させる〕の意），$\dot{\alpha}\pi\tau o\mu\alpha\iota$（haptomai「ハプトマイ」自らを…につなぐ，触れる）の動詞語幹から作られた名詞です。また，形容詞の$\dot{\alpha}\pi\tau\iota\kappa\dot{o}s$（hapticos）が，今日使われている英語の haptic（触れる）の語源です（東京大学名誉教授〔古典語〕水谷智洋氏による）。あとで述べるように，haptics の語は今日，active touch（アクティヴタッチ）と同義に用いられています。この語から察するに，この頃の触覚は能動的にさわることによって起こる感覚を指していたようです。つまりこの時代の「触

A. タッチの感覚　3

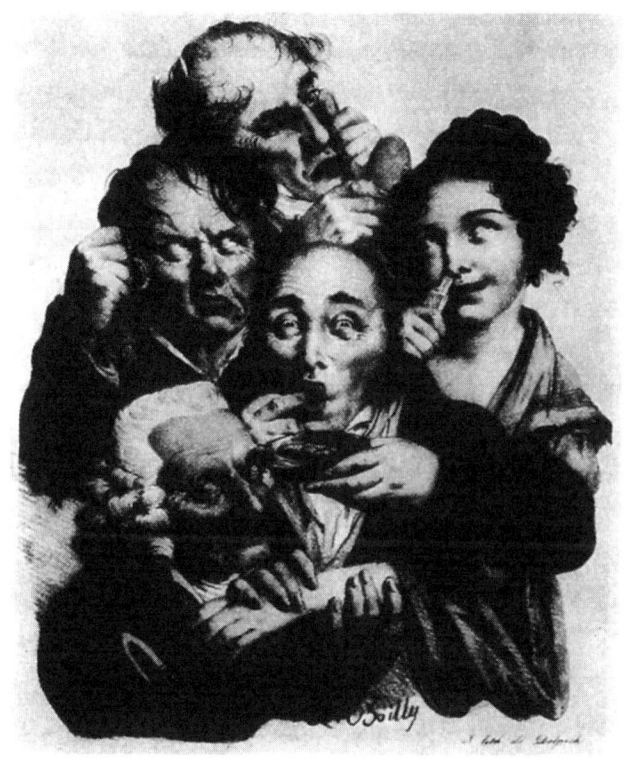

図 1-1　五感（嗅覚・視・触・味・聴覚）を示す漫画[2]

覚」は，19世紀末以降に定義された触覚，すなわち受身の状態で体験する皮膚の感覚に限定されてはいなかったと思われます。

　アリストテレスによれば，視，聴，味，臭の4つの感覚は特殊に発達した器官によって営まれることが分かっていましたが，「触覚には，熱いもの，冷たいもの，固形のもの，流動するものなど，多くの相互関係が含まれていて種類が多く，触覚を起こす刺激が何であるか，またこれを受容する仕組みがなんであるか」が明確ではありませんでした。したがってこれを一つの感覚としてよいかどうかも定まっていませんでしたが，「皮膚あるいは肉という等質な構造を介して経験する感覚という意味でまとまった

もの」と考えられていたようです。

2) 一般感覚

　触覚の定義がこのようにあいまいだったので，この五番目の感覚は，のちの世で一般感覚あるいは普通感覚（sensus communis, cenesthesia, common sensibility, Gemeingefühl）と呼ばれるようになりました。この概念のなかには，皮膚だけでなく，筋などの深部組織，内臓，三半規管などに起こる感覚も含まれていました[3]。

　ライプチッヒの生理学者，ウェーバー（E. H. Weber, 1795〜1878）は1846年，Der Tastsinn und das Gemeingefühl[4] を著し，触覚と一般感覚とを区別しました（後述）が，彼はこの著書のなかで当時の一般感覚について詳しく展望しています。

　彼の記述を読んで察するところ，一般感覚は，外界の他の対象についての感覚でなく，身体組織で起こる自分自身についてのさまざまな感覚です。そのなかで最も重要なのは痛みであります。筋や関節などの深部組織に起こる名状し難い不快感や痛みがよい例です。痛みは刺激が強いと圧，熱，冷はもちろん，五感のどれからでも起こりうると考えられたのが，common という言葉の由来のように思われます。

　ふるえ，くすぐったさ，空腹感，渇き，吐き気，しぶりはら，下痢の時の感覚，めまい，疲労感，射精時の快感など，今日，内臓感覚や平衡感覚として理解されているものも一般感覚に含まれていました。筋に起こる一般感覚として，筋の疲労感，痛み，努力感，力の感覚，重さの感覚などが挙げられています。面白いのは Weber はこれらに対する中枢すなわち意志の役割にも触れていることです。さらに四肢の相対的位置の感覚もとりあげています。これらの感覚の仕組みが，今日どう理解されているかについては，またあとで詳しく述べます。

3) 身体感覚と体性感覚

　一般感覚は，今日のいわゆる somatic sense, somatic sensation,

somesthetic sense, somesthesis（身体感覚）として受け継がれたようです。身体感覚は最も広義には，視覚，聴覚，味覚，嗅覚と，内臓感覚，平衡感覚を含む感覚のすべてですが，これでは何のことだか分かりません。やや狭い次の定義は，視覚，聴覚，味覚，嗅覚を除いたもの，そして最も狭義には，視覚，聴覚，味覚，嗅覚，内臓感覚，そして平衡感覚をも除いたものをさしています[5]。

　日本の生理学では五感の第5番目の感覚は体性感覚と呼ばれています。「体性感覚」の語が，somatic sense の訳語として生理学の教科書に登場してきたのは1970年代はじめのようです。感覚生理学が発展し，皮膚感覚や深部感覚の受容機構とその中枢メカニズムについての研究が盛んになった頃のことです。

　体性感覚の定義は，最も狭義の身体感覚に相当し，「身体の表層組織（皮膚や粘膜）や，深部組織（筋，腱，骨膜，関節嚢，靱帯）にある受容器が刺激されて生じる感覚」です。これは視覚，聴覚，味覚，嗅覚の4つの特殊感覚はもとより，内臓感覚も含みません。体性感覚は触覚，温度感覚，痛覚などの皮膚感覚，そして筋や腱，関節など運動器官に起こる深部感覚に分けられます。

　「体性」は「内臓」と対立する語として理解されています。関連語として体性系というのがあって，自律系と対立する概念を表現しています。体性系には感覚系だけでなく，運動系も含まれますが，視覚や聴覚が含まれないかどうかはあいまいです。

B．近代の触覚，皮膚感覚研究

1）　Weber：近代触覚研究の祖

　Weber（図1-2）はその著書 Der Tastsinn und das Gemeingefühl の中で，触覚（Tastsinn）を皮膚の受容器の働きのみによるものと定義し，いわゆる一般感覚（Gemeingefühl）から独立させました[6]。Weber は重

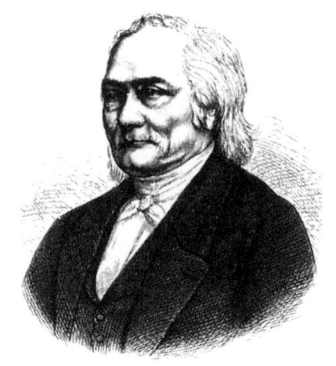

図1-2　E. H. Weber（1795〜1878）[4]

さの識別，圧の識別，温度の識別，被刺激場所の定位などの能力を触覚に帰し，2点識別閾（空間分解能 spatial resolution）や，体部位局在能力の測定を行い，背，腕などに比べ，指先や口唇，舌先で空間分解能が高いことを見出しました。さらに皮膚に加えられた圧（重さ）の識別の研究で，やっと識別できる最小の重さの増加あるいは減少（dW）は，もとの重さ（W）に比例するという，有名なWeberの法則を見出しました（dW/W＝一定）。これらWeberが先鞭をつけた触覚研究は，やがて20世紀に受け継がれ，心理学そして生理学の重要テーマとしておおいに発展したのです。

2）　皮膚感覚の種類

　スコットランドの解剖学者，外科医，芸術家でのちにエジンバラ大学外科教授となったベル（C. Bell, 1774〜1842）（図1-3）は，アリストテレスの述べた5つの感覚のそれぞれに特異性をもった神経が存在することを示唆し，この考えにもとづいて，ベルリンの生理学教授ミュラー（J. Müller, 1801〜1858）は「特殊神経エネルギーの法則」を提案しました。すなわちある神経を刺激すると必ず同一の感覚を起こすこと，神経走行のどこを刺激しても同じ感覚が起こること，刺激される神経が違えば起こる感覚も違うこと，などでした。

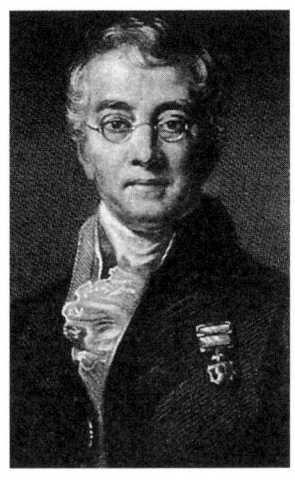

図 1-3 Sir Charles Bell
(1774〜1842)[2]

またこの頃 19 世紀の最も偉大な生理学者，心理学者であったフォン・ヘルムホルツ（H. von Helmholz, 1821〜1894）は感覚の種類（sensory modality）という言葉を導入しました。たとえば聴覚，視覚はそれぞれ単一の感覚種類です。それに対して皮膚に起こる感覚は，単一なものとしてまとめられないようないくつかの感覚を含んでいることが分かり，結局，皮膚感覚には触，温，冷，痛の 4 つの感覚種類があるということになりました。

3) 感覚点と要素感覚理論

Helmholz の感覚の種類という概念は，内観（被験者の主観的体験）にもとづいたものでした。これを裏づける解剖学的構造として，皮膚感覚の基礎となった感覚点の発見が，スウェーデンの M. Blix（1884），ドイツの A. Goldscheider（1884），アメリカの H. H. Donaldson（1885）によってほとんど同時になされました。感覚点は皮膚の小さな領域で，針，毛，温めたまたは冷やした真鍮の円錐の先で触れた時にそれぞれ，痛み（痛点），触覚（触点），温または冷覚（温点または冷点）が生じるところと定義されました。4 つの点は互いに独立であり，それぞれの点の密度は身体

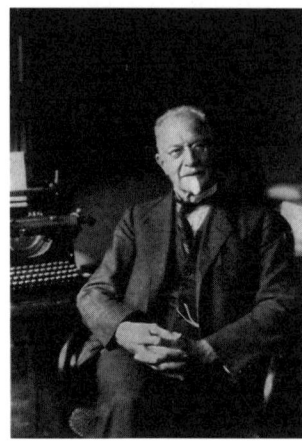

図1-4　Max von Frey（1852～1932）[3]

の部位により異なります。温点はとくに少なく，たとえば上腕では5 cm²に一つしか見つかりませんでした。

　皮膚感覚の要素的，分析的な見方がこうして次第にできあがっていきました。これをさらに推し進めたのがドイツの医師フォン・フライ（M. von Frey，1852～1932）（図1-4）に代表される要素感覚理論でした。F. Vater-Pacini（1741，1834），G. Meissner（1852），F. Merkel（1875），A. Ruffini（1894）などによりこの頃までに発見されたいくつかの受容器の知識をもとに，von Freyは1895年，上記の4つの感覚点が表現するものが，互いに独立の皮膚感覚の種類（modality）であり，それぞれに固有の受容器があると主張しました。これは当時信奉されていたJ. Müllerの，特殊神経エネルギーの法則を適用した仮説でした。

　von Freyによれば，クラウゼ（Krause）小体は冷覚，ルフィニ（Ruffini）終末は温覚，マイスナー（Meissner）小体は圧覚，自由神経終末は痛覚の受容器でした。このうちクラウゼ小体は冷覚，ルフィニ終末は温覚というのは誤りでしたが，ごく最近まで教科書に書かれていました。

　この要素理論は思い切った還元主義的単純化が魅力であり，von Freyの刺激毛は精神物理学者の標準的なツールとなりました。しかし，この理論は日常生活での触覚体験をなんら説明できないとして当時いろいろ批判

されました。たとえば「普通の人は von Frey の刺激毛では一度も刺激されずに一生を終える」などと言われたそうです。こうして，この説は良くも悪くものちの体性感覚研究に計り知れない影響を与えました[3]。

4) タッチブレンド：要素感覚ですべてを説明する試み

構成主義心理学で有名なティチェナー (E. B. Titchener, 1867～1927) の数人の弟子たちは要素理論に心酔し，複雑な触覚体験をすべて温，冷，圧および痛の4つの古典的要素皮膚感覚で説明しようとする，いわゆるタッチブレンド (touch blend) の試みを行いました[3]。

すなわち，濡れた感じは圧と冷だけから合成可能であり，水分の有無は必須条件ではない (I. Bershansky 1923)。これにかぎらずそもそも流動性 (liquidity) は，温度と圧の融合，統合であり，温度により，解けた雪，泥，水銀，にかわ，濡れた，油っぽい，べとべと，などの違った感覚を起こし，さらにべとべと感 (clamminess)，ねばねば (stickiness) は，冷たさと軟らかさ(圧)と，不快さという主観的体験とからなる (M. J. Zigler 1923)。また対象が皮膚の一部にくっつき，離れる時皮膚が持ち上げられ，突如離れるなどの側面があることから，深部の圧と表面の軽い接触の組み合わせも重要である (M. J. Zigler 1923)。

一方，固体性 (solidity) には温度の要素がなく，圧の分布パタンの違いにより，乾いた，軟らかい，硬いなどの感覚が起こる (A. H. Sullivan 1923)。硬い，軟らかいは，手にたいする抵抗の違い，つまり皮膚と関節への刺激で決まり，粗さあるいは平滑感，すなわちざらざら，すべすべは，皮膚への刺激パタンが一様かどうかの度合いで決まる (M. Meenes & M. J. Zigler 1923)，などでした。

しかし，もともと4つのいわゆる要素感覚はどれをとっても，一つ一つに要素とは言い難いいろいろニュアンスの違う感じがあり，これをもとにした分析的説明は不適当であると批判されました。また，粗さと平滑の認知には，皮膚と刺激間の相対的な動きが必要であることが考慮されなければならないとの指摘もあり，この種の試みは終わりになりました。

5) Head の二元説：原始感覚と識別感覚

　ヘッド（Sir Henry Head, 1861～1940）は英国の神経科医，神経生理学者です（図1-5）。1908年に提出されたHeadの二元説は，皮膚感覚の理解におおいに貢献しました。Headは自らの前腕で皮膚神経を切断し，皮膚感覚の回復が2段階に起こることを観察しました（図1-6）。すなわち回復の過程で，まず強い圧迫，温度感覚，痛覚などが感じられるようになりました。Headは先に回復したこれらの感覚を原始感覚と呼びました。遅れて触刺激の強度や質の弁別，空間識別能力（2点識別閾），軽い触，圧および温度感覚が回復してきました。これらのより洗練された感覚を彼は識別感覚と呼びました。また皮膚感覚のほかに深部感覚の存在を仮定しました。それは皮膚神経の切断後に完全なまま保たれていたからです。Headの実験結果は神経の再生速度の違いにもとづくものと考えられますが，追試する研究者は当然ながら少なく，回復が2段階にわたるかどうかについてはそれほどはっきりしませんでした。

　しかしその後，原始感覚と識別感覚の語は広く用いられるようになり，中枢神経系とくに脊髄体性感覚伝導路の構成に関して，脊髄視床路系が原

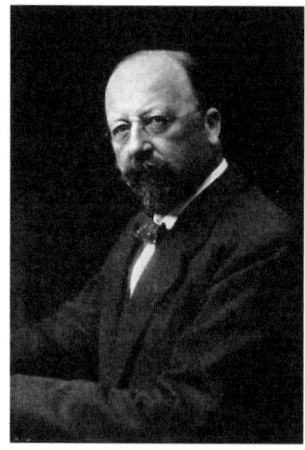

図1-5　Henry Head 卿（1861～1940）[2]

B. 近代の触覚，皮膚感覚研究　11

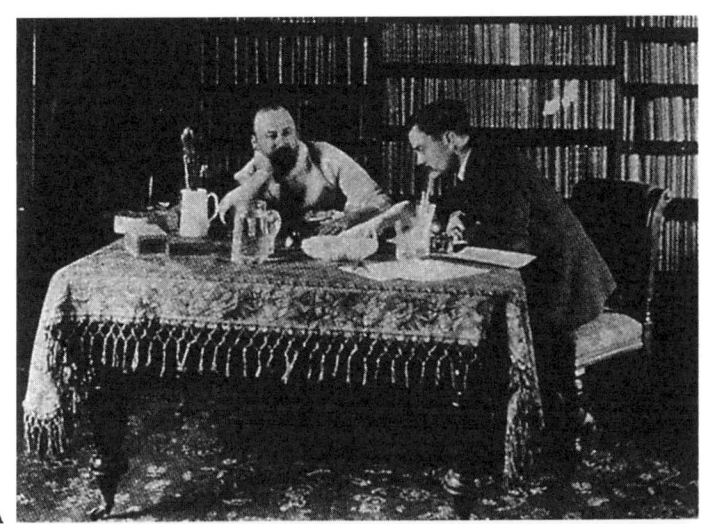

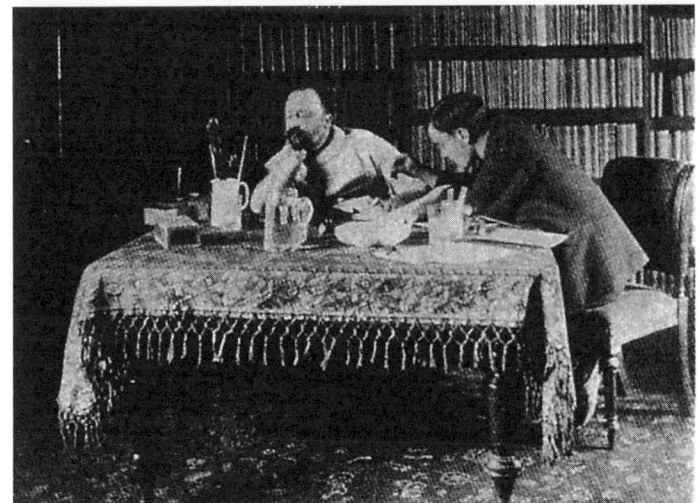

図1-6　1903年，ケンブリッジ大の St. John's College で皮膚知覚の研究を行っている Henry Head と W. H. R. Rivers の写真[2)]
Head は自らの橈骨神経枝を切断し，Rivers がそれによる知覚脱失の状態について種々実験している．下図の方では Rivers の知覚検査の間，Head は眼を閉じ，逆の方に頭を向けている．

> *サイドメモ1*
>
> 〈内臓起源の痛覚〉
>
> 　最近，サルやヒトで内臓起源の痛覚が後索を上行していることが示され，注目されています（第4章111頁）。すなわち触覚，深部感覚を伝え，純粋に非侵害性と考えられてきた後索，内側毛帯系にも内臓からの侵害受容性の線維が存在することが分かったのです。Head の原始感覚と識別感覚の二元論に始まり，神経生理学や臨床神経学では常識となっていた，後索は識別性情報，脊髄視床路は侵害性情報という原則がくずれたわけです。

始性，後索―内側毛帯系が識別性として理解されるようになりました[7,8]。またこの考えの発展として，系統発生的に脊髄視床路系は古く，後索系は新しく，後索が高等動物の手の探索，識別能力の獲得と並行して発達してきた系であるという提案がなされました[9]。後索と行動の関係については第5章でとりあげます。

6） Nafe のパタン説

　ナフェ（J. P. Nafe）は，von Frey の古典的要素理論や Head の二元説にあきたらず，20世紀はじめの電気生理学の進歩，すなわち，神経活動電位記録による新しい知見をふまえ，新しい説を提案しました。彼は感覚を単純な要素に分析して，これらに特殊に分化した受容器を想定するのは意味を持たず，Müller の「特殊神経エネルギーの法則」と結びついた，知覚の質の概念は捨てるべきであることを強調しました。

　Nafe は，知覚の質，たとえば湿りけ，冷たさ，圧などの感覚は，末梢での刻々変わる興奮のパタンすなわち，神経インパルスの時間的，空間的パタンで決まると推測しました[10]。またいかなる複合感覚も原則として神経パタンで説明可能であるとしました。パタンというのは具体的には，インパルスの頻度の変動，その持続時間，インパルスが発生する皮膚の面積，および興奮している神経線維の数などをさしました。

　彼の説は動物実験の結果にもとづいていて，ヒトの心理あるいは臨床実

験の結果によるものではありませんでしたが，これに影響されて，のちにいくつかの「パタン説」が出現しました[11〜13]。これらの「パタン説」の主張も，特殊化した受容器や神経はないとするものでした。しかし痛み，温，冷，触の各感覚を伝える受容器が互いに独立で特殊化していることはその後繰り返し確認されました。現在では同じ触のカテゴリに属するもののなかに，刺激に対する順応すなわち反応の時間パタンの違ういくつかの受容器が存在することが分かっていますが，それぞれの興奮が，触，圧，振動といった異なる感覚体験に対応する点は「特殊説」にあう事実です。しかし振動の受容器といえども刺激の時間パタンによっては接触を感受する役割も果たしますから，「パタン説」にあうことにもなります。また痛みに関しては，脊髄とより上位の中枢には，痛み刺激にも触刺激にも応答する広域作動性ニューロン（wide dynamic range neuron）があり，中枢は応答パタンの違いにより，触と痛みの区別をしていると考えられるなど，「パタン説」を支持する事実もあるのはたしかです。

7) 振動感覚独自の受容器は存在するか

von Frey が4つの要素的皮膚感覚を仮定した時，彼は振動覚を圧覚に含めました。皮膚上で，振動覚の感度が最大の点が圧点によく一致したからです。彼は，振動と圧とが同じ受容器によって伝えられること，すなわち皮膚には圧覚受容器だけが存在すると考えました。

これに対しゲシュタルト心理学者として知られたカッツ（D. Katz, 1884〜1953）は，振動覚は圧覚とは別物としました[14]。臨床的に，振動覚と圧覚とが神経損傷時に別々に障害され，振動と圧刺激は異なる神経を興奮させることが示唆されていたからです。他方 Geldard は一連の実験で，振動感覚と圧覚とは知覚の時間パタンが違うだけであると結論し[15]，25年前の von Frey の立場を支持しました。

振動覚の研究は，Geldard および彼の弟子の努力により，触精神物理学の一部門となり，やがて触覚研究をリードするようになりました。主要テーマの一つは，感受性に対する振動刺激頻度の影響でした。Geldard[16]

は，点状刺激を用いると，閾値は刺激頻度に依存しないのに，より面積の広い刺激では，閾値は 200 Hz にて最小で，U 字型となることを見出しました。Verrillo[17] は，点状の刺激とより面積の広い刺激とは，2 つの異なるセットの受容器を興奮させること，一方のセットでは，60 Hz 以上の刺激頻度のとき時間的，空間的に刺激のエネルギーが加重するが，他のセットではこれが起こらないことを見出しました。

　Verrillo の理論（二重の機械受容器理論）は，まもなく神経生理学の支持を得ました[18]。すなわち高度に特殊化した機械受容器 Pacini（パチニ）小体が，高頻度刺激に反応するものとしてとりあげられ，多くの研究が行われました[19]。その後，知覚の生理学的研究[20,21]，精神物理学的研究[22] により，合計少なくとも 4 つの機械的受容器が，ヒトの触，圧覚や振動覚に関与していることが示されました。

　こうして振動覚と圧覚が違う受容器に依存するか否かといった古典的議論は終りました。その後，4 つの受容器は持続刺激に対する順応の度合いが違い，あるものは刺激の速度に，他は加速度に，またあるものは持続的刺激の強さをそれぞれ符号化すること，また存在する部位（皮膚か，皮下か）や構造（カプセルに入っているかいないか）が異なることがあきらかになりました[20,23]。近代感覚生理学の成果にもとづくヒト皮膚受容器の分類については第 2 章にまとめてあります。

8） 2 点識別閾測定の問題点

　すでに述べたように Weber は触覚研究のごく初期に，重さの識別，圧の識別，温度の識別，刺激の定位などの能力を触覚に帰し，詳しい測定を行いました。その後，しばらく追試が行なわれませんでしたが，Weinstein[24] は，Weber や Vierordt（1870）による古典的な 2 点識別閾，体表面上の定位の正確さ，ならびに圧感受性閾値を von Frey の毛を用いて調べなおしました（図 1-7）。

　彼の結果は，1 世紀も前の Weber のものによくあいました。彼はまた Vierordt の法則として知られる，「2 点閾は測定位置が肩から手や指に向

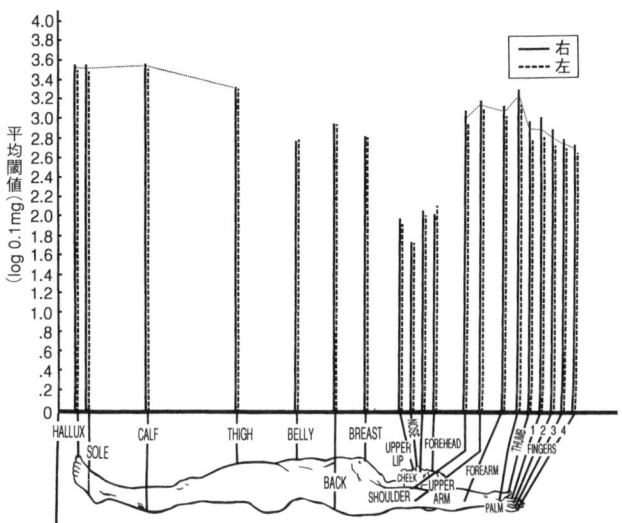

図 1-7 A　圧感受性閾値（男性）[24]

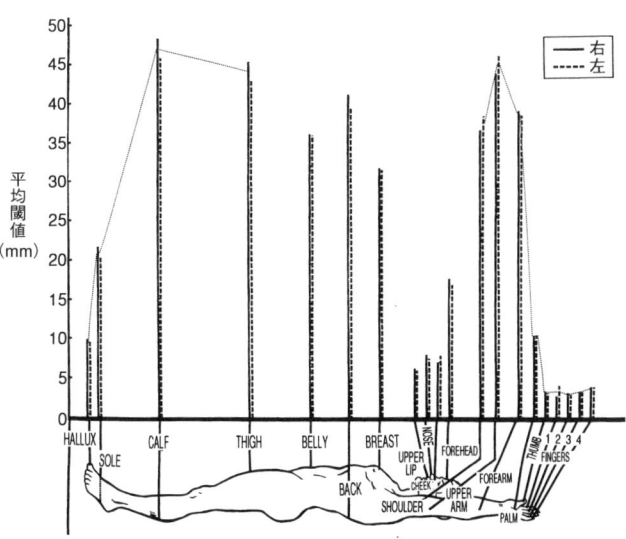

図 1-7 B　2 点識別閾（男性）[24]

かうにつれ次第に向上する」ことを確認しました。定位が正確な体部位では2点識別閾も小さいこと、また定位のほうが2点識別閾より3, 4倍も精密であることが分かりました。

しかし、最も興味ぶかいのは、Weinsteinが、2点識別と定位が優れている部位が必ずしも圧感受性に優れていないことを見つけたことでした。2点識別と圧感受性の地図は著しく異なり、圧感受性は、空間分解能に比べると体表面の部位による変動が少なかったのです。これは機能的にみても納得のいくことです。つまり、体幹といえども感受性は高い方がよいからです。

その後Stevens[25]は粗さ識別能力をいろいろな体部位で測定し、その体部位差が2点識別よりむしろ圧感受性の分布に似ていることを示しました。たとえば、粗さの識別能力は、指先と前腕でほぼ同じでした。

VierckとJones[26]、JonesとVierck[27]は、触刺激の広さや長さの識別能力のほうが、古典的な2点識別閾値の10倍も精度が高いことを見つけました。またLoomisとCollins[28]は、刺激を動かすと2点識別閾が30倍も精密になることを示しました。

2点識別閾には、実はいろいろと方法論上の困難な問題があることが昔から分かっていました。2点閾は訓練するとどんどん小さくなり、零にすらなるといいます。コンパスの接触の強度、形、あるいは方向の知覚が手がかりになっている可能性があり、これらの手がかりを空間識別と混同してはならないとの観点から、JohnsonとPhillips[29]は、2点識別閾測定の代わりに間隙の識別、あるいはアルファベット文字（あるいは点字）を皮膚に押してつけられた時の識別能力を精神物理学的に測定することを提案しました。コンパスの接触が引き起こすにせの手がかりを排除することができ、真の空間識別能力を測定できると考えたからでした。

C. アクティヴタッチあるいはハプティクス

　アクティヴタッチ (active touch), またはハプティクス (haptics) とは, 手で自由にさわることによって生じる対象の知覚で, 能動的触覚ともいいます。その研究のいとぐちは, 1925 年, Katz による Der Aufbau der Tastwelt[30] の出版といわれています[31]。
　そのなかで Katz は, 触覚研究で用いられる点状刺激に反対しました。受け身の被験者の皮膚では触, 圧, 温度受容器などを個別に刺激することも可能であるが, これは日常生活では起こらないこと, 能動的に触れることで我々は自身でなく, 外界を知覚することなどを指摘しました。また粗さやテクスチャー (手ざわり) の感覚での, 刺激の動きの重要性を強調しました。粗さの知覚で, 表面を受動的でなく能動的に触れたとき弁別がよりよいことを示しました。その後 J. J. Gibson[32,33] が形の知覚で動きの重要性を指摘し, さらに知覚の不変性に言及しました。すなわち, 我々は, 複雑な時空間パタンの圧刺激により, 抽象された対象を皮膚の外側に感じる。なぜ知覚は刺激されている身体ではなく対象に向かうのか。この種の疑問への答はまだ得られていません。
　Gibson[33] は, 「知覚システムとしての感覚」という著書のなかで, 感覚をアリストテレスに始まった五感に区分する考え方は不充分であるとしました。固有感覚 (第 2 章) が含まれないことと, もっと重要なのは五感が受身でなく能動的に働く時に起こるある種の体験が含まれないこと, などがその理由でした。Gibson は感覚を能動的なものとして捉える時, これにふさわしい体系区分として, ①前庭系, ②聴覚系, ③ハプティク系, ④味と匂い系, ⑤視覚系の 5 つの知覚システムを提案しました。
　ハプティク系 (haptic system) は, 皮膚, 関節, 筋に存在する受容器群が共同して貢献する複合的な知覚系であり, 手や口などの能動的な知覚器官がこれにあたります。Gibson のいうハプティク系は, ヒトあるいは

動物が身体に接触する環境や対象物，あるいは自分自身の身体を知覚するための系であり，皮膚に加わるそれ自体無意味な圧，温，冷，痛の感覚のためにあるのではありません。

もともと haptics とはギリシャ語でさわる，つかむという意味です。すでに述べたようにアリストテレスの時代の触覚にはこの語が当てはめられていました。19世紀末に始まった触覚研究以来，触覚が受身の状態で皮膚に加わる圧の問題になってしまったのです。

アクティヴタッチは，皮膚感覚研究に携わった近代の多くの心理学者に無視され，別扱いされました。Gibson[32]が述べたように，分析的な感覚生理学者や心理学者は，皮膚を受動的な受容器のモザイクとみなし，探索の器官とはみなかったのです。被験者は受身でなくてはなりません。刺激はできる限り小さく，単純で，短くなければなりません。被験者は刺激によって起こった主観的な印象を報告します。触対象が何であったかではありません。そのような答えは間違いとされました。

逆に haptic system では対象が何かが問われます。何に使うかを答えてもよいのです。被験者は能動的に刺激を求めます。表面をなでまわし，物体を握ります。皮膚のへこみ方は大きさと形がいろいろでかまわないのです。

アクティヴタッチが，皮膚感覚研究に携わった多くの心理学者に敬遠されたもう一つの理由は，能動的に手で外界を探索する時には，皮膚表在性の触，圧，温度受容器だけでなく，手の動きにより深部にある筋肉，腱，関節などの固有受容器も興奮することです。つまりアクティヴタッチは皮膚感覚だけでなく運動感覚を含み，視覚あるいは他の手がかりも役割を演じ，さらに運動系も関与すると考えられたのです。アクティヴタッチは分析的な手法でアプローチするにはあまりに複雑すぎ，古典的要素理論はまったく無力だったのです。

話はもどりますが，触対象の形の知覚は，アクティヴタッチのほうがよいとする見解はその後追試され支持されています[34]。一方，テクスチャー（手ざわり）や形の知覚が能動的，受動的であまり変わらない，あるいは

受動的な条件のほうがかえってよいとする研究もあります[35]。運動時には，中継核で触覚が抑制されることがよく知られています[36]ので，用いるタスクによってはアクティヴタッチのほうが感覚情報の伝達がよいとはかぎらないのでしょう。

　アクティヴタッチの問題に関連し，Lederman と Klatzky[37]，Klatzky と Lederman[38] は，ものの形と表面の性質に関する情報が，さわったり，握ったりすることによって具体的にどう集められるかについて研究しました。そして探索の方略が対象の予測される性質によって異なり，それぞれ必要十分かつ最適であることから，手の動きは記憶にある対象の表象を窺い知る窓になると結論しました。

　もう一つ，自分で自分に触るのを intra-active (self) touch といって，これが受動的あるいは能動的触覚とどう違うかを調べた研究者もいます[39]。

　アクティヴタッチにかかわる脳の仕組みについては，第7章でさらに詳しく説明します。

D．謎が多い温度感覚

1）温点が少ない理由

　古典的要素理論が温度感覚を独立した感覚であるとした根拠は，温点と冷点の存在でした。両者は互いに無関係に，また圧点や痛点とも関係なく分布しています。圧点や痛点に比べると数が少ないのですが，とくに温点の数が少ないことが昔から知られていました（図1-8）。また温点は体部位によって極端に密度が違います。たとえば口唇は足裏に比べ密度が6倍です。まぶたも温点が多いといわれています。面白いことに，角膜やペニス（亀頭）には冷点だけしかないとされています。これらの部位では温かさを感じる必要がないのか，あるいは感じると困るのか，いずれにしても不思議な事実です。

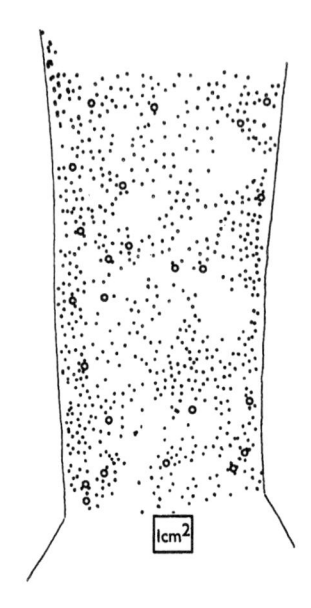

図1-8 右前腕における温点(○)と冷点(●)の分布図(温点と冷点の密度はそれぞれ約0.24/cm², 7/cm²)
(StrugholdとPorz 1931, Steveus J.C.とGreen B.G. 1996[6] より引用)

　数の少ない温点の場合，受容器が温点の直下にしかないとすると，皮膚に温覚を欠く部分があることになります。事実，最近の研究で，温覚の欠損している部分は，5 cm²にもなることが分かりました[40]。しかし，実はこのような部位にも受容器がないわけでありません。本当は温点の数よりはるかに多い数の受容器があるのです。温覚が生じるには，一度に広い面積が刺激されて，複数の受容器が興奮し空間加重が起こることが必要だと思われます。つまり，温点は受容器の密度が平均より高いところで加重が起こりやすいところなのだと推測されます。
　温度刺激は触刺激をともなうのが普通ですからふだんあまり気がつきませんが，触覚をともなわない純粋の温度刺激の局在性はきわめて悪いことが知られています。実はHardyら(1937)が赤外線による熱刺激装置を用いたことにより，機械的刺激をともなわない純粋の温熱刺激ができるようになり，また刺激の定量化が可能になったのです。この方法により温覚の研究，なかでも空間加重の研究が進展しました。刺激される範囲が広いほど起こる温覚が強く，刺激の範囲を2倍にすると，温覚の閾値が半分

になります[41]。この種の温覚の空間加重はおそらく中枢機序によっていると思われます。その根拠に加重は両手身体の正中線を超えても起こるからです。

2) 冷たいものはより重く感じる

温度感覚は錯覚を起こしやすいことでも知られています。たとえば，タンベルグ（Thunberg）の錯覚というのがあって，額に冷刺激を与えたあと，しばらく冷感覚が残り，この時湿った感じが起こるといいます。

Weber が当時，ドイツの Thaler という名のコインを用いて，これを冷やして額に乗せるとより重く感じるという錯覚を記述したのは有名です。つまり，重さの感覚は温度の影響を受け，冷たいほうが重く感じるというわけです。その後，J. C. Stevens[42]，Stevens と Green[43] が追試をしてこの錯覚の存在を確認し，触刺激の面積が大きいほど錯覚が起こりやすいこと，冷却時だけでなく，温めた時にも弱いながらもみられることを記述しました（図1-9）。

人差指，中指，薬指のうち，真ん中の中指を温かくも冷たくもないものに，外側の2本の指を温かいもの（冷たいもの）に同時に触れると，3本とも温かく（冷たく）感じます[44]。つまり，真ん中の指は外側の感覚に引きずられてしまいます。一方，3本の指とも温かい（冷たい）ものに触れ

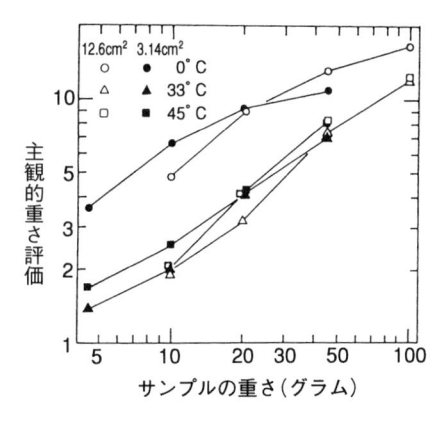

図1-9 前額に乗せたおもりは冷たい方が(0°C) 重く感じる。底面積を変えても同じ結果[43]。

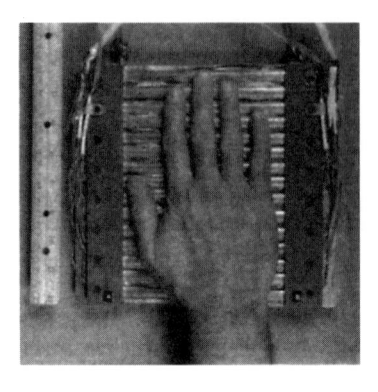

図1-10 タンベルクの温度格子錯覚[46)]
幅1cmの純銀製の棒が3cm間隔で配置されている。全体の大きさ20×14 cm

た時には，真ん中の指はそれ単独で同じものに触れた時よりも強い感覚が起こります。後者は触覚にもみられ，内耳音周波数分析の進行波説でノーベル賞を受賞したベケシ（G. von Békésy, 1899～1972）[45)]が漏斗現象（funneling）として詳しく記述しました。

3） タンベルグの温度格子錯覚（Thunberg's thermal grill illusion）

独立には痛みを起こさない温冷刺激を一つおきに配置したグリル（図1-10）を使って同時に与えるとひどい灼熱痛を起こすといいます。これに似ているのがたとえば足を冷たい水にしばらく浸したあと温い湯に入れた時に起こる，チクチクと痛い感覚です。この錯覚のメカニズムについては第4章（109頁）で述べます。

4） 触覚感受性にたいする温度の影響

触覚感受性閾値は，皮膚温が20°Cから43°Cの間では一定です。20°C以下では閾値が上昇します。300 Hzでの振動覚閾値は35°C付近で最低で，これより高温でも低温でも閾値が上ります[42)]。低温での触覚閾値上昇は，神経あるいは受容器活動のブロックによると解釈され，振動覚への温度効果は受容器，神経系，血管運動性の諸要素が考えられます。

機械的刺激，温度刺激の両方に応答する神経線維の存在が報告されてい

----*サイドメモ2----
〈ペニスは温めると感度が上がる〉

　19頁にペニス（亀頭）には温点が見つからない，つまり温覚を欠いているのではないかと書きました。ところが，獣医学で，牡牛の精液を採取するとき，人工腟を温めた方が成績がよいことが知られています[47]。最高限度を49℃として，最低38〜40℃は必要なのだそうです。これはペニスは温かいほうが触覚感受性がよいことを示唆しています。

　事実，ペニスの触覚受容器は加温により感度が上がります（図1-11）。これに比べ，一般皮膚の触覚受容器では，加温で感度が上がることはありません。むしろ，加温により活動が抑制されることが知られています。

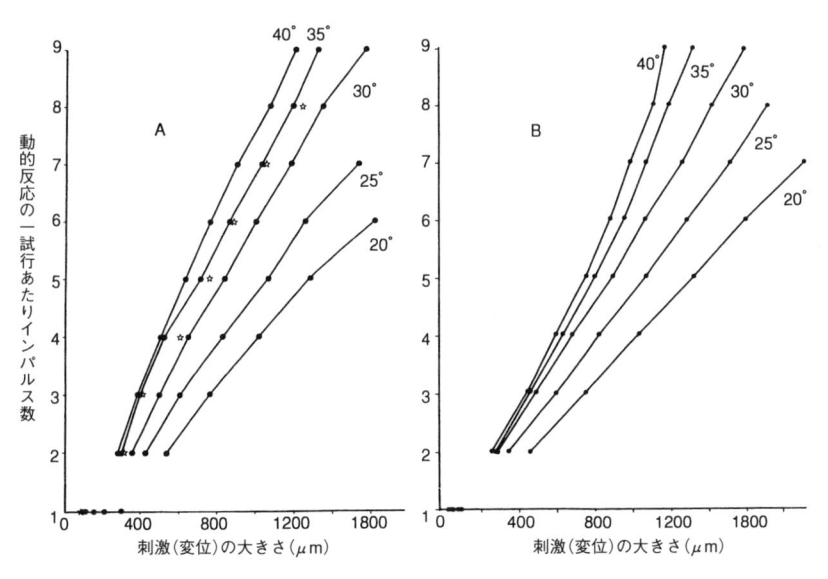

図1-11　イヌ陰茎の触受容器の圧感受性に対する温度効果[47]
　　　　A　速順応型，B　遅順応型

ます。すなわち機械的刺激と温刺激に，あるいは機械的刺激と冷刺激に応答する受容器が存在することが動物でもヒトでも確認されています。しかしその興奮はヒトの主観的温度感覚生起と平行しないので，温度感覚そのものには寄与していないと推定されています[48]。

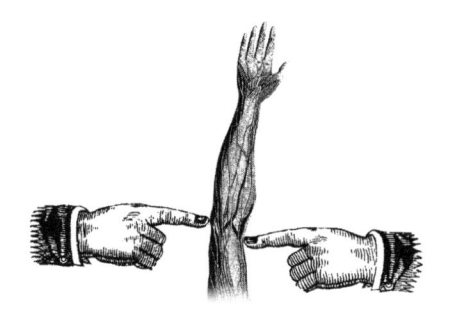

第2章
タッチの生理学

A．単一神経活動電位記録による受容器の同定

　1920年代に始まった電気生理学の進歩により，末梢神経から活動電位を記録することが可能となり，感覚の生理学的研究が飛躍しました。とくに単一神経活動電位を記録し，適当刺激を厳密に決定することにより受容器の同定と分類が，また伝導速度と太さの測定による神経の分類が進みました。はじめは，カエルなど冷血動物で，やがて温血哺乳動物で，そして最後にヒトで研究が行なわれました。はじめは触覚を伝える太い有髄線維の活動が，さらに技術的に困難であった，温あるいは冷覚や痛覚を伝える無髄（C）線維の神経活動もヒトで記録されました[1]。

1) ヒトの触覚受容器

　1960年代にVallboとHagburth[2]がヒト前腕の皮膚を通じて神経束に微小電極を刺入し，単一神経活動を記録する手法（microneurogram）を開発しました。この手法により，1970，80年代に触刺激に応答する神経活動が詳しく調べられました。これらはすべて太い有髄線維（Aβ）です。

　ヒトの手掌面（無毛部皮膚）には約17,000個の機械受容ユニット（単一神経活動，すなわちその先に一個あるいは複数個の受容器をもつ一本の神経線維を想定）があるとされています[3]。

　矩形波状に持続する皮膚の変形刺激に対する応答の順応（なれ）のようすをみると，これらの受容ユニットの約半数（44%）は遅順応型（SA型），残り（56%）は速順応型（RA型）です。SA型，RA型のそれぞれをI型とII型に分けます。I型（SAI, RAI）は，受容野がごく小さく，その境界が比較的鮮明であるのに対し，II型（SAII, RAII）は受容野が広く，境界不鮮明です。II型ユニットの受容野が大きく境界が不鮮明なのは，これらの受容器が皮下の深い所に存在するためです（図2-1）。

　RAI, SAI, RAII, SAIIの各ユニットの応答ならびに受容野特性は，動

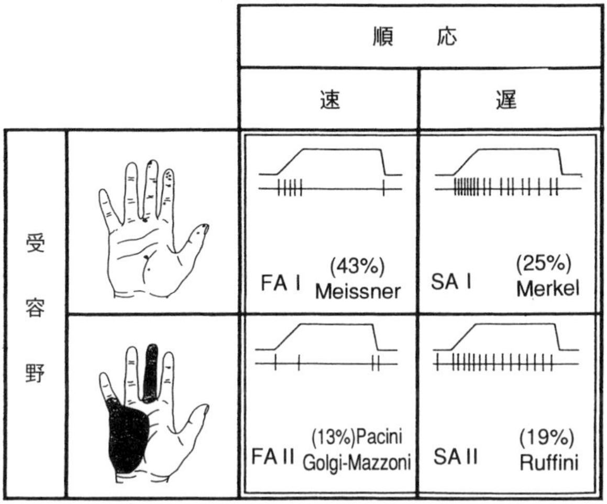

		順 応	
		速	遅
受容野	🖐	FA I (43%) Meissner	SA I (25%) Merkel
	🖐	FA II (13%) Pacini Golgi-Mazzoni	SA II (19%) Ruffini

図2-1 ヒト無毛部皮膚の4種の機械受容ユニット
4種のユニット（FAI, FAII, SAI, SAII）の反応特性（順応の速さ）と受容野の大きさの比較，ならびにその割合と対応する受容器。図には示していないが，FAI, FAII は手掌より指先に行くほど分布密度が高くなる。FAII, SAII は変わらない。
（Johansson と Westling 1989[4)] より改変）

物で調べられた対応する受容ユニットの性質とよく一致し，形態学的に同定された4つの受容器すなわちマイスナー小体，メルケル盤，パチニ小体，ルフィニ終末が対応します（第8章 208頁）。受容器の分布密度は手掌から指先に向かって高くなります。

　マイスナー小体（RAI）は2〜9本の神経に支配されています。接触した物体のエッジの鋭さ，点字のようなわずかな盛り上がりなどの検出に優れています。メルケル細胞（SAI）は垂直方向の変形によく応答し，皮膚に接触した物体の材質や形を検出するのに適しています。パチニ小体（RAII）の受容野は大きく，手のどこに加わった刺激にも応答するほど感度がよい受容器です。その興奮は振動感覚を起こします。ルフィニ終末（SAII）は受容野の境界があまり明快でなく，四肢の長軸に沿って細長く，局所的な圧迫に応じるほか局所的あるいは遠方からの皮膚の引っ張りに応答します。

ヒトの有毛部皮膚では，体毛が一本ごとに複数の毛包受容器に支配されている速順応型の受容器です。有毛部皮膚の遅順応型の受容器としては，メルケル細胞が集合した触盤（touch dome）と，ルフィニ終末とがあります。後者は体毛のまわりにあります。パチニ小体はもっと深いところ，関節周囲，腱鞘，骨間膜などにあります。

ヒト有毛部皮膚のSAI，SAII型ユニットには，温または冷刺激に応答するものがありますが，温度感覚生起に直接関係するものではないようです[5]。

2) スキンシップにかかわるC線維

脊髄後根を構成する神経線維を調べると，無髄の線維は有髄線維の3～4倍あるといわれています[6]。C線維といえば侵害刺激あるいは温度刺激に応じるものと考えられています。しかし，これらはC線維のごく一部にすぎず，大部分は機能が不明とされています。このなかに触刺激に応答するものがあることが動物実験では以前から報告されていましたが，あまり注目されませんでした。なぜなら，そのようなC線維はヒトには存在しないとされていたからです[1,7]。

ところが最近になって，ヒトの有毛部皮膚にもこれが存在することがあきらかになりました。まずJohansson[8]あるいはNordin[9]といった人たちが，顔面の皮膚でこれを見つけました。その後，前腕皮膚でVallboら[10]がこれを報告しました。後者によると，このタイプは閾値が低く（2.5 m以下），皮膚の圧迫開始に0.2秒ほどの遅れで反応し，強い皮膚圧迫に対して反応が増加せず，侵害性のC線維の反応とはあきらかに異なりました。またゆっくりと動く皮膚刺激によく応答しました。これらの性質を示した神経の伝導速度は1.2 m/sec以下（平均0.9 m/sec）とC線維の範囲にありました。さらに，刺激を繰り返すと次第に反応の持続が短くなる疲労，あるいは持続的圧迫に数秒内に起こる慣れや，逆に10～30秒の長い持続的な圧迫を加えていると再び反応性が高まってくる加速現象がみられました。

神経炎により有髄線維を失った患者で，手掌など無毛部皮膚では触覚が消失しているのに，有毛部では存在していることが確認されました[11]。

このC線維活動の機能的な役割は不明ですが，手掌や足底など無毛部皮膚には存在しないことからこれが識別的な側面にはかかわらないことと，適刺激と反応の特徴からみて，このC線維群は，個体間の肌の接触によるコミュニケーションなど情動的な側面にかかわりを持つのではないかと推測されます。今後，機能的脳イメージングによりこの問題が解明されることが期待されます。

3) 圧迫痛にかかわるC線維

最近になって痛みを伝えるC線維のなかにもヴァリエーションがあることが分かってきました。普通，痛みを伝えるC線維はポリモーダル侵害受容性線維といい（第8章 208頁），強い機械的刺激（侵害刺激）にも，熱刺激にも応答します。ところがヒトの有毛部皮膚には，これらには応答せず，強い圧迫刺激にのみ反応するものがあることが報告されています[12]。強い圧迫刺激は，はじめは痛くありませんが，1〜2分持続するうちに痛みとなり，しかも繰り返されると感受性が高まります。見つかった新種のC線維も持続により反応性が高まり，2度目の刺激に対し感受性が亢進するなどの特徴を備えていました。

4) 痒みを伝えるC線維の同定

痒みは痛みとは似てはいますが異なる受容機構によっているようです。すなわち痒みを起こすとされるヒスタミンは痛みにも関与しますが，閾値は痒みのほうが低いといわれています。痒みは表皮と真皮の接合部で最も強く，痛みはもう少し深いところで起こるといわれています。痒みは表皮を剝離すると消失しますが痛みは消失しません。またオピオイドペプチドの作用が痛みには抑制，痒みには増強と作用が異なります。

最近，ヒト腓骨神経で，長く捜し求められていたヒスタミン刺激に応じるC線維が同定されました[13]（図2-2）。これらは機械的刺激には応答し

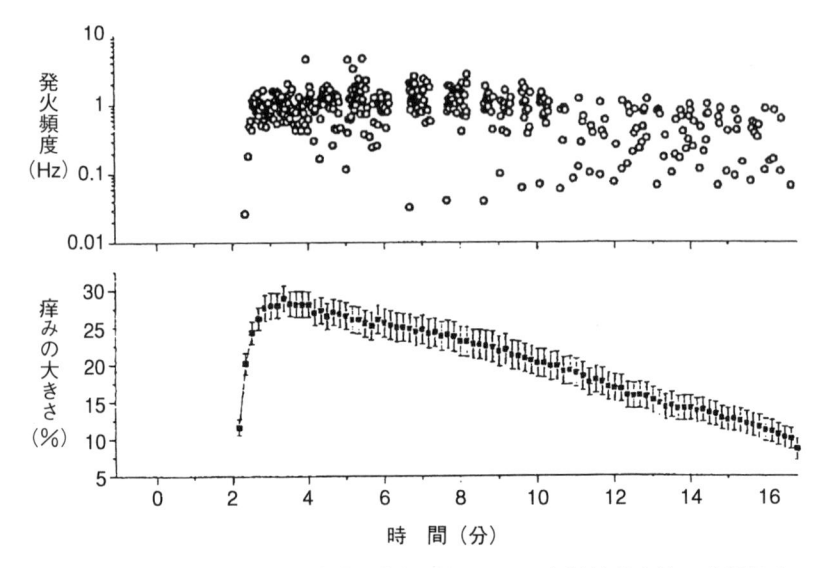

図 2-2　上：痒み（ヒスタミン皮内注射）に対するヒト無髄線維応答の時間経過[13]
　　　　下：同じ刺激により引き起こされた痒みの主観的大きさの時間経過[13]

ませんでしたが，一部は熱刺激にも応答しました。その伝導速度は0.5 m/secと痛みを伝えるポリモーダルC線維より遅く，C線維のなかではもっとも遅く細いものと考えられます（第8章）。

B．固有感覚と深部感覚

　よく知られているように，英国の偉大な神経生理学者で，ノーベル賞受賞者のシェリントン（Sir C. S. Sherrington, 1857～1952）（図2-3）は1906年，感覚受容器を，最適刺激と受容器の位置とから，①外受容器（exteroceptor），②内受容器（interoceptor）の2つに分けました。そして内受容器のなかに，身体の動きにより，筋，関節などに起こる感覚入力を総称する語として固有感覚，または自己受容感覚（proprioception）を考案しました。

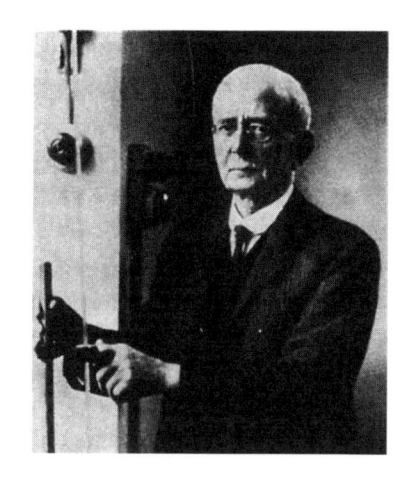

図2-3　近代神経生理学の祖 Sir Charles Sherrington の肖像[14]

　固有感覚受容器は筋，腱，関節および前庭にあって，身体の運動や位置についての情報を提供します。そしてこれらの受容器の活動によって起こる感覚が，固有感覚であるとしたのです。皮膚も身体の動きによって刺激されますが，Sherrington は皮膚からの入力は固有感覚から除外しましたので，固有感覚と深部感覚とはほぼ同義であるといえます。
　しかし，深部感覚とは，表在（皮膚）感覚に対置する臨床的あるいは解剖学的な語です。主観的な体験としての深部感覚というものは定義しにくい（あるいは存在しない）のです。次節で詳しく述べるように，主として深部受容器が貢献する感覚は運動感覚であります。なお深部受容器の構造と働きについては第8章で詳しく解説します。

C．運動感覚

　運動感覚（kinesthesia，キネステジー）は，関節の動きや位置の感覚，筋の努力感，重さの感覚などをいい，主として深部受容器，一部は皮膚受容器からの情報により成立する複合的な感覚です。その複雑さのゆえに分かりにくいのですが，臨床的にも重要なテーマです。またこの問題の研究

は触覚とは別に発展してきましたので，ここで独立した節としてとりあげ解説します。

1) 運動感覚とは

運動感覚には，①四肢の動きの感覚（sense of movement），②四肢の位置の感覚（position sense），③筋の力の感覚（sense of muscular force），努力感（sense of effort），重さの感覚（sense of heaviness）などがあります[15]。

四肢の動きの感覚は狭義の運動感覚であり，これは何らかの動きの要素がある時にのみ用い，関節の位置など静止した状態にかかわる場合には位置感覚を用います[16]。後者が前者とは独立した感覚であることは，ゆっくりと動かして関節角度を変える時，動きの感覚は生じませんが最終の位置が知覚できることからも分かるとされています。しかし両者の区別は難しい場合もあり，位置感覚を狭義の運動感覚と同義に用いている例もあります[17]。

2) 運動感覚の研究史

19世紀はじめ，筋感覚の存在が仮定されるようになりました。たとえばBell（1823）は，第六番目の感覚として筋感覚（muscle sense）が意識されることと，これには遠心性成分（中枢）と求心性成分（感覚）とがあることに気づいていたといいます。

ベイン（A. Bain, 1818～1903）は遠心性成分たとえば，運動時の努力感（sense of effort）の存在に賛成しました（1855）。ブント（W. Wund, 1832～1920）は運動時の感覚には中枢性要素がからむとして，神経支配の感覚（innervation sensation, または innervation feelings）という語を提唱しました（1863）。マッハ（E. Mach, 1838～1916）は脳卒中になり，運動麻痺が起こると努力感が増すことをみずから体験しました（1886）。

一方，バスチアン（H. C. Bastian, 1837-1915）は，運動時の感覚の起源は，基本的には皮膚，深部組織からの感覚入力にあると想定し，これら

> **＊サイドメモ3**
>
> 〈筋紡錘の興奮は意識にのぼるか〉
>
> 　Sherringtonの反射の研究は，筋受容器の活動は意識にのぼらないという考えを助長しました。1950年代になってgroup Ia線維の刺激は皮質に誘発電位を起こさない，つまりその活動は意識にのぼらないものであり[19]，筋受容器の働きはサーボ（自動調節）機構による筋の長さの調節であるという見解が一般的になりました。しかし，その後筋紡錘や腱器官が大脳皮質に投射していることが動物やヒトで示されました[20〜23]。筋紡錘の活動が意識にのぼるか否かについてはまたあとでとりあげます。

を記述するために"kinesthesia"という語を提唱しました（1888）。この流れをくむ考え方を推し進めたのがSherringtonです。

　すでに述べたように，Sherrington[18]は，身体の動きによって起こる感覚を総称する語としてproprioception（固有感覚，または自己受容感覚）を考案しました。固有感覚受容器は筋，腱，関節および前庭にあり，そしてこれらの受容器の活動によって起こる，身体の運動や位置についての感覚を固有感覚としたのです。皮膚も身体の動きによって刺激されますが，Sherringtonは皮膚からの入力は固有感覚から除外しました。

　Sherrington（1900）は，神経支配の感覚すなわち遠心性活動の役割を否定し，筋感覚生起に末梢入力の重要性を強調しました。Sherringtonは，筋，腱，関節各受容器のいずれも運動感覚に貢献するとしながら，とくに筋受容器の役割を重視しました。これにはとくに証拠があったわけではないのですが，その後しばらくSherringtonの見解は権威をもって受け入れられていました。

D．位置感覚に貢献する受容器

　運動感覚というのは皮膚感覚と違って，要素的に定義することが難しい

複合的な感覚です。3つに分けた運動感覚のそれぞれに複数の受容器が関与し、また同時に中枢からの遠心性信号の役割も考慮しなければなりません。ここでは主として、位置感覚に貢献するのは、筋受容器なのか関節受容器なのかをめぐって行われた熱い論争について述べることにします。

1) 位置感覚に貢献するのは関節受容器か筋受容器か

　位置感覚については、これに貢献する受容器をめぐって大論争がありました。すでに述べたように Sherrington（1900）は筋感覚生起に筋受容器の重要性を強調し、その後しばらくこの見解が受け入れられていました。

　ところが Andrew と Dodt[24]、Boyd と Roberts[25]、Skoglund[26] はほぼ同時に、ネコの膝関節を支配する神経から活動電位を記録し、これらが関節角度の中間位で発火するとして、関節受容器が位置感覚に関与すると主張しました。1960年代にはこの見解が Rose と Mountcastle[27] によってさかんに啓蒙されました。

　その後しばらくしてヒトでの実験で、位置感覚には関節受容器でなく、やはり筋受容器が関与することを示唆する結果がでてきました。すなわち、以下のようなことが報告されたのです[28]。

①ヒトの膝を、動きを感知できないほどゆっくり動かして（関節組織は機械的に平衡状態に保たれ刺激されない）位置を変えても、その位置を同定できる[29]。

②指関節を麻酔しても指の位置感覚は残る[16]。

③腱を直接つまんで筋を引くと、筋が引かれる方向へ当該関節の動きの感覚が起こる[30,31]（図2-4）。

④片方の膝関節を麻酔しても左右膝の位置をそろえることができる[32]。

⑤関節を除去しても位置の感覚は残る[33,34]。

⑥尺骨神経をブロックし骨間筋を麻痺させると、中手指節関節の位置感覚が障害される。関節の麻酔では障害されない[35]。

⑦筋にたいする振動刺激が関節位置についての幻覚を起こす[16,36]。

⑧筋収縮時には動きの感覚が向上する。閾値は動きの速度に依存している

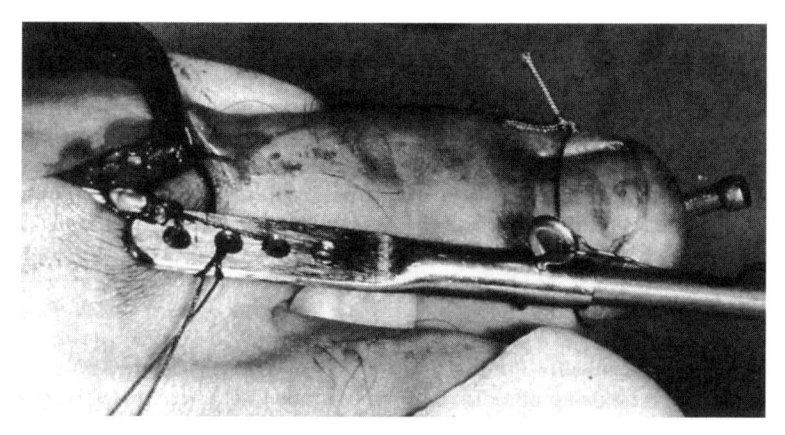

図 2-4 筋肉が引張られると関節が曲る感覚（位置覚）が起こることを証明した実験。McCloskey 自身の足[31]

が，肘関節では筋の収縮時には最も遅い速度での閾値が 1/10 にもなる[37]。拇指と示指とのあいだで紙の厚さを識別する際，指を能動的に動かして行うと閾値が下がる。能動的な運動に際し筋紡錘や腱器官からの放電が高まるためであると考えられる。

⑨尺骨神経内の筋紡錘神経の電気刺激で，指の動きと位置の感覚が起こる[28]。

2) 筋紡錘への振動刺激により関節位置の錯覚が起こる

筋や腱への振動刺激が筋紡錘を興奮させ，関節位置の錯覚を起こさせることが 1972 年に Goodwin ら[16]によって報告されてから，振動刺激を利用した研究が進みました。筋に頻度 20 Hz 以上の弱い振動刺激をあたえて，関節の動きの感覚を起こすことができます。振動刺激は筋紡錘を効率よく刺激するからです。

この場合振動刺激された筋が伸展されたと感じる方向に関節が動く錯覚を起こします。錯覚は短い潜時で起こり，刺激が続くかぎり持続し，やがて関節が物理的に不可能な位置にまで到達します。錯覚生起の速さは刺激の頻度に応じて増大し，やがて頭打ちになります。筋に振動刺激を与える

と，実は刺激された筋は自動的に収縮を起こしています。この時，当該筋の収縮を妨害すると，あたかもその筋が伸展されたかのように感じ，同時に関節の位置感覚が狂います。この状況で筋をさらに伸展すると，被験者はあたかもその関節が過伸展されたかのように感じます。すなわち，実際にはありえない関節位置にあるかのような錯覚を起こすのです[36]（第7章）。これも筋からの信号が位置情報の源の一つであることを支持しています。

3) 筋紡錘の活動は意識にのぼらないか

　長い間，筋紡錘の興奮は意識にのぼる感覚を引き起こすことはないと考えられていました。その根拠の一つはヒトの筋，腱を引っ張っても，主観的になんら感覚を生じないという実験報告です[38]。しかし上に述べたように，別の実験で[31]，筋が引っ張られるとその筋が引っ張られる方向に関節が動くように感じることがあきらかとなりました（図2-4）。

　知覚の仕組みを知ろうとすると，ヒトの主観的体験だけが手がかりです。これは言語によって記述されるわけですが，被験者にたいする質問が当を得ていないと理解されません。筋紡錘の役割についての見解不一致の原因は意外にもそんなところにあったようです。

　結果にくい違いが生じた理由は，被験者への質問のしかたにより，感覚体験を正確に聞き出せたか否かが分かれたためでした。すなわち，否定的な結果に終わった実験では，筋に起こる感覚の有無だけを尋ねたのにたいし，もう一方の実験では関節の動きの感覚についても尋ねたのです。筋の伸展によって起こる感覚は実は関節の屈曲の感覚だったのです。それまでの長い間，関節の動きや位置の感覚は関節受容器からの信号で起こるとされていました。他方，筋紡錘の情報は反射に利用されるのみと考えられていました。質問のしかたの違いは，研究者がこの定説をとるか，疑問をもったかの違いと無縁ではありませんでした。

4) 関節受容器は位置感覚に貢献しない

現在，関節受容器の位置感覚への貢献についてはほぼ否定的です。

すでに述べたように，Andrew と Dodt[24]，Boyd と Roberts[25]，Skoglund[26] はネコの膝関節を支配する神経から活動電位を記録し，これらが関節角度の中間位で発火するのを見て，関節受容器が位置感覚に貢献すると主張しました。

ところが1970年代になってヒト，サル，ネコでふたたび実験が行われ，膝，大腿，足首など大部分の関節受容器は，関節角度の中間位では発火せず，極端な伸展位または屈曲位でのみ発火することが示されました。その結果，関節受容器は関節の位置感覚に貢献せず[37]，その役割は関節の屈曲または伸展の極限を知らせるだけであるとされました[38]。

Burgess と Clark[39] は中間位で活動するのは関節神経の5%にすぎず，このような反応は popliteal muscle の筋紡錘のものであると考えました。事情は関節によって異なり，ネコの腰関節ではやはり関節受容器が働くという報告もありました[40]。これはその後追試され，関節角度に比例してその中間位で発火するのはやはり筋受容器であり，やはり前の報告では関節神経でなく，筋神経から記録したのであろうと推測されました[41~43]。

Ferrell[44] も，膝関節の18%の遅順応型ユニットは受容野が関節嚢や靱帯にあり，筋を除去しても中間位で発火するものの，極端な屈曲または伸展位で発火頻度はさらに増えることを確かめました。大多数の遅順応型の関節受容器は関節運動の屈曲または伸展のどちらかの極端位で発火し，関節がその位置にあるかぎり発火し続けました。

すでに述べたように，その後ヒトで行われた数々の実験結果も，関節受容器の役割を否定し，筋受容器の重要性を再認識させるものでした。

なお，指節間関節には位置感覚が認められませんが，これは同関節の筋支配が単純でなく，これを動かすメカニズムの特殊性によるものであり[45]，また同関節における動きの感覚には，皮膚受容器が重要な促進的な役割を果たしていると考えられました[45,46]。

5) 関節受容器の活動は筋収縮の有無に影響される

　関節受容器の活動は筋収縮の有無に影響されることも分かってきました。周囲の筋群に収縮が起こると，関節位置は固定されていても神経の自発活動が増加するのです。筋収縮により，関節受容器の応答する関節角度の幅が増加します。このような受容器は関節角度のみならず筋収縮力の度合いをも符号化すると思われます。また親指を支配する関節受容器の興奮は動きが能動的か受動的かによって逆になるともいわれています[47]。これでは関節位置の検出はできません。

　ただし一方で，単一神経の微小電気刺激では，筋神経ではなく関節神経の刺激で当該関節に対応する深部感覚が起こり，連発刺激では関節の動きとひねりの感覚が起こり，その感覚は関節の極端位でなく中間位に対応するものであったという報告もあります[48]。

　結論として，関節の角度（位置）と動きを検出する特殊化した受容器（関節受容器）はたしかに存在するが，多くのものはその活動が極端位でさらに増えるので，関節角度（位置）の符号化はできず，さらにその活動は筋収縮により影響されるので，関節の中間位置の符号化はさらにむずかしくなり，むしろ筋収縮力を符号化することになります。

6) 皮膚受容器も運動感覚に貢献する

　運動時に表層にある皮膚受容器も内部の骨格の動きにともなって興奮します[49,50]。

　無毛部にある多くのRA型受容器が，わずかの動きにも反応して，動きのタイミングを取るのに役立っていますが，動きの方向や角度特異性は欠いています。無毛部のSAユニットは関節の受動的な動きに応答しますが，ほとんどが両極端の位置で興奮します。また，SAの2/3は方向選択性がありますが，その1/4はどちらの方向への動きにも応じます。というわけで，結局無毛部の皮膚受容器は関節角度や動きの速さのモニターとしてはあまり役立っていないようです。

有毛部皮膚は無毛部より可動度が大きく，そこに存在する受容器の運動感覚への貢献度も大です。手の甲にある受容器は指の動きによって興奮します。SAユニットの興奮は屈曲で増加し伸展で減少します[51,52]。その受容野は必ずしも，刺激として効果のある関節の上にあるわけではありませんが，ユニットごとに，示指，中指，拇指それぞれの中手指節関節のどれかの動きに応答するといった具合に選択的なものもあり，また，ある指の複数の関節に，あるいは2本以上の指の動きに応答するものもあります。

　指節間関節と皮膚を支配する指神経の刺激で指節関節のひねり感覚が，浅橈骨神経の刺激で中手指節関節の滑らかな動きの感覚が起こったという報告があります[28]。SAII型を支配する皮膚神経を刺激して，たしかに指の屈曲の感覚が起こったという報告もあります[48]。さらに拇指でSII型の活動と筋活動が同期しているという報告もあります[53]。これらの結果も皮膚受容器が運動感覚に貢献することを示唆します。

E．力，重さの感覚

1）運動指令の役割

　運動感覚のなかで力，重さの感覚には，運動中枢のだす運動指令の役割が重要であるといわれています[15,21,37]。これはすでに述べた，神経支配の感覚（sensation of innervation, Helmholtz 1867），あるいはあとででてくるコロラリ放電（corollary discharge）[54]や遠心コピー（efference copy）[55]などのもとにある運動中枢の働きであります（図2-5）。

　運動指令を含め，重さを判定するとき寄与する因子にはいくつかあります[15]。
①物体が皮膚を圧迫することにより，皮膚，筋，関節受容器が興奮する。
②筋収縮により，筋，腱，関節，靱帯の受容器が興奮する。
③中枢に発する運動指令あるいは努力が，運動出力に関して間接的な情報をもたらす。

*サイドメモ4

〈遠心コピー〉

H. Von Holst[55]は，ものを見る時，眼球が動いても世の中がぶれないのはなぜかという問題を説明するために，運動中枢から感覚中枢に送られるefference copy（遠心コピー）を仮定し，運動の結果起こる感覚入力が遠心コピーと等しい時には世界が定常的に感じられるとしました（図2-5）。R. W. Sperry[54]は，眼を動かす時，遠心性の運動指令に由来し知覚に影響をおよぼす信号（単なるコピーでない）を仮定し，collorary discharge（コロラリ放電，あるいは随伴発射）と呼び，これが運動中枢から視覚中枢に送られて，網膜上の像の変位を代償すると考えました。

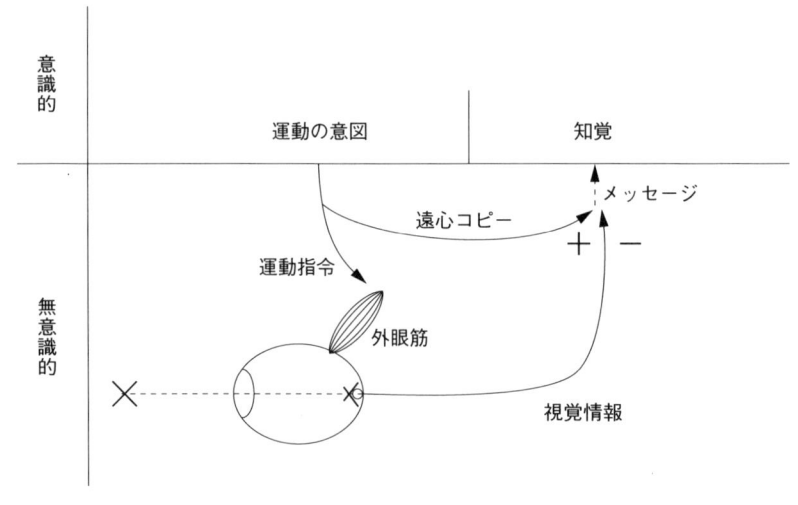

図2-5　遠心コピー[55]

長時間重いものを持って筋が疲労してくると同じものがより重く感じられます。クラーレ（筋弛緩剤）の適用によって不完全な筋麻痺が起こった時，また脳卒中や小脳障害後に起こる不完全な麻痺状態でも，動かそうとする自分の肢がひどく重くなるそうです（第6章 図6-2 152頁）。より重

く感じる時には，努力により，すなわち脳からの指令を増して筋をより強く興奮させようとするはずです。つまり，重さの感覚は筋を動かそうとする努力，すなわち脳が筋に送る遠心性の指令に依存していることを示唆しています。

　筋の努力を増す時にはガンマバイアス（第8章 216頁）が働いて，筋紡錘からの発火も増える可能性があります。しかし，振動刺激によって筋紡錘を強く興奮させてもそれだけでは重く感じることはないので，疲労して増加した重さの感覚が筋紡錘からの信号によっているとは考えられません。振動刺激は反射的に当該筋を収縮させますが，この不随意的な筋の収縮時にはむしろ，軽くなった感じがするそうです。

2) 筋疲労とはどういうものか

　筋疲労とは中枢性と末梢性の原因により，最大随意筋力の低下にいたる一連の過程であります。筋疲労により，力を一定に保つのが困難で，重く感じる理由は次のようなものです[15]。

①疲労は神経筋接合部より末梢で起こるので，力を維持するには，より多くの運動単位を動員しなければならず，より多くの中枢指令が必要になる。
②増加した努力は他の筋にも広がる。
③疲労時には随意収縮による筋紡錘の発火が減り，これによる運動ニューロンへの促通が減少する。
④細い筋神経（group II, group III 線維）（第8章 図8-4 215頁）の感受性が増大し，運動ニューロンはこれによって抑制される。
⑤筋の痛みを起こす神経が疲労感を信号化する可能性がある。

　こうして筋の収縮，弛緩の割合が減少，すなわち筋の働きが悪くなり，関節位置のマッチングが変動しやすくなり成績が落ちます。そしてやる気がなくなり，注意力が落ち，震えが起こるのです。

F．タッチの加齢変化

　一般にどんな感覚でも若い時には鋭敏で，加齢とともに感受性が低下していくといわれています[56]。体性感覚も例外ではありません。加齢は現代のトピックスであり，ここでこの問題をとりあげ，整理しておく意味があると思います。主として触覚，振動覚で研究が精力的に行われましたが，温度感覚，痛覚，そして運動感覚についてもいくつか報告があります。

1）　触覚，振動覚感受性の加齢変化

　触覚，振動覚は年齢とともに鈍くなるという報告はかなり古くからあり[57]，触覚や振動覚感受性が年齢とともに減少する傾向があるとしています。

　触覚感受性の低下には体部位差があり，手よりも足，あるいは上半身より下半身でより顕著であるといわれています。生活歴のなかでより消耗する部位で感受性低下が顕著なのだと思われます。感受性低下には個体差があって，まれに高齢になっても知覚感受性減退をきたさない人がいます。一方，高齢者にはとかく病的な状態がつきものであり，加齢に加えて病的な過程が感受性低下をもたらす可能性があり，また被験者の判断の正確さが年齢の影響をうけることも考えられます。

　Verrillo[58] は，年齢8～12歳（平均10歳），18～23歳（平均21歳），46～54歳（平均50歳），58～74歳（平均65歳）の4群の被験者（各群とも男性3人，女性3人からなる）について，手の拇指球にあたえた振動刺激の絶対検出閾を調べました。

　65歳の群についてはとくにあらかじめ医師の診察を行い末梢神経障害のないことを確認しておきました。閾値測定は防音室で行い，更にヘッドホンで遮蔽音を聴かせ，バイブレータの音が聴こえないようにしました。面積 $2.9\,\mathrm{cm}^2$ の接触子により，頻度 25，40，80，100，160，250，320，

600 Hzの振動刺激を与えました。

図2-6に示すように，検出閾曲線はU字型をなし，刺激頻度250 Hzにて閾値が最低でした。年齢が増すにつれ全体に曲線が上に移動し，最低閾値も上昇しました。また低頻度の刺激にたいしては各年齢群とも応答曲線は平坦で，年齢の上昇にともなってこの平坦部分から曲線部分への移行がより高頻度で起こりました。

Verrilloは，U字型曲線はパチニ小体の刺激応答曲線を反映し，平坦な部分はパチニ小体以外の受容器の刺激応答曲線を反映すると考えました。高齢化にともなって感受性が低下するのは前者の部分のみであり，おそらくパチニ小体のみに，数の減少あるいは構造と機能の変化が起こっているものと考えました。

ThornburyとMistetta[59]は，19歳から88歳（男性31人，女性24人）の志願者について，利き手の示指末節の掌側部皮膚で刺激閾測定実験を行いました。刺激にはvon Freyの変法すなわち，長さは等しく口径の異な

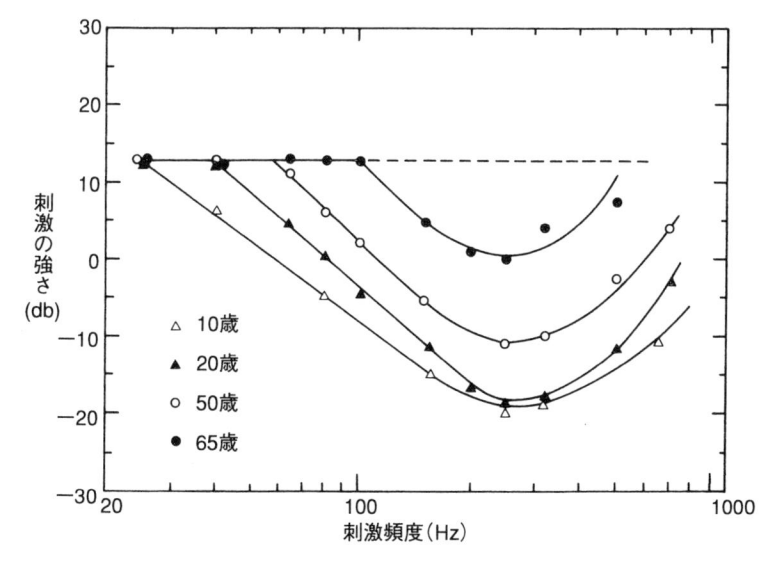

図2-6　4つの年齢群における振動刺激感知の絶対閾値[58]
縦軸は変位1 μmに対する相対的強さをデシベル表示。

る 20 本のナイロン糸 (0.06〜1.14 mm, ナイロン糸を屈曲させる圧力を 0.0045〜447.0 gm にあらかじめ較正) を用いました。

触覚閾値測定に際し, 刺激の強さは (gm) から (log 0.1 mg) に変換し, 隣あう太さの糸による刺激の強さの間隔が一定になるようにしました。1,000〜2,000 Hz の音により触刺激の開始を知らせ, 触体験の生起の有無についての判断を求めました。強い刺激から始め刺激を次第に弱くしていく時の閾値と, 逆に刺激を次第に強くしていく時の閾値とを測定しました。合計 12 回測定し, 最初の 2 つを捨てました。実験終了後, 指の温度を測定し, 健康状態を知るため既往疾患や服薬について質問しました。

その結果によると, 触閾値が年齢とともに上昇する傾向がありましたが, 回帰直線の傾きは緩く, 60 歳以上の人の多くが鋭敏な触覚感受性を保持していました。60 歳以上で閾値の平均は $2.74 \log_{10} 0.1$ mg で, この値は針痛 (pin prick) の検出閾である $4.83 \log_{10} 0.1$ mg[60] よりはるかに小さく, 日常生活に支障をきたすようなものではありませんでした。すなわち, 感覚感受性の低下は高齢で必ず起こるものではなく, 多くの高齢者が若年者に負けない高度の感受性と正確さとを保持していました。このことは味覚や聴覚でも証明されています[61,62]。

Kenshalo[63] は, 19 歳から 31 歳までの 27 名の男女若年者と, 55 歳から 84 歳までの 21 名の男女高齢者で, 手足の皮膚の単一触刺激 (single ramp-and hold skin indentation) と, 40 Hz と 250 Hz の振動刺激にたいする絶対閾値を測定しました。

閾値の測定は 2 者強制選択法 (two alternative forced choice procedure) で, 4 個のランプにより, 開始準備, 第一の刺激, 第二の刺激, 応答の時期を合図し, 被験者に刺激を感受したらボタンを押すよう命令しました。刺激の強さを下降または上昇させ, 誤反応がでた時に逆転させ, 2 つの逆転の強さの中間を絶対閾値としました。

こうして測定した絶対閾値についてまず手と足とで比較すると, 触, 振動覚ともに手で有意に低い閾値が認められました。次に手と足のそれぞれについて, 閾値を若年者と高齢者の 2 群間で比較すると, 手, 足とも, 高

齢者で閾値が有意に高く出ました。高齢者群，若年者群のそれぞれで男女間の差はありませんでした。高齢被験者のうち2名は治療中の糖尿病で，9名は循環系の薬物を服用中でしたが結果には影響がありませんでした。なおすべての被験者で皮膚の異常な肥厚などがないことを確認しました。

2） 空間分解能と加齢

空間分解能も加齢とともに低下するといわれています。2点識別閾の上昇には体部位差があり，前腕より指先で著明です[64]。Stevensのグループは分解能の指標として，2点識別閾のかわりに不連続（すきま）の検出閾，線分の長さの識別閾，線分の方向の検出能力を計測しました（図2-7）。指先ではこれらのすべてが加齢にともなって20〜80歳のあいだで毎年1％ずつ低下しました。前腕や唇では指先より低下の度合いがゆるやかでした。これらの変化は個人差が大で[65]，加齢による分解能の低下をより確実に検出するにはテストを繰り返し行うことが必要でした[66]。

すきま検出閾，刺激の定位能力にたいする加齢の影響をいろいろな体部位で比較したところ，手と足では唇や舌や他の部位に比べ低下が著しく，手や足の役割を考えると，点字読み能力，こまかいものをつまみとる，体平衡の維持などに影響があることが推測されました。すきま検出閾に男女差はありませんでしたが，刺激局在閾（定位能力）は女子より男子のほうが小さくでました[67]。

3） 触覚，振動覚の感受性低下をもたらす要因

a） 皮膚の物理的性質の変化

触覚は要するに皮膚の変形（凹み）によって起こる感覚です。皮膚の凹みかたに影響するのは真皮の厚さ，コラーゲン線維，エラスチンなどです。加齢にともない皮膚や皮下組織の機械的性質の変化が起こるかどうかについては必ずしも意見が一定していません。

60歳をすぎると表皮が薄くなり，真皮の弾力が減少するとの意見と，

46　第2章　タッチの生理学

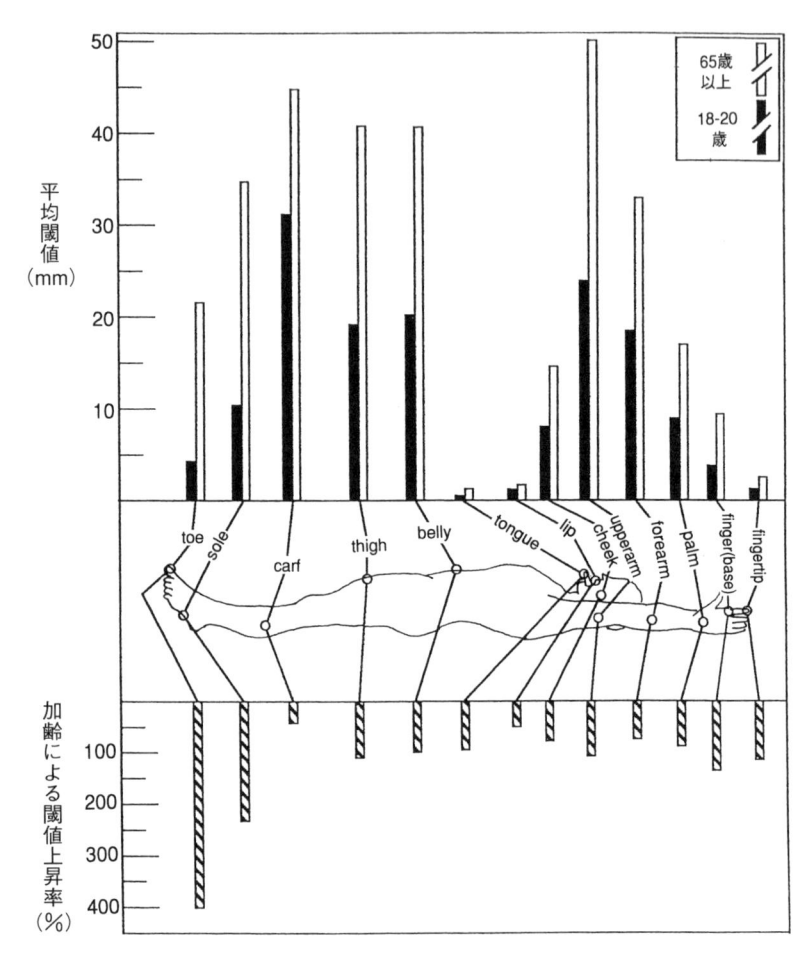

図2-7　上段：加齢による空間識別閾値の上昇の体部位間比較[67]
測定にはすきま（gap）を用い，mmで表した。若年者（18〜28歳）と高齢者（65歳以上）の比較
下段：高齢者の閾値上昇率（％）（対若年者）[67]

かなりの年齢になっても必ずしもそうならないという意見とがあります。しかし組織学的には多くの場合，コラーゲン線維やエラスチンの減少が認められますから，高齢者では皮膚の機械的特性が劣化し，次第に弾力性が減少し，皮膚変形にたいする復元力がなくなるのは避け難いものと思われます[63]。

しかしこれらの変化が触覚感受性にどう影響するのかは分かっていません[58]。先に述べたように2点識別閾とギャップ検出閾は加齢とともに増加しますが，これらは神経系の変化によるもので，皮膚のコンプライアンス（10gの強さで皮膚を圧迫した時の凹みの大きさ）の変化によるものではないことが報告されています[68]。

b) 受容器の密度や形態の変化

高齢化にともなう触覚や振動覚感受性の低下には，受容器の数あるいは密度の減少と，形態の変化が考えられています。これらはパチニ小体やマイスナー小体ではたしかに認められていますが，メルケル盤やルフィニ終末では胎生期，生後を通じて数が保たれ，密度と形態学的変化は比較的少ないとされています。例外として，ヒトやラットのペニスの振動受容器である陰部小体は生後に発生し，幼児期から思春期にかけて数が増加してピークに達し，成人になってもあまり減らないということが報告されています[69,70]。その機能から考えて他の受容器と違うのはよく納得できます。

パチニ小体

パチニ小体は生涯を通じて変化し続けます[71]。幼時には小さく卵形ですが，加齢とともに大きく不規則な形になります。大きくなるのは層の数が増加するからです。パチニ小体を構成する層板構造は，高周波を通すフィルターの機能をもつので，この構造の変化で振動覚に変化が起こることは十分考えられます。またパチニ小体の興奮は空間加重を起こすので，受容器自体の数の減少は振動覚閾値の上昇をもたらすと考えられます。

拇指球に与えた50 msの短い触刺激にたいするマスキング効果は加齢

とともにかかりやすくなります。加齢効果はマスキング刺激が 25 Hz より 250 Hz の時により強いことから，加齢はパチニ小体系でより顕著であることが推測されました[72]。

拇指球に与えたいろいろな頻度の振動刺激にたいする検出閾値は加齢とともに上昇し，上昇は 65 歳をすぎるとより著しくなりました。感受性の低下はパチニ小体系でより大でした[73]。拇指球に与えた 250 Hz の振動刺激の持続時間を 15 ms から 1,000 ms まで変えて時間加重の程度を比べると，加齢とともに加重が起こりにくくなっていることが分かりました。理由としてパチニ小体の数の減少が考えられました[74]。

拇指球に与えた 250 Hz の振動刺激の強さを変えて検出閾値と差閾とを調べたところ，検出閾値は加齢とともに上昇しましたが，刺激の強さと差閾の比は検出閾値の近くを除いて加齢により変化しませんでした。つまり，パチニ小体の数の減少により検出閾が上昇していたものの，十分強い刺激が与えられれば刺激の差の検出は加齢により変化しなかったと考えられます[75]。

マイスナー小体

マイスナー小体も加齢にともなって相当数の減少がみられ，その分布密度が異なります。また形態学的にも大きく変化します。マイスナー小体の密度の減少は生涯の早期にも起こります。身体の成長にともなって体表面の拡大が起こるためです。晩期では，密度の減少の主因は受容器の萎縮，退化です。そして最終的には，90%の受容器が失われ，皮膚，皮下組織が粗になり，受容器はそのあいだで拡大し形態も不整となります。

Bolton ら[76] は，成人小指皮膚にあるマイスナー小体の数を年齢別に比較しました。マイスナー小体の数が 20 歳では $24/mm^2$ だったのが，80 歳になるとわずかに $8/mm^2$ となりました。またその分布が不規則となり，大きさと形態が一様でなくなります（図 2-8）。

マイスナー小体の密度はもともと個人差が大きく，Bolton ら[76] によれば 11〜30 歳では，密度の範囲は $12〜38/mm^2$，51〜70 歳で $4〜26/mm^2$，

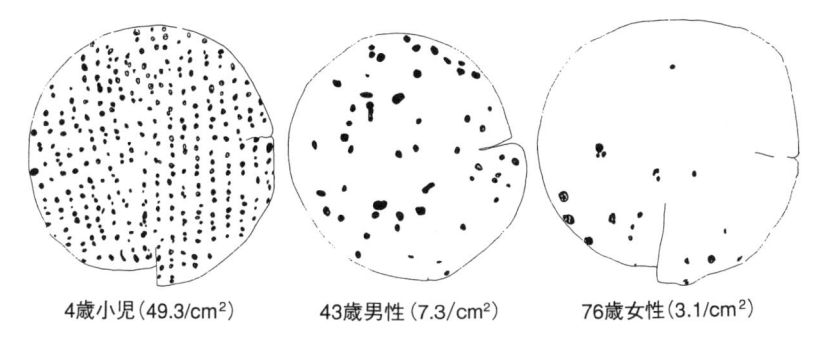

4歳小児(49.3/cm²)　　43歳男性(7.3/cm²)　　76歳女性(3.1/cm²)

図2-8　足拇指足底面におけるマイスナー小体の分布密度[76]
バイオプシーによるサンプル採取にもとづく。

71〜84歳では3〜14/mm²で，高齢者のあるものは若年者の範囲に入っていました。マイスナー小体の密度が加齢とともに減少することに対応する所見として，中指球に40 Hzの強い振動刺激を与えた時に起こる神経線維の活動と，神経束の直接電気刺激にたいする反応の比が，加齢とともに減少すること，直径2 mmのプローブを介して与えた40 Hzの粗振動（flutter）刺激の検出閾値が，年齢とともに上昇することが確認されました[77,78]。

指で物をつまみ上げるときの力の調節には，対象の表面の性質，すなわち皮膚と対象間の摩擦の大きさを知る必要があります。これは主としてマイスナー小体によって行われます。60歳以上になると，つまむ力が大きくなるのはマイスナー小体の減少により，摩擦の大きさを過小評価するためと思われます[79]。

c)　末梢神経や後根における太い有髄線維の減少

触覚や振動覚の感受性低下の背景として，末梢神経や後根における太い有髄線維の数の減少が考えられます[80]。JohanssonとVallbo[2]によれば，手の無毛部皮膚を支配する有髄線維の数は10歳ごとに5％ずつ減少するので，若年者で17,000本だったものが80歳台では13,000本となるそうです。また高齢になるほど，神経炎（neuropathy）のあるケースが多く

なり，有髄神経の数の減少をもたらします。10歳から70歳までに脊髄神経節細胞の36%が失なわれるともいいます。ランヴィエ絞輪間の距離が短縮しているとの報告もあります。単一神経線維の直径とランヴィエ絞輪間距離との高い相関関係が，高齢者ではくずれています。脱ミエリン化と再ミエリン化，神経の変性と再生が繰り返され，この結果伝導速度の減少とインパルスの脱同期化が起こるのでしょう。伝導距離が長いほど障害も大きいので，足のほうが手より障害されやすいとも考えられます。

4） 温度感覚の老化

温度感覚の年齢変化についてはいくつかの報告があります。たとえばKenshalo[63]は，27人の若年者（19～31歳）と，21人の高年者（55～84歳）について調べ，年齢による温度感覚の閾値上昇があるが，体部位によって違い，上肢より下肢で著しいことを示しました。温度検知閾値は年齢により，あるいは体部位により違うだけでなく，刺激の範囲（広さ），持続，刺激装置の温度変化の速度によっても変わり，しかもこれらの条件が報告によって違います。これらをすべて検討した最近の報告を紹介しましょう。

StevensとChoo[81]は18～88歳の60人の被験者について，13カ所で温度検知閾を測定しました。ペルチエ（Peltier）刺激装置により，皮膚温を33℃から，2.1℃/secで上げるか，1.9℃/secで下げました（図2-9）。

その結果，①温度感受性は体部位により違い，100倍の差がある。顔，とくに口の周囲が感度よく，四肢で悪い。②どの部位でも温覚より冷覚のほうが，感受性がよい（閾値が低い）。③冷覚感受性がよいところは温覚感受性もよい。④温覚，冷覚とも感受性は年齢とともに悪くなる。四肢とくに足で著しく閾値が上がる。⑤年齢にともなう感受性の減少は身体の中心部ではゆるやかで，とくに口唇では閾値が必ずしも上がらない。⑥感受性減少には個人差が大きい。などを確認しました。これらの結果から，触覚同様，温度感覚にも年齢効果があることがあきらかになりました。

加齢とともに上昇する温度感受性の閾値の背景には，温度受容器の数の

F．タッチの加齢変化　51

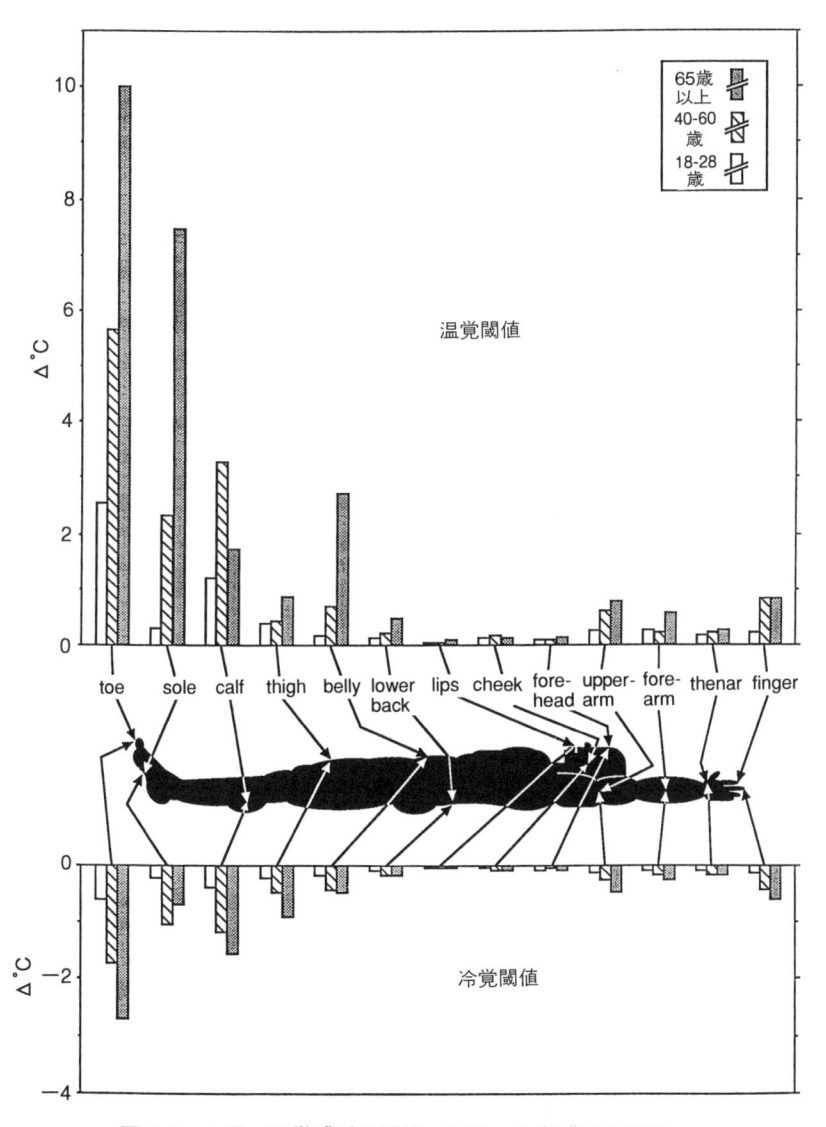

図 2-9　上段：温覚感受性閾値，下段：冷覚感受性閾値[81]
65歳以上，40〜60歳，18〜28歳の3群（各群20人）の比較。

減少があることが想定されます。下肢で温点，冷点の減少をみた報告もあります[82]。高齢者といえども温度感覚がなくなるわけではなく，手や足を湯に浸すなど，広い範囲が一度に刺激される時には，感受性は悪くないことも受容器の数の減少を支持します。受容器の数の減少は触受容器でみられており一般的なことなのでしょう。足でとくに悪くなるのは，ここで血行の減少が起こりやすいことなどが考えられますが，逆に口唇では年齢効果がないのがなぜかは分かりません。

5) 痛覚の老化

Hardyは温熱による痛覚刺激の方法を開発したことで知られています[83]。Hardyらはこの装置を用い10歳から80歳までの被験者を対象に前額部でテストを行いましたが，年齢による感受性の差を認めませんでした。Birrenも同じ方法で実験を行いましたが結果はやはり否定的でした。一方，Hardyの温熱による痛覚刺激を用いて，痛みの感受性が年齢とともに減退する，あるいは痛覚閾値が年齢とともに上昇する，あるいは痛点が減少するとした報告もあります[82]。しかしKenshalo[63]は，27人の若年者（19～31歳）と，21人の高年者（55～84歳）について熱痛覚の閾値を詳しく調べ，触覚や温度覚に比べ痛覚には年齢による差がないとしました。痛覚の個体生存にとっての重要性からみて，このほうがうなずけることです。

6) 運動感覚の老化

年をとると一般に動作が鈍くなる，手足が震える，転倒しやすくなるなどと考えられています。その背景に運動感覚の老化がある可能性を検証しようとした研究がいくつかあります[15]。

老化現象には個人差がつきものですが，50歳をこえると，受容器の特性，神経伝導速度，皮膚感覚，視覚，前庭覚などに変化がくる可能性があり，同時に起こりうる認知の障害とあいまって，固有感覚テストたとえば関節位置合わせ，動きの検出などにエラーが生じやすくなるとされていま

す[84,85]。

　加齢とともに筋力が落ちてきます。その原因の一つに筋線維の萎縮が挙げられています。これはとくに70歳をこえると起こりやすいそうです。また運動単位の減少があるとされています。筋肉の代謝効率が悪くなり筋の回復，耐久性が落ちてくるために発火頻度が遅くなると説明されています[86~88]。

　要するに，位置覚，動きの感覚の鈍下と筋力の低下が一緒に起こるようです。具体的にいえば，固有感覚と皮膚感覚の鈍化が足の爪先に起こり，筋力の低下がかかと（下腿）に起これば，つまずいて転びやすくなるわけです。

第3章
タッチの大脳表現

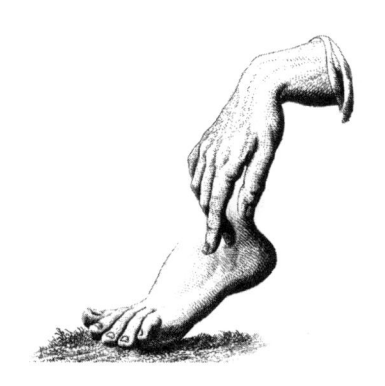

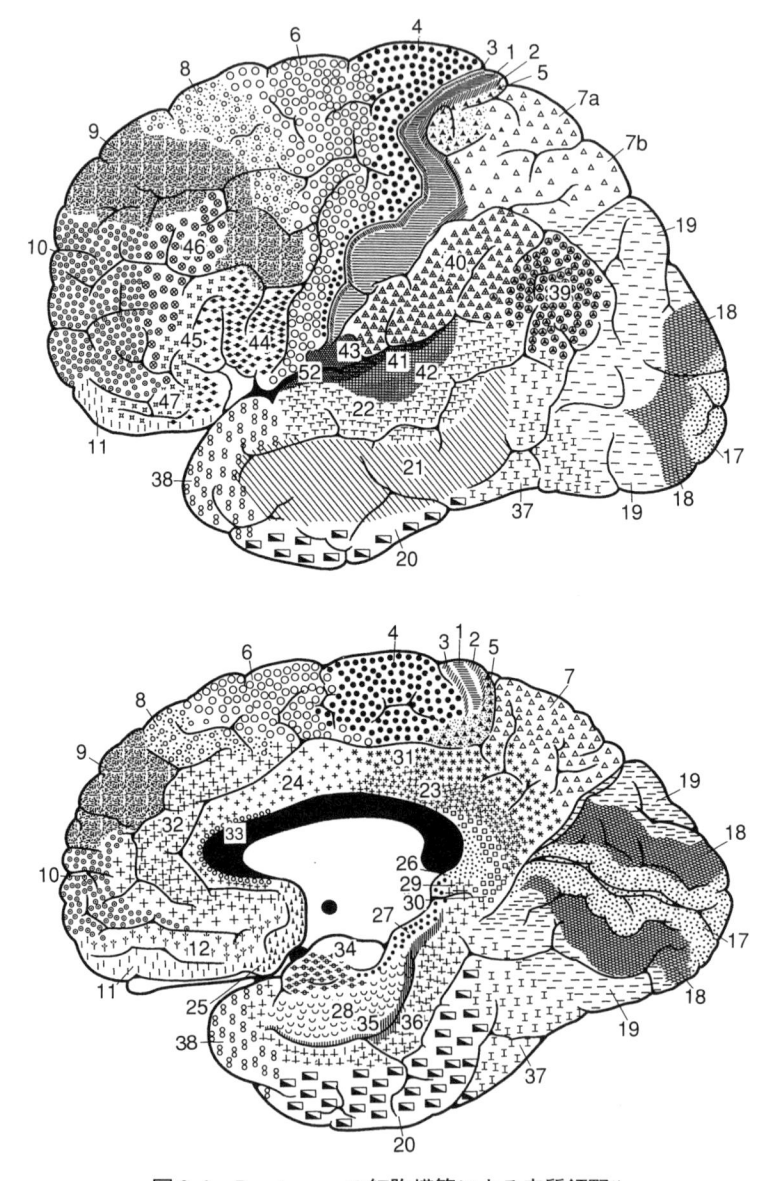

図 3-1　Brodmann の細胞構築による皮質領野[1]

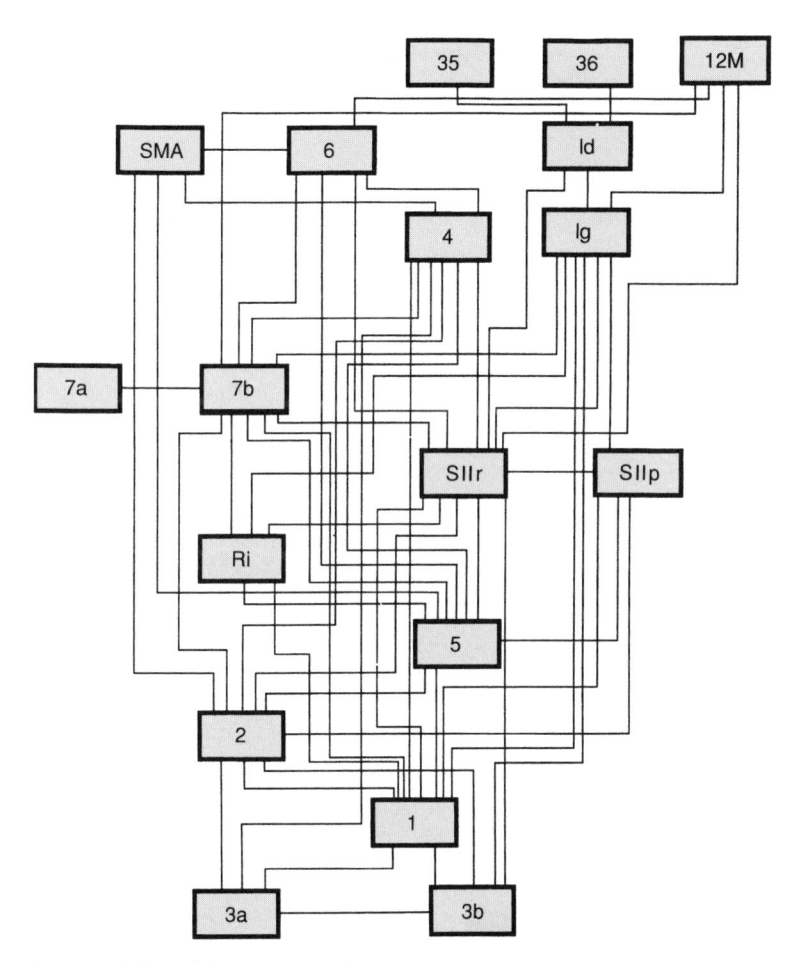

図3-2 皮質間結合による体性感覚野とその関連領野間の階層的関係を示す結線図[2]

3a, 3b野が階層的に最も低い位置にある（視床からの入力がこれに入る）。
数字はブロードマンの細胞構築的領野。
SIIr: SII rostral, SIIp: SII posterior, Ri: retroinsula, Ig, Id: granular または disgranular insula, SMA: supplementary motor area

A．体性感覚野の発見

ここではタッチの感覚が大脳皮質にどう表現されているかを考えることにします。順序として，まず大脳研究の歴史から入ることにします。

1) 大脳の機能局在

大脳の働作原理としてよく知られているのが「機能の局在仮説」つまり，大脳のいろいろな場所に，それぞれ違う機能が宿っているという仮説です。その始まりは，ドイツ生まれのガル（F. J. Gall, 1758～1828）の骨相学にあるとされています（図3-3, 3-4）（Gallについては最近Zola-Morganが総説を書いています[4]）。大脳機能局在仮説の近代的展開は，1870年フリッチとヒッチヒ（Fritch & Hitzig 1870）の，イヌの大脳皮質の電気刺激による運動野の発見に始まるとされています。

同時代の最も優れた神経生理学者フェリエ（D. Ferrier, 1843～1923）（図3-5）は，感覚刺激の受容は末梢受容器によって行われ，これをうける感覚中枢は，単なる直接的な感覚印象をもたらすだけでなく，個々の感覚性体験貯蔵の場所であり，ここが興奮することが，想起や観念作用の基

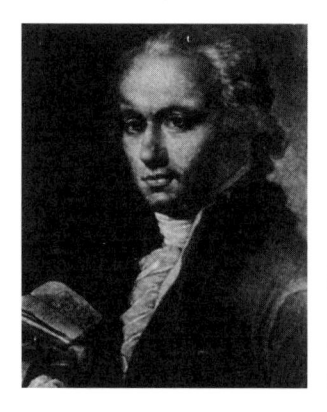

図3-3 Franz Joseph Gall（1758～1828）[3]
骨相学の創始者であり，19世紀はじめの代表的な神経解剖学者。

A. 体性感覚野の発見　59

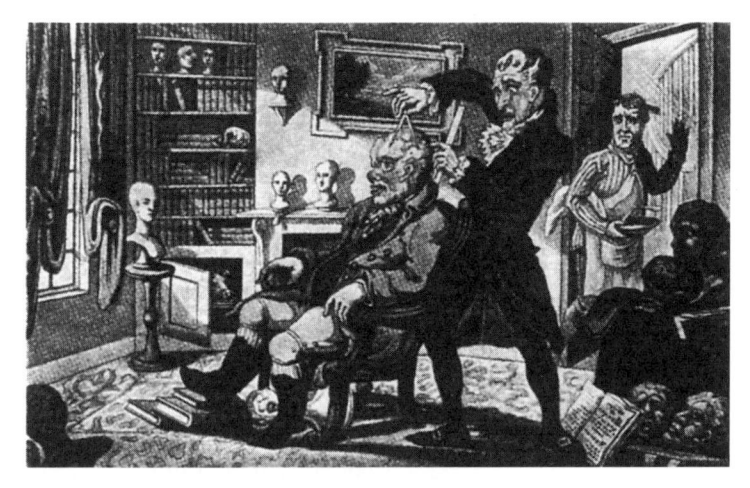

図 3-4　頭骨検査を描いた 19 世紀英国の漫画[3]
Gall と Spurzheim の骨相学説（当時，大脳機能局在の最初の学説であった）を風刺したもの。

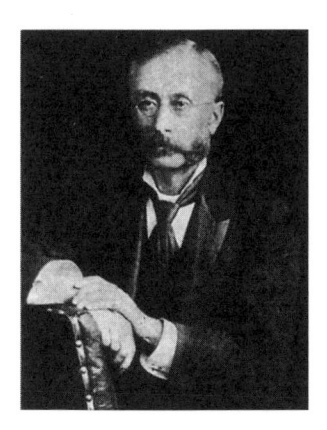

図 3-5　Sir David Ferrier（1843～1923）[3]
大脳皮質の機能局在について重要な研究（マッピング）を行った。

礎をなすと考えました。フェリエも，直接電気刺激することによって運動を起こさせる場所，すなわち運動中枢が大脳皮質に存在することを確認しましたが，彼は，運動中枢と感覚中枢との間に器質的結合があって，これが随意的な運動の基盤となることを指摘しました。さらにフェリエをはじめとする 19 世紀の脳機能局在論者たちによってその他の感覚野が同定さ

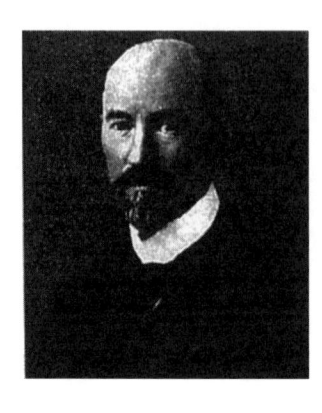

図3-6 Korbinian Brodmann
(1868～1918)

れました。

　ドイツの医師ブロードマン（K. Brodmann, 1868～1918）（図3-6）は大脳皮質の細胞構築の研究に取り組み，その結果にもとづいて，皮質を52の領域に分けました（図3-1）。この区分は機能局在論を支持する強力な解剖学的根拠と考えられました[5]。

2） 脳の階層モデルと連合野

　ところで大脳皮質を頂点として，脳神経系を階層的にみることは今日広く受け入れられています。脳の研究が本格化した19世紀も後半，当時のイギリスの指導的な神経病学者ジャクソン（H. Jackson, 1834～1911）が，神経系の機能に階層的概念を導入した最初の人といわれます（図3-7）。

　ジャクソンの神経学に大きな影響を与えたのはダーウイン（C. Darwin, 1809～1882）の進化論でした[6]。ジャクソンは，中枢神経系の進化は，より単純で高度に組織化された下位中枢に，より複雑で組織化の程度の低い高位中枢が重なっていく過程であると考えました。より複雑な高位中枢が同時に組織化の程度が低いということは，進化が自動的なものから随意的なものへと移行していく過程であることを意味しています。

　フェリエとほぼ同時代のドイツの解剖学者フレヒシッヒ（P. E. Flechsig, 1847～1923）は，個体発生時に起こる神経細胞軸索の髄鞘形成の研

A. 体性感覚野の発見   61

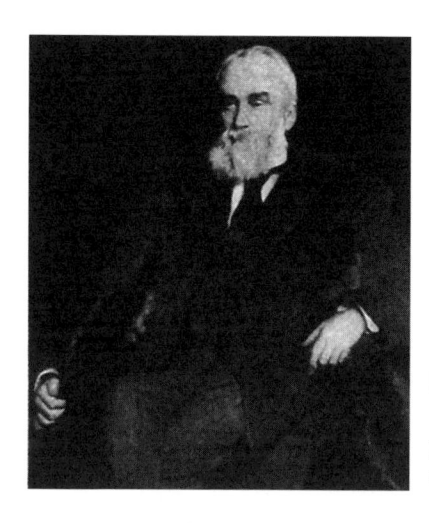

図3-7　John Hughlings Jackson (1834〜1911)[3]
英国神経学の父ともいわれ，初期の国立神経病院のスタッフの1人であった。

究を行い，髄鞘化が最初に起こるのは感覚求心路であるとしました。彼は大脳皮質が，感覚投射線維を受容する部分（投射野）と受容しない部分に分かれていること，成熟の過程で感覚投射野の線維がより早く髄鞘化し，これが近接領域に送りこまれること，近接領域からは，やがて対側へ交連線維が送りこまれることなどを見出し，感覚投射野に近接し髄鞘化の遅い皮質部分を連合野と呼びました。

　フレヒシッヒによれば，連合野の活動には感覚投射野の存在が不可欠であるが，他方，連合野なしには感覚印象を一つの対象の表象へとまとめあげることはできないと考えました。こうして感覚投射野より上位に連合野が位置づけられるという脳の階層モデルが完成したのです。

　脳の階層説は以後1世紀にわたって脳研究を支配し，神経科学の諸分野における進歩に貢献しました。連合野がヒトでは他のいかなる動物にもまして非常によく発達しているといわれていますが，実は運動野や感覚野自体，ヒトやサルなどの霊長類のほうが他の動物よりはるかによく発達していて複雑なのです。

B．体性感覚野の体部位再現

1) ジャクソンてんかん

　ジャクソンはてんかん患者の発作時にみられる痙攣がしばしば手に始まり，より近位の腕から体幹に，あるいは逆に顔面に移行していくようす（行進，march）を観察し，中心溝付近に体部位局在的再現があることを示唆しました。このあと，ほかにもいろいろな研究者が，ヒトや動物の脳を直接電気刺激して起こる事柄を観察したのですが，当時の実験技術では，電気刺激で感覚野と運動野は必ずしも区別できませんでした。

　クッシング（H. Cushing, 1869～1939）は1909年にはじめてヒト大脳皮質中心後回の刺激で動きをともなわずに感覚だけを起こさせることに成功したといわれています。しかしこのあとでも，電気刺激による感覚野と運動野の区別は必ずしも明快になったわけではありませんでした。

2) Penfield の体部位再現地図（ホムンクルス）

　カナダの脳外科医であったペンフィールド（W. Penfield, 1891～1976）（図3-8）は，163人のてんかん患者の脳手術に先立って，硬膜を切開して大脳皮質に直接単極あるいは双極電極をあて，サイラトロンという装置を用いて電気刺激を行いました[7]。

　中心溝をはさんだ中心前回および中心後回を広く刺激しましたが，刺激が強いとしばしば感覚体験と身体の動きの両方が誘発されました。中心前回では身体の動きの，中心後回では感覚の誘発の閾値がそれぞれ低いので，前者が運動の中枢，後者が感覚の中枢であることがはっきりしました。中心前回では動きの起こる体部位を，中心後回の刺激では感覚体験の生じる体部位をそれぞれ詳しく書きとめ，小人間像（ホムンクルス，homunculus）を描いてそれぞれの体部位再現地図を表しました（図3-9）。

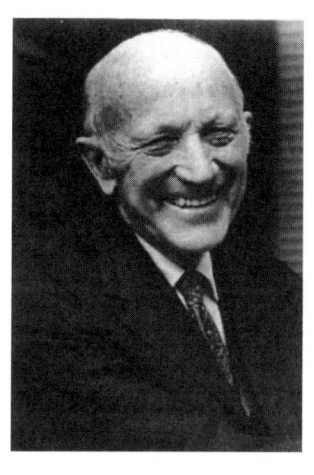

図 3-8　Wilder Penfield（1891～1976）[8]

　この地図は身体の表面部位と大脳の表面に対応関係があるということを意味していますが，面白いのは，末梢の皮膚でなく大脳が刺激されれば，身体に局在した感覚が起こるということです．解剖学的に，体性感覚受容器の興奮は反対側の大脳皮質に到達するのですが，この入力が来なくても，大脳が働きさえすれば感覚は起こるのです．このことは第7章の幻肢のところで大いに問題になります．

　ホムンクルスの絵は，皮質における体部位再現のプロポーションが，実際の体部位の大きさとは一致しないことを強調しています．顔面，とくに唇あたりが非常に広い範囲を占めています．それから手，指の部分が非常に広い．こういう場所は識別能力が非常に高いことがWeberの研究以来よく知られています（第1章 5頁）．

　Weberが始めた二点識別テスト，皮膚の2個所が同時に刺激された時これを2つと感じる最小の距離ですが，顔とくに唇と，指ではこれが1 cm以内，例えば5 mm離れれば二つとして識別できます．他の身体部分ではその10倍もこの値が大きいのです．手や顔の部分が広い範囲を占めているというのは，これらの部位に関係する神経細胞が多数あって，忙しく仕事をしているということです．

　ところでホムンクルスの手指は中心後回のやや前の方に偏って描かれて

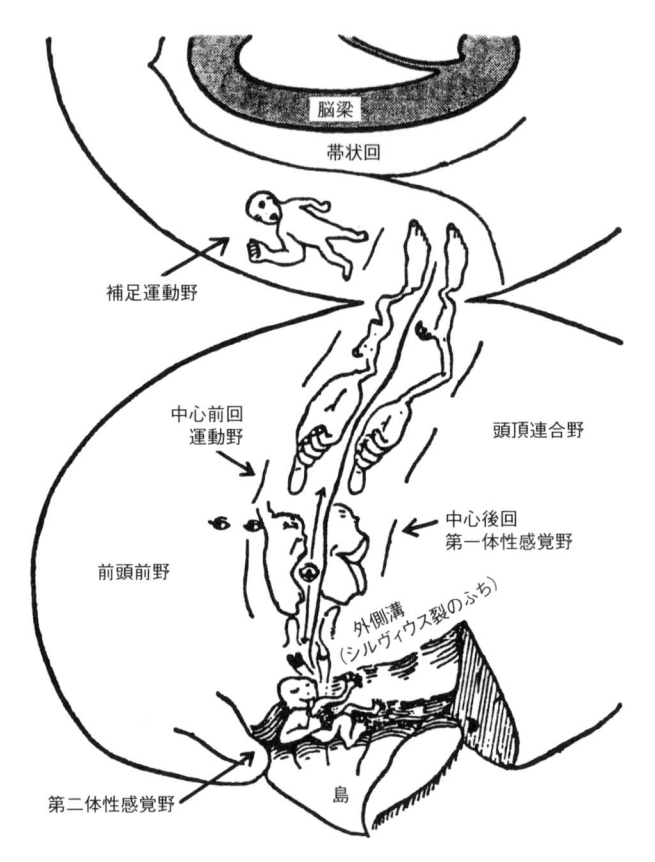

図 3-9 ヒト体性感覚野と運動野
それぞれ皮質表面を電気刺激して起こる感覚または運動の部位を地図化したもの。(Penfield and Jasper: Epilepsy and functional anatomy of the human brain, Little Brown, 1954 より)

います。これには意味があります。各指に限局した感覚体験は，中心溝に沿った前の方の電気刺激でのみ起こったのです。またいくつかの刺激点では複数の指に同時に感覚が起こりました。すなわち厳密に言えば，5本の指はそれほど順序良く並んでいないのかも知れないのです。これらが何を意味するかはあとで考えることにしましょう。

3) いろいろな動物の体部位再現地図

Marshallら[9], Bard[10], Adrian[11], Woolsey[12,13]は，いろいろな動物で実験を精力的に行いました。彼らは当時の新手法すなわち末梢皮膚の機械的あるいは神経の電気刺激による皮質誘発電位を記録し，それをもとに皮質上に小動物像（figurine）を描きました。

彼らも体部位が皮質に局在的に再現されていること，すなわち皮質と身体部位のあいだに点対点の対応関係があり，動物によって違いますが，よく使われる体部位ほど皮質に占める面積が大きいことを指摘しました（図3-10）。

PenfieldとBoldrey[7]はシルヴィウス溝の中にもう一つの体性感覚野

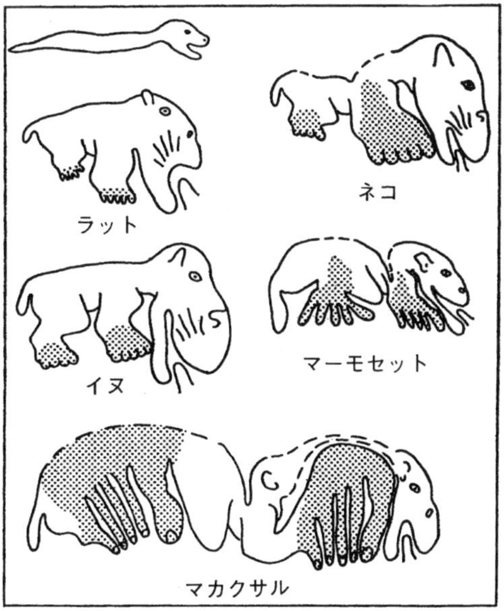

図3-10 中心後回触覚野における体部位再現地図の系統的発達[12]

陰影の部分は手または足の部位。スケールは同じでない。左最上段は手足を欠く架空の動物

（第二体性感覚野）があることを記述しています（図3-9）。ほぼ同時期に他の動物でも第二体性感覚野の存在が報告されました[11,12]。その後ネコでは体性感覚野がさらに多数存在するとされ[14,15]、結局第五体性感覚野まで報告されています。

互いに独立した領野であるとする根拠は、それぞれの部位で体部位再現地図が完結していることです。再現される体部位のプロポーションには各領野で特徴があります。たとえばSIでは顔面と手指領域が広いのですが、SVでは顔面、体幹領域が広めで、受容野は大きいのが特徴です[16]。SIからSVまでの5つの領野のそれぞれで処理される情報の内容が違うものと思われます。

C. 体部位局在的再現地図をめぐる仮説

体部位局在的再現地図を描く背後にある考え方は、von Frey以来の要素的感覚理論、すなわち皮膚体表面に受容器がモザイク状に配列していてこれが大脳皮質に忠実に再現されているということであります。これを基盤として大脳皮質の機能構成に関して、Johns Hopkins大学のV. B. Mountcastleは以下にのべる2つの歴史的にみて重要な仮説を提出しました。彼はBardの弟子で体部位再現地図研究の流れを汲む、アメリカ大脳生理学の第一人者のひとりです。Mountcastleは多くの弟子を育てましたが日本には中浜博、酒田英夫の両氏がいます。

1) コラム仮説

Mountcastle[17]は、ネコやサルの大脳皮質ではじめて単一ニューロン活動記録を行いました。ニューロンを発火させる刺激の種類を皮膚、深部の2つに分けると、個々の皮質ニューロンはどちらかの刺激にのみ応じ、皮質表面に垂直方向にならんだニューロンの連鎖は、皮膚か深部かに分かれて互いに独立のコラム（column）を形成しており、違う刺激に応じる

---*サイドメモ5

〈体部位再現地図の作成〉

　仮説により，大腿皮質感覚野は末梢皮膚を忠実に再現するというコンセプトが確立しました。そして体部位再現地図作成に没頭する研究者が続出したのです。この傾向は現在まで続き，体性感覚野研究のほとんどが体部位再現地図づくりであるといえます。

ニューロンは互いに混じり合わないと結論しました。さらにこれを一般化して大脳皮質はコラムのモザイクからなるとしました[18]。

　コラム仮説はのちに Hubel と Wiesel により視覚野で採用され，以来コラムという語は多くの研究者に愛用されています[18]。視覚野のその後の研究で，垂直方向にならんだニューロンの連鎖が必ずしも性質が均一でないことが分かっても，コラムという言葉はあいかわらず多用されています。その使われ方は垂直方向にならんだニューロンの連鎖という解剖学的構造を指すだけではないようです。場合によってはそれがなにを意味しているのか不明のこともあります。

　我々のサルでの観察結果では皮質表面に垂直にならんだニューロンの最適刺激や受容野の形はいつも同じとはかぎりませんでした[19]。げっ歯類では相対的に広いヒゲの投射部位で，個々のヒゲに対応してバレル（barrel）と呼ぶ構造（皮質第Ⅳ層の顆粒細胞がリング状に集合しているもの，ちょうど樽を輪切りにしたように見えることから名づけられたもの）がみられます。これは体性感覚野におけるコラム構造の可視例のように考えられていますが，バレルが見えるのは第Ⅳ層だけですし，同じバレルのなかのニューロンがみな同じヒゲだけに応答するわけではありません。

2) 感覚サブモダリティの分別再現仮説，多重再現仮説

　Brodmann は第一体性感覚野のある中心後回を細胞構築学的に3,1,2野に分けました。Powell と Mountcastle[20] は単一ニューロン活動の記録にもとづいて，ニューロンのタイプの割合を3,1,2野で比較しました。3

野では皮膚タイプが多く，2野では深部タイプが多く，1野では両者が混じっていることから，2つの異なった受容器タイプ（submodality）の情報が別々に異なった領域に投射するという分別再現仮説をたてました。これはまさしく感覚の要素理論に沿った結論です。

こう結論することにより，感覚情報の統合は，感覚野内ではなく連合野のどこかで行われていると考えなければならなくなりました。事実Mountcastle はその後，研究の場を頭頂連合野に移しました。

のちに Kaas のグループ[21]は，Mountcastle の分別再現仮説をもとに3, 1, 2野の各細胞構築領野にそれぞれ独立した体部位再現があるという，多重再現を主張しました。独立の体部位再現を考える根拠は各領野間に境界があることと，そこで体部位再現が不連続に鏡像的に逆転するということでした。この主張は，第一体性感覚野の体部位再現は一つであるとの従来の考えを主張する Whitsel のグループ[22]と対立し，また後述するように我々の実験結果ともあいませんでした。この対立は一時アメリカの神経科学学会のゴシップの材料になりました。

Kaas らの実験では，麻酔した動物を用いてマルチユニット活動を記録しています。この条件では皮質第 IV 層の視床からの入力線維，またはそれに直結したニューロン活動をみることになり，皮質内で起こるさまざまな神経活動，すなわち統合の結果はみることができないのです。

D．感覚情報処理の階層仮説

よく知られているように，視覚野では Hubel と Wiesel が階層的情報処理仮説を提唱し，成功を収めていましたが，この仮説はなぜか体性感覚野では無視されていました。

一般に，大脳皮質の III 層にある神経細胞の軸索は，近傍あるいは少し離れた他の皮質領域に投射します。これを皮質間結合といいますが，中心後回では3a野は隣接する3b野，運動野（4野）や1野などに投射し，3

b野は1野と2野へ，1野は2野へと投射します。そして1野と2野は，体性感覚野の外部すなわち前方の運動野と，後方の頭頂連合野（5, 7野）に投射します。つまり，体性感覚野内部の領野間や周囲の部位の間には，解剖学的結合に一種の順序性あるいは階層関係があるのです（図3-2, 図5-9 142頁）。

体性感覚野のうちで3b野は髄鞘形成時期が早いなど典型的な投射野としての性格が明確なのに対し，1, 2野は必ずしもそうではなくむしろ投射野と連合野との中間的な性格であることも，3b野の上位に1, 2野が位置するという階層構造を支持します。

サルの3b, 1, 2野を個別に破壊して触識別能力の障害を調べたRandolph と Semmes[23]によると，1, 2野の個別破壊ではそれぞれ，粗滑または凹凸すなわち形の識別がとくに強く障害されます。ところが，3b野だけを破壊すると，1, 2野は無傷であるにもかかわらず，どちらの識別能力も障害されてしまいます。

単一ニューロン活動を無麻酔の動物で記録すれば，薬物に影響されない正常の状態での活動を知ることができます。そしてニューロンの活動と動物の行動とを対応させることにより，知覚，注意，記憶，随意運動といった高次の精神活動の神経生理学的なメカニズムに迫ることも期待できます。

すでに述べたようにPowellとMountcastle[20]は，体性感覚野の細胞構築的領野の分化に対応する生理学的所見を求めてサルの体性感覚野ニューロンの性質を調べ，3野は主として皮膚感覚が，2野は主として深部感覚が投射すると結論しました。彼らの実験は麻酔下に行われたため，皮質で起こっている統合過程を反映するニューロン活動を見逃したのです。

その後Mountcastle[24]は無麻酔サルを用いた別の実験で2野やその後方の5野ニューロンの受容野がより複雑であることをみています。しかし基本的な考え方として彼らは，体性感覚野全体を投射野，すなわち末梢からの感覚情報の忠実な再現の場とみなしたのでした。その後他の研究者により行われた体性感覚野の実験もほとんどすべてこの考え方を踏襲してき

ました。

　これにたいし，我々は解剖学的な階層構造にみあう情報処理の階層性を求めて実験を行いました。無麻酔サルの体性感覚野手指投射領域のいろいろな部位に電極を刺入し，単一ニューロン活動を記録し，対側手指の皮膚，関節，筋などを刺激し，各ニューロンがどのような刺激に最もよく応ずるかを詳しく調べました。体性感覚野のうちで典型的な投射皮質である3b野と，後方の連合野的な性格をもつ1, 2野とを比べると，3b野のニューロンは一般に受容野が小さく，ほとんどが一本の指の1分節内に限局していますが，より後方の1野とさらに後方の2野では受容野がより大きく，複合的であることを見つけました。1, 2野と後方にいくにつれ，より複雑な情報処理をしているという結論に達したのです。

E．体性感覚野に表現されるもの

1)　微小電極による体部位再現地図

　動物で体部位再現を調べる方法としては，微小電極によるニューロン活動の記録が普通です。これには2つあって，はじめから地図作りを目的とした実験では，動物を麻酔し，抵抗の低い微小電極を用いたマルチユニット電位を記録します。第IV層の活動すなわち視床からの入力が最もよく反映されるので，一回の刺入に対応する体部位は一個所です。

　この方法を使う研究者は，これを各記録点での神経活動の平均とみなしています。受容野の範囲あるいは境界が厳密には決めにくいので，受容野の広がりを最小にとる，あるいは，受容野の中心をとるだけの研究者もいます。この方法では個々のニューロンの受容野の形や大きさの情報は得られません。

　もう一つの方法は単一ユニット記録です。よく分離した個々のユニットの受容野を詳しく調べます。皮質に縦方向に並んだニューロン同士といえども必ずしも同じ情報を受けているとはかぎらないことが分かります。こ

の方法では一個体でマップできる面積には限度があるので，手っとり早い地図作成のためには効率のいい方法ではありません。地図を描くためには複数例での結果を合成することになりますが，無理に重ねると思わぬ結果が出現することがあるので注意が必要です。そもそも，それは地図には大きな個体差があるためです。このことは Penfield と Boldrey[7] も指摘しています。

2) 皮質と体表の対応は点対点か

　体部位局在的再現とは体表と大脳皮質表面との間に局在的な対応関係があるということです。頭，手，腕といったおおまかな部位との対応に始まり，より局在的な点対点の対応関係があるというようにも解釈されています。

　皮質と体表の対応関係の表わし方にはいろいろあります。動物で体部位再現を精力的に調べた Woolsey[13] は，図 3-11 のように figurine（小動物像）を並べる方法で記述したあと，図 3-10 を描きました。図 3-11 各小動物像はそこを刺激して皮質のある一点に誘発電位を起こす範囲を表していますが，隣り合う小動物像の皮膚の範囲に重なり合いがあります。図 3-11 から図 3-10 を導きだす時に，これは省略され，体部位再現は連続的であり，点対点であるとされたわけです。Woolsey は省略したことを断っていますが，それが忘れられ，このコンセプトが独り歩きするようになってしまったようです。

　Whitsel ら[25] は，単一ユニット活動を記録し，その結果を地図化しました。同じ体表が離れた 2 個所に再現されていることがあることから，体部位再現はたぶんどこかで体表を切り開いて展開された形になっていると考えました。彼らは，体部位再現が脊髄分節の順序にもとづいて，体表の軸前，軸後の線に沿って展開されていると説明し，あくまで体部位再現の連続性を強調しました。この考えはたとえば，頸部と項部とが体表では距離的に近いにもかかわらず，皮質では離れていることをうまく説明しましたが，顔面と親指とが隣接していることは説明できず，多分にこじつけの観

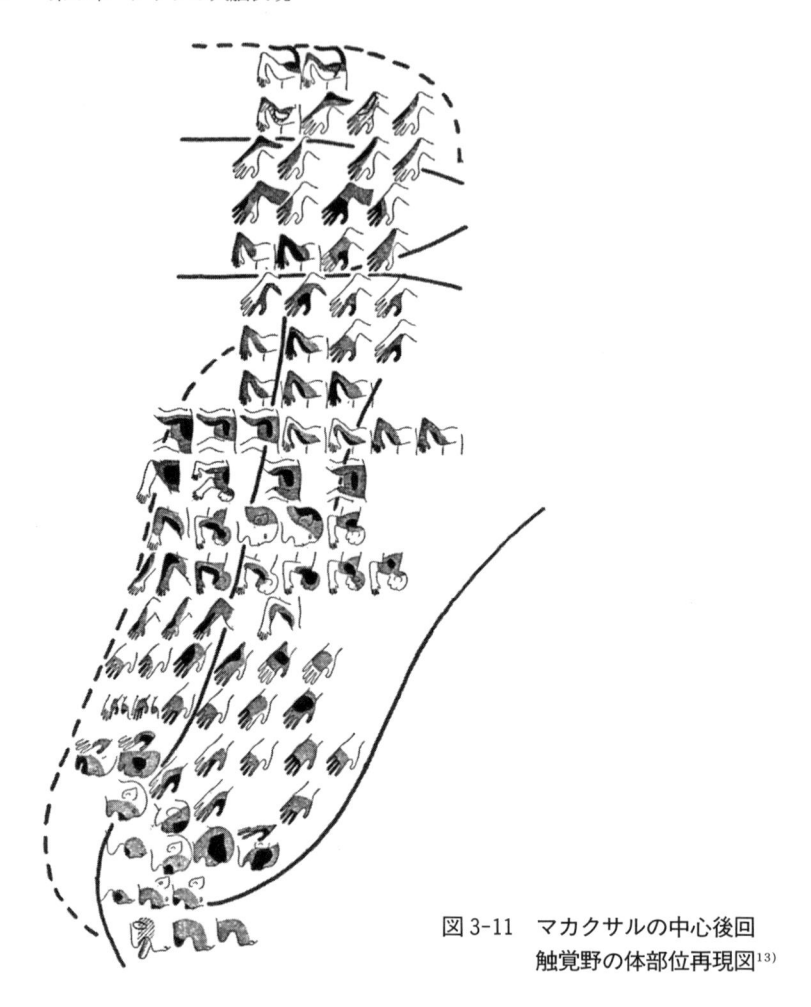

図 3-11　マカクサルの中心後回触覚野の体部位再現図[13]

をまぬがれませんでした。

　ところで，そもそも3次元的な身体構造が，2次元平面である皮質に投射するというのはどういうことなのでしょうか。体部位の皮質投射を小人間像（ホムンクルス）や小動物像で描くのは無理があるのではないか，具体的には隣合う体部位が必ずしも連続的に再現されるとはかぎらないのではないかということです。たとえば，Adrian[11]の引用した体部位再現地

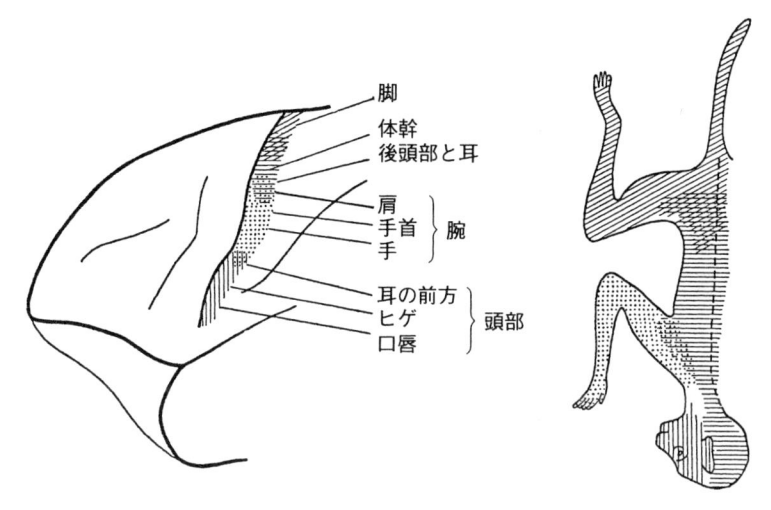

図 3-12　マカクサルの体部位再現地図
(Marshall らによる。Adrian 1941[11] より引用)

図には重り合いが表現されています（図 3-12）。Werner ら[26]や，Whitsel ら[25]もこの問題を克服しようとして，体部位再現地図が皮膚分節（dermatome）の順序の再現であるとしたのですがやはり問題がありました。このように体部位再現を図示するのには困難がともなうのです。

3) 皮質と体表の関係は点対面

先ほども述べたように，Woolsey の図 3-11 は，皮膚表面を軽くたたくか電気刺激を加え，皮質表面から誘発電位を記録して両者の対応関係を調べた結果であります。一つ一つの図は各記録部位で誘発電位の得られる範囲を示したものです。これをよく見ると，大脳皮質に再現された末梢の範囲はけっして点ではなく，ある広がりをもっているのです。誘発電位を用いた場合には空間的解像力が悪いので，受容野の広がりは単なる重複を意味していると考えることもできますが，実は単一ユニットの受容野もやはりある広がりをもっているのです。

どの単一ユニットの受容野もけっして点でなく，大小さまざまな広がり

と，なにやら意味ありげな形をもっています。面であれば，部分的に隣のニューロンの受容野と重複するのは当然であり，また不連続も起こりうるのです。つまり皮質と体表の関係は点対面であると結論できるのです。

4） 3b野における指の再現は機能的である

中心後回の最前方に位置する3野はさらに3a，3b野に分けられます（図3-13）。3a野には関節や筋など深部情報が投射しますが，運動野への移行部であり，単なる感覚野ではないのかも知れないなど，まだよく分かっていない面があります[27]。ヒトでこの部分の組織学を詳しく調べた報告がありますが，感覚野の性質が確認されたといいます[28]。これに比べ，3b野はその性質がよく分かっています。

我々の実験結果によると，3b野は皮膚ニューロンが主（62.7％）です。ここでは一般にニューロンの受容野が小さくなっています。3b野は典型的な顆粒皮質であり，皮質下あるいは皮質レベルで積極的な抑制プロ

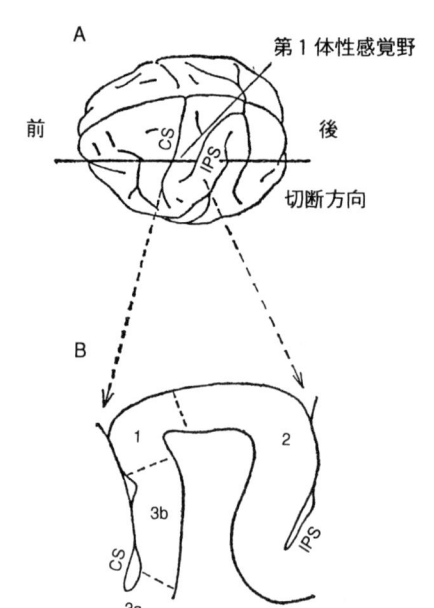

図3-13 サルの中心後回
Aはサルの大脳皮質背側面と第一体性感覚野，CSは中心溝，IPSは頭頂間溝，Bは体性感覚野の矢状断面と細胞構築学的区分。

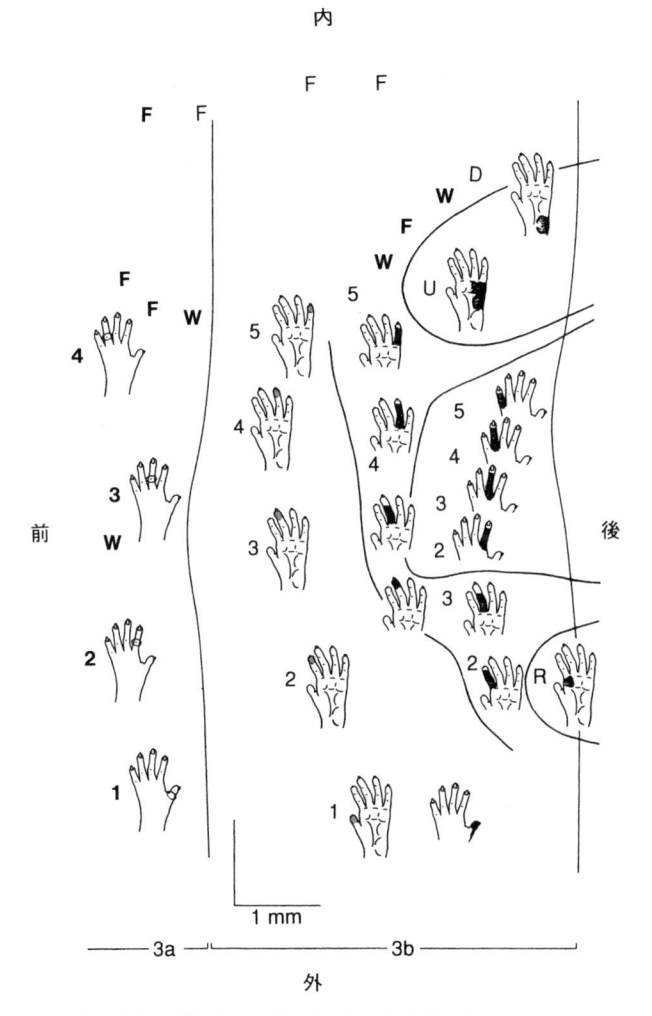

E. 体性感覚野に表現されるもの　75

図 3-14　サル第一体性感覚野，3 野における手指再現[29]
数字は指を表す．R：橈側，U：尺側の手掌，D：手背，F：前腕，W：手首関節，細字は皮膚，太字は深部刺激に応じたことを示す．細い線は 3 a，3 b 野の境界（解剖学的）または 3 b 野内のニューロンの受容野からみた機能的区分を示す．

セスが働いて，受容野が小さくなっていると考えられます。3b野指領域にはいくつかの機能的区分があります。すなわち図3-14に示すように，指先，腹側面，背側面がそれぞれ別の区分になっています。そして各区分ごとに指の順序だった再現があるのです。

　指先の区分のなかでは，ニューロン受容野がとくに小さい。小さい受容野は爪のまわりなどにあり，たとえば米粒のようなこまかいものをつまみあげるような時，指先（末節）の一部がその物体と接触する部位に対応していると考えられます。指の腹側面の区分では，無毛部皮膚に加わるさまざまなニュアンスの刺激，つまり"こする"とか"つまむ"とか"つねる"といった特別な刺激に応答するニューロンが並んでいます。

　これらは第1章で紹介したJ. J. Gibsonが指摘しているのですが，まさにアクティヴタッチに際して加わる刺激であります。さらに，指背面に応答するニューロン群が，別に一カ所に集まっています。ここには毛がありますからまた別のタイプの軽い接触で応答するニューロンがあるのです。つまり3b野には単純に5本の指が並んでいるのではありません。3b野は，指の使い方に対応して違った部位が活性化されるわけで，その意味で機能的に構成されているのです。

5）　1, 2野に存在する多指型の受容野

　次に，1野や2野では，3野の区分がもとになって情報の統合が行われ，その結果，連合野的な性格が少しずつ出てきます。1, 2野では，手指領域に話をかぎれば皮膚関連のニューロンがそれぞれ59.5％，39.6％です。ここのニューロンの受容野には，複数の指節をおおうもの，2本以上の指にまたがるもの（多指複合型），手掌あるいは手背全体をおおう大きな受容野もみられます。すなわち後ろのほうでは，指が再現されるというよりは，手あるいは手の一部が再現されているというのが正しいのです。

　たとえば1指と2指を含む手の当側（拇指側）の再現，あるいは拇指を除く4本の指先あるいは腹側の再現，5指を含めて手指掌側全体の再現，手背の再現といったものがあるわけです（図3-15）。

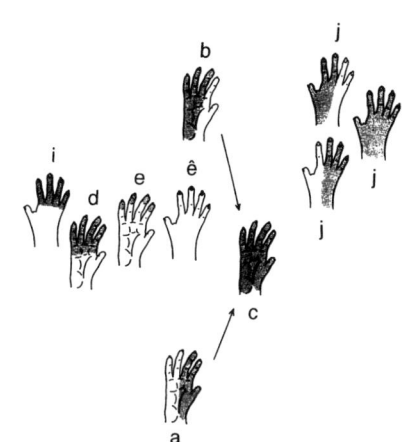

E. 体性感覚野に表現されるもの　77

図3-15 サル体性感覚野，1，2，5野で記録されるニューロン受容野の多指複合型の代表例[30]
a, b, c：指と手の掌面からなるもの
d, e, ê, i：指のみからなるもの
j：指ならびに手の背面からなるもの

　一個のニューロンが複数の受容器タイプの入力を受けているものもあります。たとえば皮膚と深部の両方の刺激に応答するニューロン，あるいは軽い接触刺激で興奮し，圧迫では抑制されるニューロンです[31]。これは速順応型（興奮）と遅順応型（抑制）の受容器の情報を統合していると考えられます。

　図3-16のニューロンは，サルがテーブルの端をつかんで手を動かしたとき最もよく応答しました。手が動かない時には活動が抑制されました。このニューロンの受容野は手掌にあってこの動作によく適合する形になっています。さらに方向選択性があって，手が尺側方向に動く時だけ発火するのです。つまりこのニューロンは触対象と手のあいだの相対的な動きを捉えているのです。このニューロンは1野にありました。最近ヒトの1野が動く刺激によく反応することがPETで確認されました[32]。

6)　1，2野では指の再現はもはや局在的ではない

　個々のニューロンの受容野が多指をおおうということは，指の再現がもはや局在的ではないということです。各指毎に再現領域をプロットしてみると，お互いに重なり合っています[33]。我々のこの発見は当時Kaasのグループの多重再現仮説に対する反証の一つになりました。

最近ヒトの1〜5指の神経を刺激し分けて，fMRIにより中心後回での指再現のようすが調べられました[34]。それによると3b野には内外方向への指の順序だった局在的再現が認められたのにたいし，1〜2野では各指再現の重なり合い，順序の乱れなどがみられ，我々が20年前にサルで観察した結果がやっとヒトで確認されたというわけです。

7) 受容野の形には意味がある：機能面

世の中にはものが数限りなく存在します。これらを手でつまんだり，持ち上げたり，あるいは道具として利用したりする時，最も合理的な持ち方があります。それは相手によって違います。手のどの部分が対象にさわっているかということが重要です。ヒトがいろいろな物を持った時に指や手

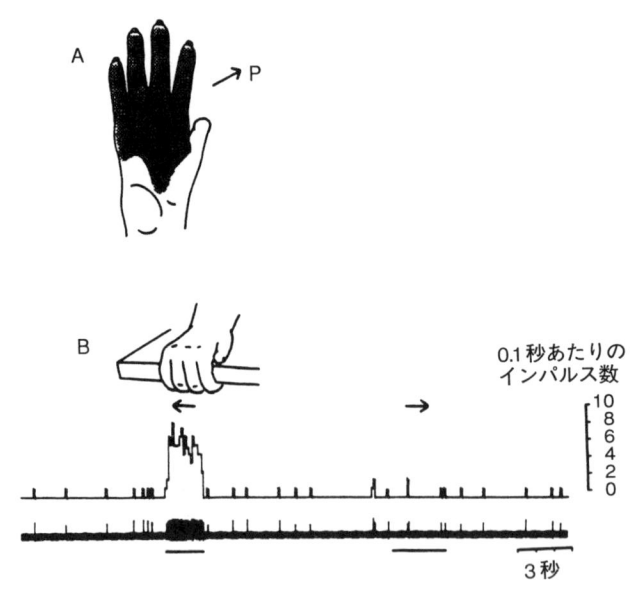

図3-16 手掌面を動く刺激に応答し方向選択性のある1野ニューロン[31]
A：受容野　矢印(P)は適方向を示す。B：テーブルの縁を握って右方向へ動かす時発火し，左方向では発火しない。

掌のどういう部分が接触するかが詳しく調べられています[35]。物体に墨を塗って，黒く染まる部分がどこかを調べるわけです。たとえば野球のボールでは，何本かの指を含んだ不連続の面が接触するということが分かりま

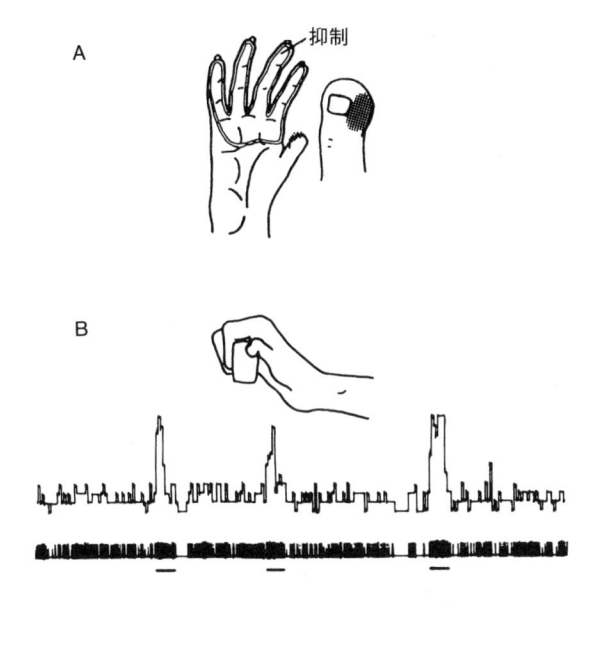

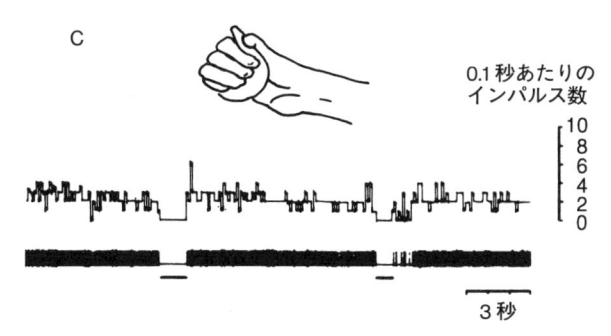

図3-17 ２野ニューロンの受容野と応答との対応関係[36]
A：１指に興奮性，２〜５指に抑制性の受容野がある
B：小さいエサ（カンパン）をつまんだ時の興奮性応答
C：大きめのエサ（オレンジ片）を握った時の抑制性応答

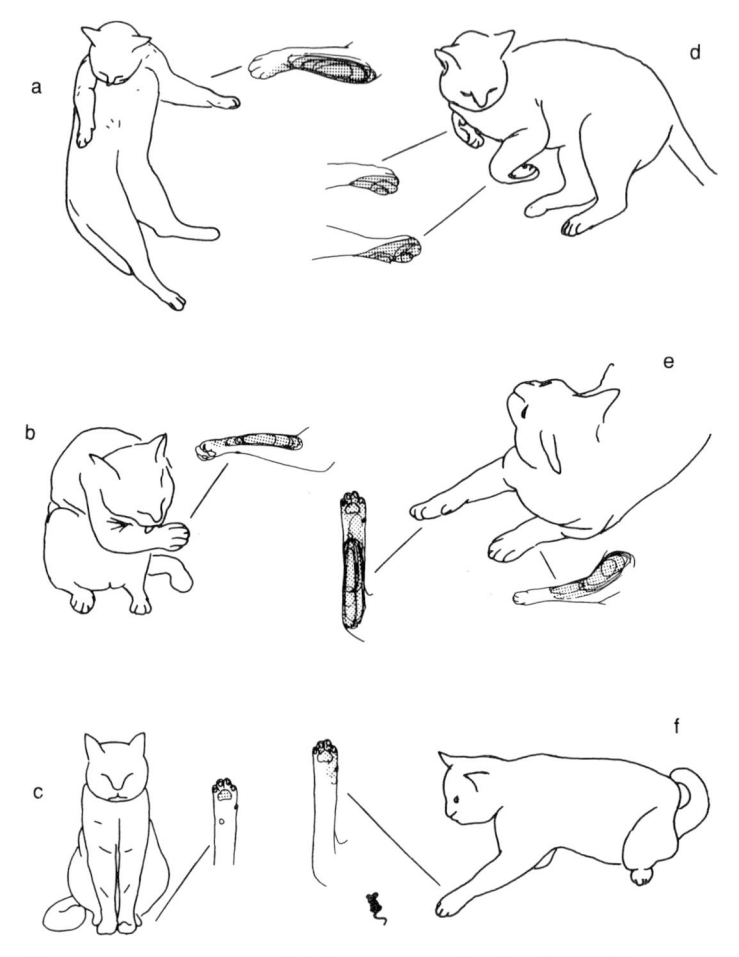

図 3-18 SI ニューロンの受容野とネコのしぐさとの対応関係[37]
a：身を横たえての毛づくろい。前腕尺側の皮膚面が接地。
b：前腕橈側で後頭部をぬぐいかつそれをなめる。
c：正坐位，まえあしの肉趾が接地。
d：ネコ特有のまえあしを折っての坐位，左右のまえあしの先がそれぞれ図に示すように接地。
e：うずくまり姿勢，左右のまえあしが，前腕の腹側面で接地，左の上腕と前腕とは，肘窩をはさんで互いに接触する。
f：たとえばネズミに手をだすしぐさ，まえあしの掌側面が使われる。

す。小さなピンや針金細工をつまむと，拇指と示指のごく狭い部分の組み合わせになります。

これらを眺めていると，サルの1，2野でみられる多指型の大きい受容野は，皮膚と物体が接触する場を表現しているのではないかと推測できます。その1例が図3-17です。小さいものをつまむと興奮し，大きいものを握ると自発活動が抑制されます。

体性感覚では受容野の部位と形が重要な意味をもち，対象の形や性質により，手への接触部位がいろいろ違いますが，ニューロンの受容野はこれらに対応しているのです。体性感覚野ニューロンが物体と皮膚との接触のしかたをこのような形で捉え，これをもとに物体の形が認識され，手の運動がコントロールされると考えれば，体性感覚野になぜいろいろな受容野をもつニューロンがあるのかが分かるような気がします。そこで我々はSIニューロンの受容野の主なものを機能面（functional surface）と呼ぶことにしました。この考えの発端はネコの実験でした（図3-18）。

視覚系皮質でも受容野は一次視覚野（17野）から高次視覚野にいくにつれ次第に大きくなりますが，機能面の考え方は視覚系にはありません。

F．両側体部位の再現

1） 身体両側からの情報が統合される

Penfieldが第一体性感覚野（SI）に描いたホムンクルスは半身です。ヒトやサルでは脳と反対側の身体が完全に交叉して投射していることになっています。

サルで個々のニューロン活動を調べると，顔面や口腔領域，あるいは体幹領域などで身体の正中部が投射するところには，両側の情報を受けているニューロンがあることが知られていました。両側の統合が起こるためには同側の情報も大脳皮質に到達しなければなりません。その経路として，脳梁が考えられました。たしかにSIでも，手指や足の領域以外，すなわ

ち顔面，口腔，体幹の一部の領域には脳梁結合が豊富に存在しています。

ところが最近，我々が発見したことですが，サルの中心後回の手指の領域にも，両手の情報が合わさるところがあることが分かりました（図3-19）[38]。さらに調べてみると，両側性のニューロンは，中心後回の手指領域のほかに，肩，上腕領域，腰，下肢領域，足の領域にも存在していることが分かりました[39,40]。これら両側性ニューロンの存在する領域は，主に2野か5野でした。つまり手指領域の脳梁連絡が存在する部位に一致していました（図3-20）。

面白いのは，肩領域に両側性受容野をもつニューロンが比較的多いことです。これは肩がその構造上いつも両側が一緒に動くことと関係があるのでしょう。またさらに興味深いのは，足の指領域では両側性ニューロンが少ないことでした。同じように指があるといっても，手は物を把持するのに使いますが足はあまり使いません。両手で同時に物を持って認識するということがしばしばありますが，足ではあまりやりません。道具を操作する時には，右と左の運動は必ずしも同じではありませんがやはり両手の協

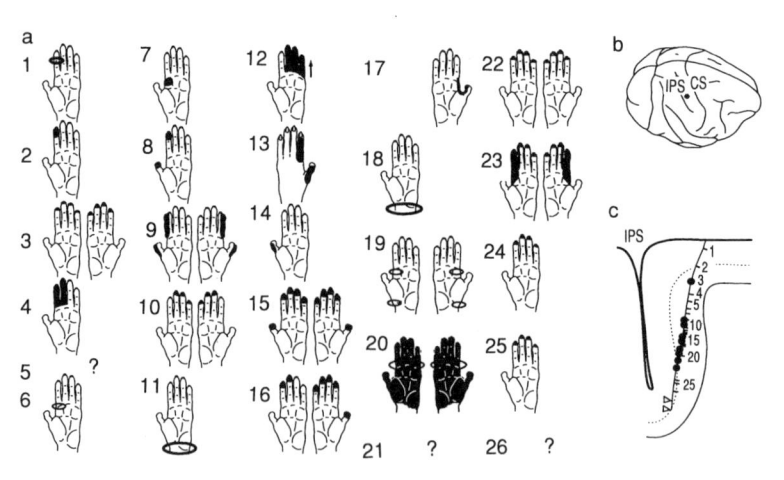

図3-19 マカクサル中心後回で記録した両手ニューロン[38]
a：受容野。陰影部分は皮膚，楕円は関節の刺激有効部位を示す。
b：電極刺入部位
c：ニューロン記録部位，数字はaの各ニューロン番号に対応

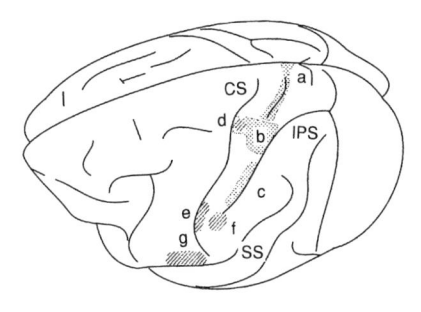

図3-20 サル中心後回の，身体両側から入力を受けるニューロンの記録部位[41]
a：下肢，b：体幹，肩，腕，c：手指，d：体幹正中部，e, f：顔面，g：口腔

調が非常に大事です。

あとで述べるように，SIより高次の中枢と考えられる第二体性感覚野（SII）や頭頂連合野には，脳梁は密に存在し，ニューロンはしばしば両側性の受容野をもっています。Penfieldも第二体性感覚野の電気刺激では身体の両側に感覚が起こるとして，両側が完全なホムンクルスを描いています。両側の統合は高次感覚中枢では当然のこととなります。

2) 両側性投射と正中線融合説

話は飛びますが，一次視覚野には反対側の視野が投射しています。つまり，視野の投射は厳密に交叉性です。そして一次視覚野と高次視覚野の境界ではじめて，左右の視野の融合が上下の正中線に沿って起こることが知られています（正中線融合説：midline fusion theory）[41,42]。脳梁を介する左右脳の連絡も連合野との境界ではじめて現れるので，融合は脳梁によっているとされています。ちなみに視覚連合野ではどこでも脳梁連絡が豊富です。

視覚の場合，視野の縦の正中線は視野の中心，中心窩を含んでいます。ここはものを注視する時に使うところ，網膜では視力が最もよいところです。体性感覚では解像力が最もよいのは手指，口唇部分です（第1章 図1-7 B 15頁）。体性感覚にも正中線融合説が当てはまるのなら，手が含まれなければならなかったのですが，我々の発見でこれが実証されたのです。手は（足も）たしかに身体の正中線からは離れていますが，可動であ

り，正中線の上で両手が合一することは可能ですから，矛盾はないように思われます。

3）ヒト中心後回における同側体部位再現

Allisonら[43]は露出した大脳皮質表面から誘発電位を記録し，同側正中神経の刺激で潜時40～50ミリ秒の成分が誘発されることを報告しました。潜時の長さからみてこの成分は3b野でなく，1野あるいは2野で発生すると考えられました。この成分は頭皮に当てた電極では記録できないので追試されていませんでしたが，先に述べた我々のサルでの同側刺激に応答するニューロンの発見のあと，磁場誘発電位（SEF）やfMRIにより，ヒトでの同側性投射の存在が次々に報告されるようになりました[44～51]。Fabriら[52]はfMRIにより，脳梁を切断したヒトでは中心後回が同側の手の刺激で興奮しないことから，同側成分が脳梁を介して中心後回に到達することを示唆しました。

両手間の触覚情報の交換，両手の運動協調は，主として脳梁を介して行われます。これまでこの機能は第二体性感覚野（SII）と頭頂連合野が果たすと考えられていました。中心後回の体性感覚野に存在する両側あるいは同側の情報を受けるニューロン群も，なんらかの役割をになっている可能性があり，これは今後の重要な研究課題であります。

G．体部位再現地図の可塑性

今から15年ほど前，末梢神経や指の切断後，体性感覚野の体部位局在地図も変わりうるということがいわれて以来，脳には幼若時にかぎらず成長してからも可塑性があるという考えがブームになっています。

これはまた，末梢神経障害，脳卒中のあとの麻痺，あるいは手指の使いすぎによる筋ジストニーなどの患者の治療に対する考え方にも影響を与えています。しかしこの現象そのもの，あるいはそのメカニズムにはなかな

かむずかしいものがあるようです。

1) 生後発達

　体部位再現地図が個体発生のいつ頃にできあがるのかを調べた研究はほとんどありません。生後まもない仔猫の体性感覚野を調べた Rubel[53] によると，ニューロンの刺激反応性，受容野の大きさと形，体部位再現地図は出生時にはもうできあがっていて成猫と変わらなかったといいます。このほか第二体性感覚野に両側の投射がみられることも成猫と同じでした。しかし仔猫には興味深い成猫との違いがありました。

　それは，①不連続な受容野（たとえば 2 本以上の指先の組み合わせ）がないこと，②受容野の性質が成猫ほど多様でないこと，③体部位再現地図の個体差が少ないこと，などでした。したがって Rubel は成猫でみられる複雑さは生後発達の過程で獲得されたものだと推測しました。

2) 末梢神経あるいは指切断後の体部位再現地図の変化

　Merzenich のグループは[54]，麻酔したヨザルの体性感覚野で，末梢神経あるいは指切断後に体部位再現地図に変化が起こると報告しました。正中神経を切断すると第 1～3 指の無毛部皮膚から皮質への入力がなくなります。切断直後に体性感覚野に微小電極を刺入して調べると，第 1～3 指の無毛部皮膚が投射していた皮質部位は掌や 3, 4 指に反応しました。これはもともとあった視床から皮質への神経支配が正常では抑制されていたのが，正中神経切断により顕在化したと解釈できます。つまり，体部位局在再現地図は機能的なものであり，解剖学的な神経支配は隣り合う部位が重なり合っていることが示唆されます。

　同じグループがこんどは，3 指あるいは 2, 3 指を切除して 2～8 カ月後に調べたところ，切断された指の領域は隣の指や掌に応答するようになったと報告しました[55]。また 2 本の指を外科的に縫合して数カ月おくと，2 本の指が投射する領域の境界がなくなり，両方の指にまたがる受容野をもつ皮質のニューロンが出現することも報告しました。

ヒトでも肢切断後に中心後回の体部位再現に変化が起こることが示唆されました。先天的に指が癒着したヒトを脳磁図で調べると，2本の指領域は重なっていますが，外科的に切り離してしばらくおくと分かれてくるというのです[56)]。最近，ヒトで指切除直後（10日後）すでに指の再現地図が変化していることが誘発脳磁図（SEF）により示されました[57)]。

頸部の後根を切断して10年以上飼っていたサルの第一体性感覚野で，ニューロン活動を記録して体部位再現のようすを調べたところ，手指領域に相当するところは隣接する顔面領域に置き換わっていたとの報告もありました。これはヒトの幻肢との関連で注目されました（第7章参照）。

ヒトで肢切断後には幻肢が起こることが多いのですが，幻肢が痛みをともなう時に体部位再現の変化が起こり，痛みがない時には起こらないという報告もあります[58)]。このことから，肢切断後に起こる体部位再現の変化は病的なものであるという見解がだされています[59,60)]。痛みと体部位再現再構成の関係はまたあとで述べます。

3) 手指の使用と体部位再現地図

サルに，毎日数時間1，2本の指を回転する溝付き円盤に触れることを，数カ月間にわたり訓練して体性感覚野を調べたところ，触れていた指の領域の3b野が3a野に向かって広がっており，しかも個々のニューロン受容野が小さくなっていたという報告があります[61)]。また，子に授乳中の母ラットで調べた乳首の投射領域は，まだ子を産んだことがなく，したがって授乳経験がないラットに比べて広がっていたという報告もあります[62)]。

ヴァイオリン，チェロ，ギターなどの弦楽器奏者は左手の4本の指（示指から小指）で弦を押さえます。演奏は熟練を要し，多年にわたる練習の過程で莫大な量の刺激が指に加わります。拇指は楽器の頸部を押さえ，手の位置の移動にかかわります。弓をひく右手は左手に比べ，こまかい指の運動には関与しません。

弦楽器奏者で，左手の投射する右側体性感覚野の指領域が拡大していることが報告されました（図3-21）[63)]。大脳皮質上で，拇指あるいは小指投

G. 体部位再現地図の可塑性　87

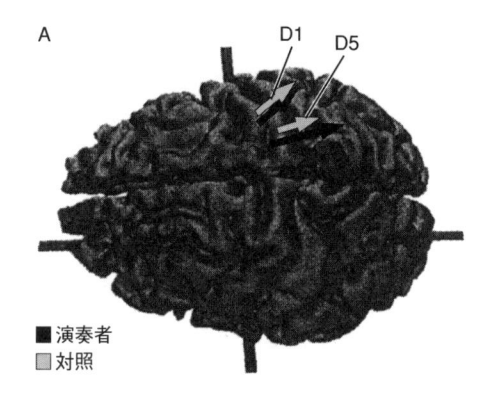

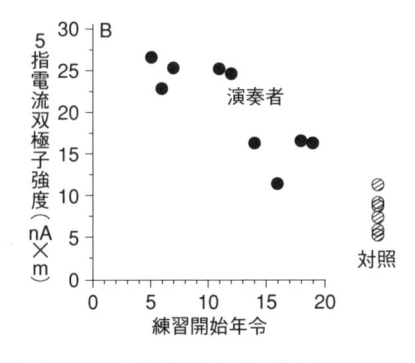

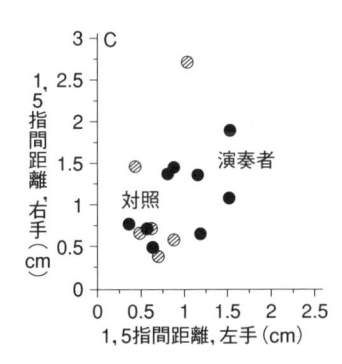

図 3-21　音楽家の体性感覚野[63)]
A：左1指，5指を刺激して右側中心後回で記録される磁気活動。素人■にくらべ弦楽器演奏者■の方が大きく，1，5指の間隔が大きい。
B：5指双極子強度と楽器練習開始年齢の関係。
C：左手の1，5指間距離（指領域の広さ）が演奏者では右手と相関して拡大している。

射部位間の距離（それぞれの指に与えた圧刺激で誘発される2つの脳磁図双極子の位置間距離）が対照者に比べ拡大していたのです。被験者9人は平均24歳で，彼らは4歳から19歳の間に楽器を始めましたが，練習開始が早いほど，指の刺激により誘発された活動（双極子の強さ）が大きく，しかも指領域が拡大していることが分かりました。

　点字を読むとき，示指から薬指までの3本の指を使う人がいます。長い

あいだこの読み方をしている人では，体性感覚野の指領域に変化があることが最近脳磁図の記録で分かりました[64]。すなわち，まず指領域の拡大があり，指再現の配列の順序が乱れていました。また3本の指を使う人はしばしばさわられたことは分かるが，どの指にさわられたかが分からないことがありました。いいかえれば，3本の指が一本ずつ刺激されるのと，3本同時に刺激されるのとが区別できなかったのです。これは3本の指を同時に使うことへの適応であると考えられます。つまりどの指が刺激されたかでなく，どんな点字のパタンに触れたかが直ちに分かるように適応しているのです。

ヨザルを訓練して，細長い棒に2〜4指の末節を同時に触れる課題と，同じ棒をこんどは同じ指の基節に触れる課題を交互にやらせたあと，3a，3b野のニューロン活動を記録して，受容野を調べたところ，40％のニューロンで受容野が複数の指にまたがるものとなっていたそうです[65]。

ヒトでMEGを用いた最近の実験で，4本の指先に空気流を吹きつけて40分刺激するだけで，正中神経あるいは尺骨神経刺激による誘発磁場の中心が互いによってくる，つまり複数の指が同時に刺激された結果，指の再現が狭くなったという報告がありました[66]。しかし点字読みの場合と違って，2点識別閾や感受性閾値には変化がありませんでした。このような早い変化にはあまり機能的な意味がないことを示唆しているとも考えられます。

4) 体部位再現の変化は注意や痛みでも起こる

ヒト体性感覚野の，指の再現地図の変化は，神経を切断しなくても起こることが報告されています。2，3指の電気刺激による誘発電位を記録して再現位置を決めます。記録中に隣の4，5指に注意を向けていると，他のことを考えている場合に比べ，2，3指の再現位置が直ちに内側にシフトしました。一方，4，5指に痛み刺激を加えると2，3指の再現部位が内側にやはりシフトしましたが，注意の時に比べ効果発現が遅く，痛み刺激後15分して起こり，しばらく続きました[67]。

これらの結果から，大脳皮質の再現地図は，注意，痛みなどによって影響を受けることが分かりました。空間的注意によっても指の再現地図が変化することが報告されています[68]。

注意によって視床などの中継核レベルで抑制が働き，皮質への入力が干渉されることが知られています[69]。また痛みを伝える C 線維系が触覚を伝える系に干渉することもすでに知られています。大脳皮質ニューロンの受容野がカプサイシン投与で変化したり[70]，手掌での触あるいは振動感覚の閾値が，同時に与えた熱刺激（痛覚線維を興奮させるが，主観的な痛み体験はまだ起こさせていない）により上昇することが示されています[71]。

5) 体部位再現地図変化の神経メカニズム

再現地図に現れるこれらの変化がどんな神経機構にもとづいているかもいろいろ議論されました[72,73]。短時間で起こる変化は，すでに存在する神経支配が側方抑制機構によって互いに抑制し合っていたものがはずれて顕在化したと考えられます。この問題に関して，皮質内の水平結合の重要性が注目されています。同じ皮質領野の異なる体部位の投射部位間にある結合ですが，その本来の機能的役割には相互抑制や活動の同期化などが考えられます。

長時間かかって起こるものには，長期増強（long-term potentiation：LTP）などのシナプス伝達の強化，神経軸索側枝の発芽などの可塑的な機序があると主張されました。

短期的長期的いずれの変化も，脊髄後角，後索核，視床など皮質下の中継核でも起こる可能性があります。たとえばごく最近の報告で，末梢神経で起こる発芽が皮質の地図に影響をおよぼす可能性が指摘されました[74]。

皮質再現地図の再構成の問題は，学習や記憶の仕組みとの関連性で興味がもたれているのですが，末梢神経切断で地図に変化が起こるとしてもこれは異常な事態であり，学習や記憶と一緒にこれを脳の可塑性の問題として扱うのには強い批判があります[59,60]。さらに，中心後回でも 3 野より後方の 1，2 野はもともと体部位再現地図に強い局在性はなく，より可塑的

であると考えられますので，可塑性をテーマにするなら3野ではなく1～2野で研究を行うべきだと思われます．他方，病的な状態の打開，リハビリテーションにおける訓練効果の期待を正当づけることにもつながる臨床的には重要なテーマです．しかしその神経機構はまだ十分説明できていないようです．

第4章

痛み，痒み，温度感覚，内臓感覚の大脳表現

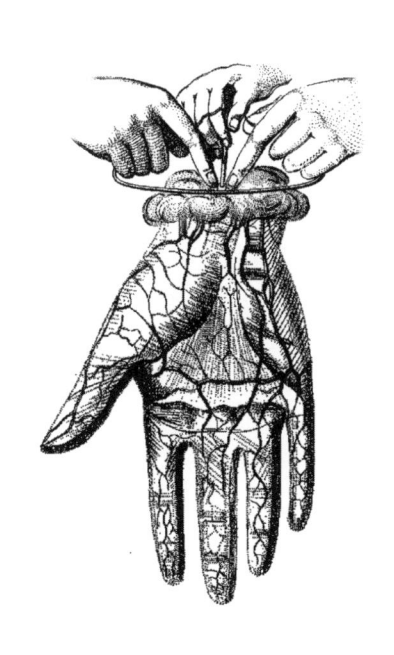

本章では，19世紀末まで一般感覚として触覚と一緒に扱われていた諸感覚のうち，痛覚，痒み，温度感覚，内臓感覚の中枢について最近の研究を紹介したいと思います。これらの感覚については，大脳への投射があるのか，あるいはその部位がどこなのかがはっきりしなかったのですが，最近ヒトの研究でそれが明らかになりつつあります。

本論に入る前に第二体性感覚野についてこの章で少し詳しく述べたいと思います。第二体性感覚野はかって痛覚の中枢とされたこともあり，また痛覚，内臓感覚にかかわりの深い島（insula）に隣接しています。また我々自身最近この領域の研究を行っています。

A．第二体性感覚野

すでに述べたように，PenfieldとJasperはシルヴィウス裂の中にもう一つの体性感覚野（第二体性感覚野）があり，刺激すると身体両側に感覚が生じることを記述しました（第3章 図3-9 64頁）。ほぼ同時期にサルその他の動物でも第二体性感覚野（SII）の存在が報告されました[1,2]。

ヒトやサルのSIIは頭頂弁蓋の上，内壁にあり，外側溝の中に隠れていて，皮質外表面からは見えません。SIIは，組織学的にIV層が目立つ顆粒皮質（koniocortex）と錐体細胞層が明確な頭頂型皮質の混合で，これとは組織学的に異なる7b野，島，島後部などの領野に囲まれています（図4-1）。

1) 第二体性感覚野の範囲と体部位再現地図

第二体性感覚野（SII）の範囲や体部位再現のようすについては，いろいろ議論があります。最初に無麻酔サルのSIIとその周囲の領域に微小電極を刺してニューロンの受容野を調べたのはWhitselら[4]ですが，彼らはWoolseyらの記述したSII領域を，ニューロンの受容野の性質からさらに前後に分けました。

A. 第二体性感覚野　93

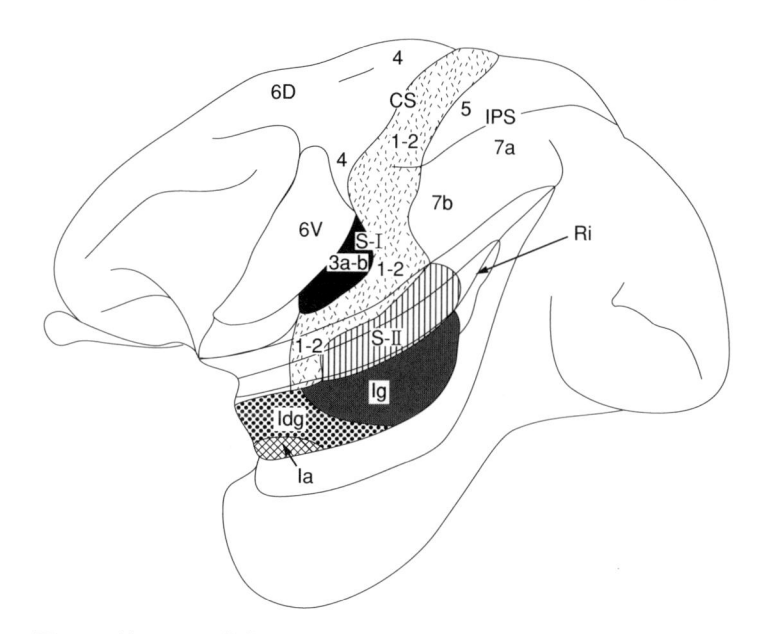

図4-1　第二体性感覚野（SII）と隣接する島皮質（Ig, Idg, Ia）と Ri, 第一体性感覚野（SI：3a, 3b, 1, 2），頭頂連合野（5, 7a, 7b），運動野（4），運動前野（6V, 6D）[3)]
　数字はブロードマンの細胞構築領野。CS：中心溝，IPS：頭頂間溝

　前方では，皮膚の触刺激に応じるニューロンが多く，90％が両側性でした。その半数は受容野が大きく体幹の正中線をこえて広がるものでしたが，他の半数は四肢末梢にあって受容野が小さく，しかも左右対称でした。そして体部位再現地図は脊髄分節の順序に従い，左右の体部位再現が互いに重なって完結していました。彼らはここをSII/rとしました。
　これに比べ後ろの部分では両側の皮膚刺激に応じるニューロンにはどちらかというと強い皮膚刺激や侵害刺激に応じるものが多く，視，聴覚刺激に応じるものもあり，この領域は体性感覚野の性質とはかけはなれていましたので，この領域はSIIではなく7b野やRiに相当すると考えられます。
　Friedmanら[5)]は解剖学的にSIIの定義を試み，Woolseyらが誘発電位

で定義したSIIのうち前方部分は，視床VPL核から直接投射があり，同側のSIと結合があり（SIIのどの部位にもSIの3b，1,2野のすべてから投射がある），細胞構築的にも後ろの部分とは異なるとしました。またこのように定義したSIIのニューロンの受容野は大部分が比較的小さく，対側性でした[6]。FriedmanらのSIIはWhitselらのSII/rよりさらに狭い範囲をさしているように思われます。

　RobinsonとBurtonによるSIIの体部位再現地図は，その中心部に細長い形で相対的に広い範囲を占める上肢，下肢領域があり，これを囲むように他の体部位が配置されていました。手指の領域では指の配列にある程度は順序性がありましたが，全体としてSIIでは順序だった体部位局在的地図，すなわちいわゆる小動物像は描けず，脊髄分節との関係もはっきりしませんでした。

2) 第二体性感覚野はさらに2分されるか

　WhitselらのSII/r，RobinsonとBurtonのSIIのあたりをさらに2分しようという提案がなされています。Burtonら[7]はニューロン活動記録により，生理学的に体部位を同定したSIのいろいろな部位にトレーサーを注入しSIIへの投射を調べたところ，3b〜1野からはSIIの前部と後部とにそれぞれ投射していることが分かり，SIIには体部位再現地図が2つ描けると推測しました。図3-2（57頁）のダイアグラムではこれがSIIr，SIIpとして記述されています。

　SIIを2つの領域に区分する考えはほかにもあり，これは麻酔下でのマルチユニット記録にもとづいています[8]。それによるとマカクサルのSIIの体部位再現地図は手指の領域が真ん中にあり，その外側に他の体部位が再現されています。手指領域には手が2つ再現され，2つの手が互いに鏡像をなすように向かい合っているというのです。こう見ることによりSIIは前後方向に狭義のS2とPV（parietal ventral area）に2分されるとしました。

　さらに外側にも一つの体部位再現（ventral somatosensory area:

VS）があるともいっています。その根拠はやはり，鏡像の原理で体部位再現地図がもう一つ描けるということです。これらの結論はしかし，前に出した細胞構築学実験の結果に合わせて，ニューロン活動記録実験の結果を解釈している節がないでもありません。すなわち，霊長類のマーモセットでの観察でこのグループは，細胞構築学的に従来のSIIをS2，PV（parietal ventral area），VS（ventral somatosensory area）の各領野に3分しました。マカクサルでもS2とPVとは細胞構築像が異なり，S2のほうがVI層の細胞密度が濃いそうです。

ここで注意しなければいけないのは，これらの報告は，両側性あるいは同側性の入力について一切言及していないことです。個人的に直接聞きだしたことですが，彼らは身体同側の刺激はまったく行なっていないのです。彼らは一貫して麻酔したサルを用い，マルチユニットを記録しています。この方法では対側皮質から脳梁を介してくる入力成分や，SIIのなかでの統合すなわち，両側性の受容野や，手と足が複合した受容野などは観察できないと思われます。

3） 無麻酔サルでの実験

SIIへの入力のうち，同側あるいは対側のSIや，対側のSIIなど他の皮質領域からの投射の影響は，麻酔した条件では失われてしまう可能性が大です。そこで我々は無麻酔覚醒サルでSIIのニューロン活動を記録し，SIIの機能構成を詳しく調べています[9,10]。その結果によれば，無麻酔サルから記録したSII単一ニューロンの受容野はなかなか複雑です（図4-2）。

まず受容野あるいは最適刺激が分からないニューロンが多いことです（44%）。分かったものだけについて最適刺激をみると，皮膚が48%，深部が49%，両方の刺激に応じるニューロンが3%でした。また受容野が両側性のものが多く（64%），対側性34%，同側性が2%でした。受容野の場所は，上肢，下肢，体幹，頭部（顔，口，首を含む）の4つに体部位を分けると，そのどれか一つに限局するもの（single part type）が74%，

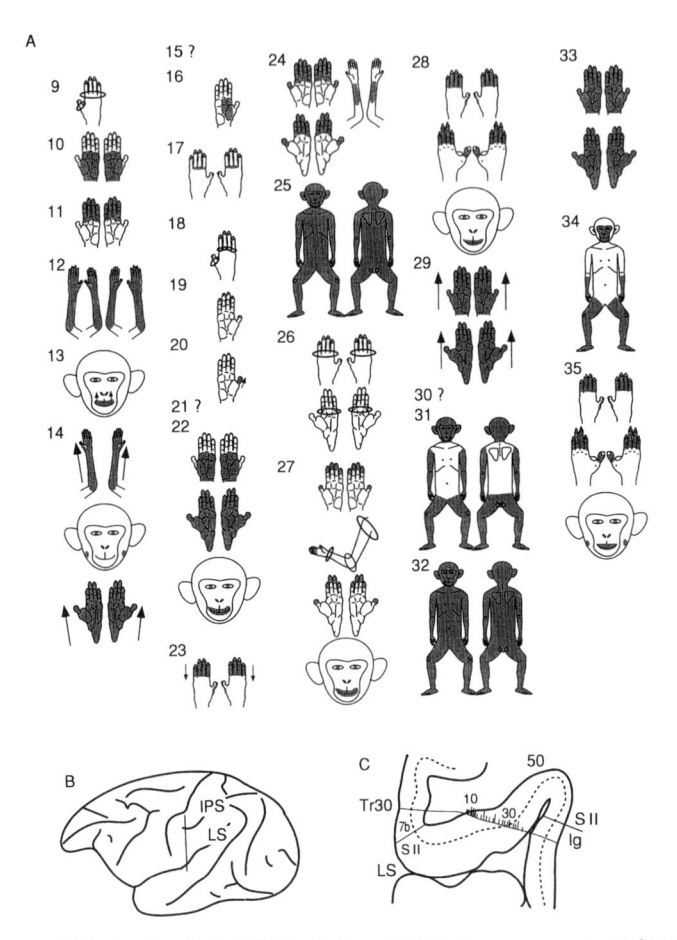

図 4-2 無麻酔サル第二体性感覚野（SII）で記録したニューロンの受容野
A：受容野の実例。皮膚ニューロンの受容野は陰影で，関節ニューロンの受容野は楕円でそれぞれその部位を示した。両側性の受容野が多いこと，全身に広がる受容野が存在するのが特徴的。B：大脳半球外側面。IPS：頭頂間溝，LS：外側溝，細い縦線分はCに示した前頭断面の位置を示す。C：Aに示したニューロンの記録部位を示す前頭断面。Tr 30：刺入した電極トラック。数字の10あるいは30はAに示したニューロンにつけられた番号に対応し，各ニューロンの記録部位はトラックの上に載せた短い縦の線分で示した。Ig：顆粒性島皮質（Taokaら 未発表）。

複数の体部位にまたがるもの (combined type) が26％でした。

Single part typeのニューロンでは上肢に受容野があるものが66％を占めました。残りは下肢と頭部がそれぞれ10％，体幹が7％でした。両側性ニューロンの比率はsingle part typeで56％でした。

Combined type受容野を体幹を含むもの (trunk type) と含まないもの (limb type) とに分けました。limb typeはすべて上肢に受容野があり，上肢と下肢，上肢と頭部，上肢と下肢と頭部の組み合わせのどれかでした。そして，手と足，手と頭，手と足と頭など上肢や下肢の遠位部に受容野が限局したものが75％ありました。

Trunk typeの87％は上肢に受容野があり，これらのほとんど (96％) は体幹から上肢，下肢，頭部に向かって受容野が連続的に広がっていました。また，受容野が手や足まで拡大していくものが全体の69％ありました。受容野が4つの体部位すべてを含むニューロン (all body parts type) が約半数あり，そのほとんどすべて (96％) で受容野が手や足まで拡大していました。両側性ニューロンの比率はcombined typeでは90％でした。

Combined typeのニューロンはSII内に広く分布していました。これはSIにはみられないユニークなものです。

4) サル第二体性感覚野の体部位再現地図

SIIの展開図上にsingle part typeニューロンの分布をプロットしたところ，頭部に受容野があるニューロンは前内側部に，下肢に受容野があるものは後外側部に，上肢に受容野があるものは中央部に広く分布し，一方，体幹に受容野があるニューロンは前外側部と後内側部の2カ所に分布しました。そして，各体部位の分布は一部ずつ重なり合っていました (図4-3)。というわけで，single part typeのニューロンに注目すると大雑把な体部位再現がみられました。しかし，各体部位の再現領域は互いに大きく重なっており，異なる体部位間に境界線が引けるものではありませんでした。

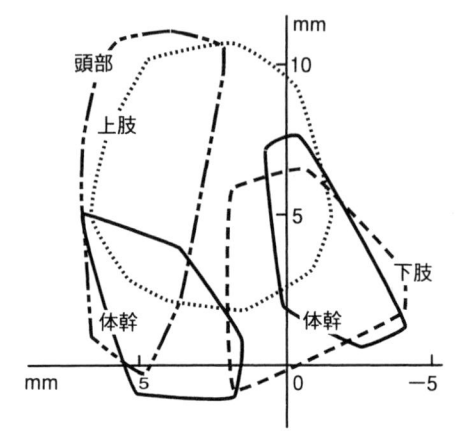

図4-3 SⅡ領域の展開図（方法省略）で示した体部位再現地図
頭部，上肢，体幹，下肢の各体部位が重なり合いながら再現されている。
（Taokaら　未発表）

体幹に受容野があるニューロンの分布はたしかに2つに分かれていました。しかし他の体部位に受容野があるニューロンについては，その分布が2つに分かれるようすはありませんでした。したがってSⅡの前部と後部に完全な体部位再現が2つ存在するとする説[7,8]には必ずしも賛成できません。

5）ヒトの第二体性感覚野

最近，ヒトSⅡへの体部位投射が両側性で，しかも対側が優位であることが脳磁図（MEG）（Shimojo et al[11]，Karhu & Tesche[12] 他多数）や機能的磁気共鳴像（fMRI）[13]により示されています。

身体同側からの入力がどの経路を経てくるかは，①同側視床核から，②対側SⅡから脳梁を介して，③対側SⅠから脳梁を介して，④同側SⅠから，それぞれSⅡに到達する可能性が考えられますがまだ確定していません。左右の正中神経を刺激した時SⅡで記録される体性感覚誘発脳磁図（somatosensory evoked magnetic field：SEF）の大きさと潜時を比較し，また同側と対側を同時に刺激して2つの反応間の干渉具合を調べ，同側，対側入力が独立にSⅡに到達する可能性を論じた報告もあります[14]。

サルで提案された，SⅡ領域を2つに分ける考えがヒトにも当てはまる

かどうかを検証する目的で，PETによる血流測定を行ったところ[15]，ヒト外側溝領域にSII領域と島領域に対応する2カ所の活性部位は認められましたが，SIIがさらに2つに分かれているようすは確認されませんでした。同じグループが，皮膚刺激あるいは深部刺激で起こる血流増加のピークが違うところにでると報告しています[16]。

他方，fMRIによる研究では確認されず[17]，あるいはどうとでもとれる結果でした[18]。PETではまた，粗さの刺激と形の刺激では関係する部位が，2つあるいは3つというように複雑に違うことも報告されています[19]。つまり与えられる刺激に応じてSIIのニューロン活動の空間分布パタンが変化するのではないかと考えられます。これは我々がサルの単一ニューロンレヴェルでみたような多様な情報表現様式からみて起こりうることだと推測できます。

fMRIや，MEGを用いた研究[20]では，ヒトSIIでは手と足の部位が重なっていたりして，体部位局在ははっきりせず，また結果に個人差が大きいとしています。これらの結果は我々のサルのニューロン活動記録にもとづく結論に合います。つまりヒトでもSIIにはSIのような明確な体部位局在再現はないのかも知れません。

6) 第二体性感覚野の機能

SIIはかって痛覚の中枢と考えられたことがありました。あとで詳しく述べるように，たしかに痛覚情報はSIIに投射しています。また内臓感覚がSIIに投射するという報告もあります。しかし，これらの情報はSIIだけに到達するわけではありません。SI，SIIその他の複数の皮質領域がネットワークを形成して機能を果たしているようです。振動感覚に応答するニューロンが多いとする報告がありましたが，SIIニューロンは他の種類の皮膚刺激にも応じますから，SIIが振動感覚に特殊化しているとは考えられません。

SIIは隣接する島や7野へ投射し，島からは大脳辺縁系（扁桃核）へ投射があります（図3-2）。SIIはまた，運動野および運動前野さらに前頭前

野の一部に直接投射します。これらの解剖学的状況から，SII は SI より上位あるいは高次の中枢であると考えられています。

　サルの破壊実験で，SII は SI とは違って，触覚の単なる識別よりはその学習に関係するといわれていました[21]。ヒトで SII を含む頭頂弁蓋が破壊されると粗さの識別閾値が上昇しますが，形の識別閾値は変わらないという報告があります[22]。PET による研究でこの部位に粗さ識別に関係する部位が刺激された手の対側に一つ，同側に 2 つあり，形の識別に関係する部位は同側に一つあるというやや複雑な結果が報告されています[19]。

　先に述べたように，頭頂弁蓋部で体性感覚刺激に応答する部位は SII のほかに島にもあります。これとは別に，いわゆる SII をさらに 2 分するという主張もありますが，PET の空間解像力では無理でしょう。この種のデータは論理演算の結果でありますから誤りを犯す可能性もあり，もっといろいろな種類のタスクを用いていろいろな角度からテストする必要があるでしょう。

　ヒト頭頂弁蓋の損傷で触失認が起こることが指摘されています[23]。複雑な形のものを把持，操作するときに，頭頂葉（頭頂間溝付近）と運動前野とで形成される神経回路が活動し，この時 SII も活動する（SI は活動しない）ことが fMRI の実験で示されています[24]。触覚認知には手指の操作をともないますから SII と運動前野が連携することはありそうなことです。

　我々のサルでの観察によると，ニューロンの受容野は非常に種類が多く，両側，同側，対側，さらに手と足，手から腕，体幹といった異なる体部位の統合が多彩に行われています。これらの体性感覚情報は，7ｂ野においていわゆる自己近接空間の認知，ボディイメージの形成に，島から辺縁系，前頭前野における，他の個体との接触時などに身体に加わる体性感覚情報の情動的解釈に役立ち，さらに運動前野などにおいて，手足にかぎらずさまざまな種類の随意運動のコントロールなどにも役立つものと推測されます。

B．痛覚の中枢はどこにあるのか

　痛みの中枢が大脳皮質のどこにあるのかは古くて新しい大問題です．大脳損傷患者の症状観察にはじまり，侵害受容刺激により誘発される頭皮上（ヒト）あるいは，皮質表面（動物）での誘発電位記録，動物の皮質や視床での単一ニューロン活動の記録などによってこの問題が研究されてきました．最近，ヒトでの誘発脳磁場記録や，PETやfMRIなどによる脳血流あるいは脳代謝の測定により，痛覚に関与する大脳皮質部位について新しい知見が加わりつつあります．

　痛みには感覚としての識別的な側面ばかりでなく，状況により不快，恐れなどの感情的体験や，逃避行動を引き起こすなどの情動的側面があります．これに対応して痛みに関係する大脳皮質部位は広範囲にわたり，第一，第二体性感覚野，島，前帯状回，さらに頭頂連合野（下頭頂小葉，7b野），前頭前野内側部，補足運動野などが痛みに関係あるとされています．これらの領野は互いに結合してネットワークを構築し，痛み刺激の引き起こす多彩な脳活動にかかわっていると考えられます．

　図4-4に，①侵害受容入力を伝える脊髄視床路ニューロンの起始核である脊髄後角，②中継する視床核群，③主な投射先である4つの大脳皮質領野を示しました．痛みの中枢をおおまかに外側系（外側視床核，SI，SII）と内側系（内側視床核，前帯状回）に分け，前者が識別的な側面に，後者が情動的側面にかかわるという二元論的考え方もあります．

　以下に各皮質部位について分かっていることを述べることにします．

1）　第一体性感覚野（SI）

　第一体性感覚野（SI）の直接電気刺激で痛みは誘発されにくく，痛みの中枢としての役割には疑問がもたれていました[26]．この部位の損傷で，痛覚は一時消失あるいは鈍麻するのですが，やがて回復するので痛みの感

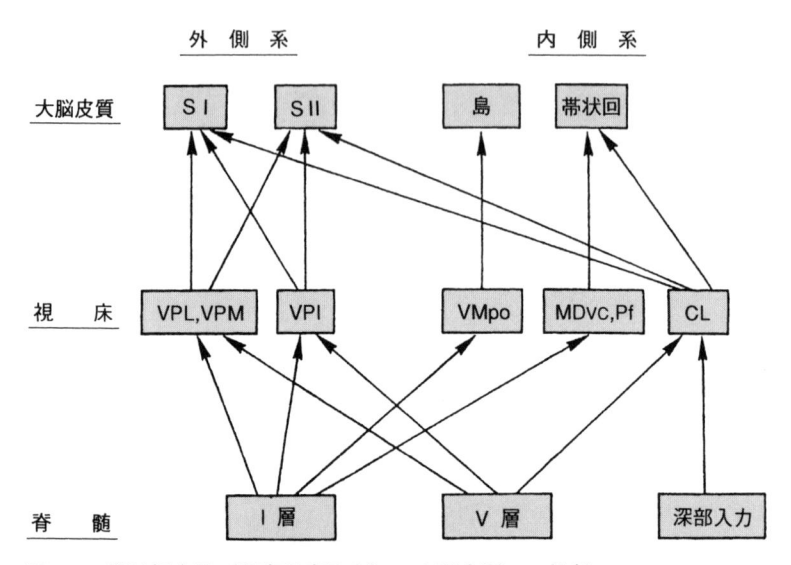

図 4-4 脊髄視床路（侵害受容入力）の大脳皮質への投射
　脊髄視床路の起始は脊髄後角第Ⅰ層，第Ⅴ層にあり，深部入力が加わって，SI，SII（第一，第二体性感覚野），島（insula），帯状回のそれぞれに異なる視床核を経て投射する．VPL，VPM，VPI：後外側腹側核，後内側腹側核，後下腹側核，VMpo：内腹側核の後方部，MDvc：背内側核の腹尾側部，Pf：束傍核，CL：外側中心核（Treedeら1999[25]）より改変）

覚にここが必須とはいえないとされました（Head & Homes 1911）．損傷後の回復は他の部位による代償の結果とも考えられます．

　サルのSIの破壊や冷却で痛覚刺激への閾値が上昇したという報告があります[27〜29]．最近，梗塞によりSIがSIIとともに傷害された患者で，痛みの識別的側面は失われたが痛みに対する不快感は存続していたという報告があります[30]．

　サルのSIでは，1野を中心に痛覚刺激に応答するニューロン活動が，数は少ないが記録されています[31]．痛覚刺激のみに応答するタイプ（nociceptive specific type：NS）と，触，圧刺激にも応答し，痛み刺激に最もよく応答するタイプ（wide dynamic range type：WDR）とがあり，反復刺激で，感受性が上がる，刺激に順応しないなど，脊髄後角の痛

覚ニューロンとよく似ています．WDRの方が多く，NSとWDRとは混じりあって分布しています．また，これらは非侵害性刺激に応答するニューロンとも混じって分布します．どちらもIII，IV層に限局していて，いわゆるコラムは形成していません[32]．

刺激への応答様式からみて，NSは刺激部位の判定に，WDRは痛覚の識別的側面にそれぞれ関与すると考えられますから，SIが何らかの形で痛みの認識と識別の側面にかかわることが示唆されます．

最近，指の痛覚電気刺激による誘発磁場記録で，SIから痛覚に特異的なECD（equivalent current dipole）の，N 100 m-P 100 m（潜時100 msec）成分が同定され[33]，熱痛覚刺激[34~37]，エタノールの皮内注射[38]，末梢神経の電気刺激[39]などでSIの脳血流増加が観察されています．慢性痛では血流増加がありませんでしたが[40]，慢性背痛患者ではSIの再構成が起こるらしいこと[41]，人工的な炎症による痛覚過敏状態のラットで，SIニューロンの反応性が変化する[42]などの報告もあり，SIの痛みへの関与が強く示唆されています．また後述するように内臓刺激に応答するニューロン活動がここで見つかり，これらの多くが侵害受容性であることもSIの痛みへの関与を示唆するものです．

2) 第二体性感覚野（SII）

かってSIは触覚（非侵害性）の中枢，SIIは痛覚の中枢と二元論的に考えられたことがありましたが，これは単純すぎるようです．それはともかくとして，SIIに投射する視床核はいくつかありますが，腹側基底核群では主としてVPIです．ここは非侵害性の振動感覚を伝える核とされていましたが，最近ここで侵害受容性のニューロンが記録されています（図4-4）．

SIIへはこのほか後核群（PO），髄板内核群の中の外側中心核（CL）などからも一部投射があるので，脊髄視床路を上行する侵害受容性情報を受けとる可能性がありますが[43]，これらの核群はSIIだけでなく，島，7b野など周囲の皮質部位にも投射します．サルのSIIで記録されたAδ神経

刺激による長潜時の応答成分P3, N3が, モルフィン投与により減弱したという報告があります[44]。しかし誘発電位では, SIIと, その周辺領域との区別は必ずしも容易ではないと思われます。

部位同定の精度が高い単一ユニット記録によると, サルでは痛覚刺激に応答するニューロンは, SIIと7b野との境界あるいはむしろ7b野で記録されています[45,46]。その数は少なく, またこれらのニューロンの発火は, 痛覚刺激の大きさに比例して大きくなるようすもなく, SIIが痛みとどうかかわるかは今後の研究に待たねばなりません。

ヒト指の痛覚電気刺激による誘発磁場（SEF）記録で, 両側のSIIに痛覚に特異的なECD (equivalent current dipole), N100m-P100m（潜時100 msec）とN250m-P250m成分が同定されました（Kitamura et al 1995）。またCO_2レーザーによる熱痛覚刺激を上肢または下肢にあたえたところ, 両側のSIIで潜時150〜200 msecの誘発磁場電位が記録されました[47]。これは他の皮質部位では記録されず, SIIに特異的と考えられました。ECDの位置は上肢と下肢であまり差がなく, 体部位局在は明確でありませんでした。

熱痛覚刺激[34,36,37]でSIIの脳血流増加が確認されました。この血流増加は対側性でした。一方CO_2レーザーによる痛覚刺激で, 両側のSII, 島, 前頭葉, 視床などで血流が増加しました[48]。その規模からみて, 両側のSII領域が痛覚に関係しているとの印象がありましたが, 手, 足の刺激での部位差がなく, やはり部位局在性が明確ではありませんでした。

3） 島 (insula), Ri (retroinsula)

左下頭頂葉の傷害で, 痛覚にたいする感受性はそのままに, 痛み刺激あるいは言語や視覚による脅しにたいする逃避行為や, 恐れの表現などの適切な情動反応が消失する痛覚失認, あるいは痛覚失象徴 (asymbolia for pain) が起こることから, この領域が痛みの情動的側面にかかわっていることが臨床的に示唆されていました。この症候の責任病巣と病因については, いろいろな議論がなされてきましたが, 脳損傷部位の詳しい検討によ

り，島が最も重要な病巣であり，島と辺縁系との離断（disconnection）によりこの症状が発現するとの推測がなされました[49]。

右側のSIIを含む頭頂弁蓋やRi（retroinsula）の腫瘍で，左手の痛み感受性が低下した症例[50]や，この部位の白質損傷で，触覚，振動覚は正常で，ピン刺痛や温度覚が減弱し，かつ対側半身の自発痛を訴えた症例が報告されています[51]。これは当該皮質部位と視床の離断によると解釈されました。サルの下頭頂小葉を破壊すると，温熱識別能力は保たれたまま，熱痛覚の耐性が変化したといいます[52]。

島の電気刺激により，内臓感覚，異常な体性感覚，恐れの感覚などが起こることが報告されています。一方，破壊では，痛み刺激あるいは威嚇に対し過剰反応をするなどが知られています。この領域は扁桃核などの辺縁系に投射しますから，ここが痛みの記憶に重要である可能性があります。島の顆粒部（granular division of insula：Ig）では，機械的あるいは熱刺激に応答する侵害受容性ニューロン活動が記録されました[46]。

PETによる実験で，熱痛覚刺激[34,36,37]，エタノールの皮内注射[38]で島の血流増加が報告されました。振動刺激と比較した時，痛覚刺激に特異的な血流増加は，島の前部（disgranular subdivision of insula：Id）でのみみられました[36]。慢性痛でも島の前部に血流増加がみられました[40]。最近，島に投射する視床核としてVMpoの存在が報告されています（図4-4，5）。

4） 頭頂連合野（7b野）

サル7b野の7.5％のニューロンが侵害受容刺激に応答するとの報告がありました[46]。侵害刺激のみあるいは侵害，触刺激どちらにも応答するものもありました。多くは受容野が身体全体をおおうほど大きく，順応が速いものでした。受容野が小さく，順応が遅く，刺激の強さに応じて興奮が大きくなるものも存在しましたが，これはごく少数でした。したがって7b野は痛みの強さとその刺激部位を知ることにはあまりかかわっていないと考えられました。

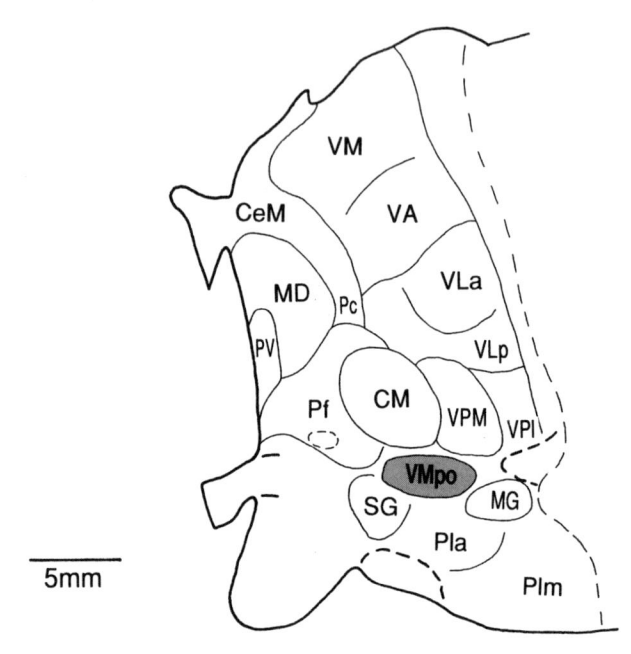

図4-5 ヒト視床（水平断）におけるVMpoの位置
(Craigら1994[53]より改変)

　サル7b野の顔面領域で行われた侵害受容ニューロン活動の記録によると[54]，顔面への熱侵害刺激にたいする耐容—回避課題（tolerance-avoidance task）を学習させたサルで，7b野のニューロンの約9％が熱侵害刺激に反応しました。熱侵害刺激のみに応答するもの（特異型）と，弱い機械的刺激と熱侵害刺激の両方に応答するものとがありました。またSIでみられたような，機械的侵害刺激に特異的なタイプ（NS），と広域作動タイプ（WDR）とがあり，そのうちいくつかは熱刺激にも応答しました。さらにこれら侵害刺激に応答するもののなかには，視覚刺激にも応答するものがありました。これらのことから，7b野には，触覚，痛覚，視覚等多種感覚からなる，威嚇刺激または奇異刺激に反応する領域があるとの推測がなされました。

5) 前帯状回（24野）

　最近，前帯状回と痛覚との関係が注目されています。前帯状回（24野）（第3章 図3-1 56頁）は大脳辺縁系に属し，電気刺激で，情動や自律活動の変化が起こることが知られています。

　前帯状回は視床髄板内核群から投射を受けます[55]（図4-4）。サルで侵害刺激に応答するニューロンが記録されています[56]。前帯状回の侵害受容ニューロンの多くは受容野が大きく，受容野は対側半身にあるものも，同側にあるものもあります。これらの性質は視床髄板内核群ニューロンの性質によく似ています。視床内側部にリドカインを注入すると，前帯状回ニューロンの侵害刺激にたいする興奮性の反応が消失することが観察されています[56]。

　ヒト前帯状回（24野）に出入りする白質線維の切除手術により，癌の痛み刺激にたいする過剰な情動反応を抑制する試みや[35]，前帯状回の破壊で熱痛覚刺激にたいする閾値の上昇が報告されています[57]。前帯状回を切除された動物は，足への電撃刺激をうまく回避することができず，前帯状回は，痛覚の回避学習に不可欠であると結論されました。ラットの前頭葉内側部破壊で，熱板からの逃走行動に障害が起こったことから，この部位が侵害刺激と逃走行動を統合するところであると推測されました[58]。

　前帯状回はその扁桃核との結合関係からみて，侵害受容，とくに熱刺激とそれにからむ記憶，刺激の意味づけ，注意，そして，情動行動，自律系活動，逃走行動などの運動コントロールなど広い範囲の機能に関係するのでしょう。

　ヒトの前帯状回が，SI，SII，島などとともに，痛覚にかかわっていることがPET研究でも確認されています。46〜49°Cの熱刺激や[34,36,59]，エタノールの皮内注射[38]，末梢神経の電気刺激[39]で前帯状回の血流増加が起こります。慢性神経痛や頭痛には，右側の前帯状回が関与するといいます[38,40]。内臓痛刺激（直腸圧増加）で前帯状回の血流増加が[60]，狭心症発作時の胸痛では左の前帯状回での増加を含め，多様な脳部位での血流変化

> ＊サイドメモ6
> 〈温冷グリルによる灼熱痛〉
> 第1章（22頁）で紹介した温冷グリルを使って灼熱痛（錯覚）を体験させた時にも前帯状回に血流増加がみられたそうです[65]。侵害刺激が加えられなくても主観的に痛みを体験すれば中枢は働くということで大変興味深い観察です。

が観察されています[61]。

前帯状回はいろいろな精神活動に関係していますが[62]，fMRIによる実験では，前帯状回の痛みに関係する領域は，注意集中を要する認知過程に関係する領域よりやや後方であるといいます[63]。

接続の長い熱痛刺激は短いものに比べ不快感が強く，慢性痛に近いといわれます。この刺激により両側の前帯状回の血流増加が観察されています[64]。

前帯状回とともにしばしば前頭前野内側部（Brodmannの10野付近）でも痛み刺激による血流増加が観察されています[37,60,66]。

6) その他の領域

痛みの強さを評価する時に働く脳部位をPETで調べたところ，上記の部位に加えさらに広い領域が活動したという報告があります[67]。すなわち両側の小脳，被殻，補足運動野，同側の運動前野などが視床，島，前帯状回，SII，対側のSIとともに痛みにかかわったというものです。痛みの強さの情報はいろいろな意味をもち，痛みの性質の評価，注意，運動，情動などにかかわるので，脳の広い部位が活動するのでしょう。

C．痒みに関係する大脳皮質

ヒスタミンの皮内注射による痒み体験で，前帯状回のほかに，補足運動野，前運動野，下頭頂小葉などで血流が増加したそうです。前帯状回は痒

みの知覚，ないしは情動に関係し，その他の領域は掻く行動に関係すると推測されています[68]。

D．温度感覚が投射する大脳皮質

　温度感覚の中枢はどこにあるかまだよく分からないままです。ヒト誘発電位，サルやラットでの単一ユニット記録から中心後回の SI が関係していると考えられていました。ラットの破壊実験や，ヒトの臨床観察により SI の傷害で温度識別が悪くなることが知られています。しかし温度感覚情報が大脳に到達するとして，それがどんな機能的意味をもっているのかは不明です。最近ヒトでのイメージング技術が進歩して，上に述べたように痛覚の中枢研究に進展がみられましたが，温度感覚についても fMRI を用いた報告があります[69]。

　それによると手と足に温めた（30〜32℃）あるいは冷やした（15〜17℃）水袋を当てて刺激とし，熱（55〜57℃），氷冷（0〜2℃）の侵害刺激の効果と比較したところ，熱あるいは温，氷冷あるいは冷それぞれに対側の中心後回に活動がみられ，手足の体部位再現地図に従わずに独特の広がり方を示す部位が活動しました。また温度が高い(熱)あるいは低い(氷冷) ほうが強い活動がみられました。温度感覚はたしかに中心後回に到達していることが分かりましたが，その意味づけはやはりまだ不明のままでした。

　ごく最近報告された PET による研究によると，冷刺激に応答するのは中心後回ではなく，対側の島中後部背側縁（dorsal margin of middle/posterior insula）だそうです[70]。サルでは脊髄後角第Ⅰ層から脊髄視床路を経て島に至る投射経路があり，ヒトではこの経路に相当する各部位での出血や梗塞で，冷感覚の低下と，ひどい卒中後の中枢痛（皮膚や深部の灼熱痛）が起こるそうです。またヒト視床の微小刺激で冷感覚や痛覚が起こり，ここで記録されたニューロンが冷刺激や，痛刺激に特異的に応答した

ともいわれています[71,72]。もし島が冷感覚の中枢であり、冷感覚による痛覚抑制の仕組みがここに宿っていると解釈すれば、中枢痛の発生機序もうまく説明できるわけです。

上に述べた、冷感覚、痛覚を中継する視床核は、VMpo（posterior portion of ventral medial nucleus）であり、ここは霊長類とくにヒトでさらによく発達しているという報告は注目に値します[73]。この核は体性感覚中継核である腹後外側核（VPL）や腹後内側核（VPM）の後内側で、視床枕（anterior pulvinar）や正中中心核（centre median）の腹側にあり、後核（posterior nucleus）に隣接しています（図4-5）。この核や後核には、ある程度の体部位局在性もあり、冷感覚、痛覚そして迷走神経、胸部、腰部、仙部からの内臓感覚の視床中継核として霊長類では大変重要であると解釈されています。

E．内臓感覚も大脳に投射する

第1章（4頁）で述べたように、19世紀までは内臓感覚も体性感覚も一般感覚として一括されていましたが、現代では、内臓感覚は体性感覚とは明確に区別されています。内臓感覚はその定義としては内臓器官に起こるもので、無意識のうちに内臓の働きを調節する役割を果たすものもあり、膀胱の充満感、食道の通過、胃の満腹感などのように意識にのぼるものもあります。最近の研究により、視床の体性感覚中継核や大脳皮質体性感覚野に、臓器の内圧の高まりや侵害刺激に応答するニューロンが存在することが示され、内臓感覚も大脳に投射することが分かってきました。

1) 内臓刺激に応答する中枢ニューロン

視床では膀胱の拡張に応答し、かつ下半身皮膚の侵害刺激に応答するニューロンがサル腹側基底核群（VPL）で報告されました[74]。これらは脊髄視床路の投射を受けていると考えられました。さらにVPLとその周囲

で，膀胱，結腸，食道の刺激に応答するニューロンが見つかりました[75]。これらの大部分は下半身の皮膚刺激にも応答し，またそのほとんどが侵害受容性でした。これらニューロンのVPL内の分布には，内臓局在性はなく，内臓からの情報を処理するニューロンは広く散らばっていて集団でこれにあたっていることが想定されました。

次にリスザルの大脳皮質の手指領域で，触刺激に応答するニューロンに混じって，膀胱，結腸，食道の刺激に応答するニューロンが見つかりました[75]。一つのニューロンが3つの内臓部位のうち2つに応答することもあり，内臓部位局在が明確ではありませんでした。また不思議なことにこれらの大部分は手への触刺激にも応答しました。内臓刺激に応答するニューロンはかなり高い頻度で見つかったので，内臓感覚がSI皮質領域で知覚されていることが示唆されました。

視床でも大脳皮質でも，内臓感覚ニューロンの大部分が触刺激にも応答したことは，内臓感覚の局在性がよくないことや，しばしば体壁に起こる感覚と区別しにくいことに対応しているものと考えられます。またこれまで脊髄分節レベルでの入力の集中のみで説明されていた関連痛の発生メカニズムに，より高次のレベルでの神経機構が関与している可能性もでてきました。また，手と関係しているものが多かった理由は不明ですが，鍼灸のつぼや経絡などとの関連を考えさせる興味深い観察です。

2) 後索が内臓痛覚を伝える

これらの研究に関連して興味深いのは，触覚，深部感覚を伝え，純粋に非侵害性と考えられてきた後索，内側毛帯系にも，内臓からの侵害受容性の線維が存在することが見つかったことです[76,77]。これまで視床に到達する侵害受容性情報はすべて脊髄視床路が運ぶと考えられていたのが修正を迫られています。

Headの識別感覚と原始感覚の二元論に始まり，神経生理学や臨床神経学では常識となっていた，脊髄伝導路での識別性と侵害性情報の分離の原則がくずれたともいえます。また体性感覚と内臓感覚とを厳密に分離する

考えも絶対的でないことが示されたともいえましょう。

3) 内臓刺激で活動するヒト大脳皮質領域

　内臓感覚が大脳皮質のどこに投射するのかが，ヒトでも調べられています[78]。食道遠位部（胃に近い方）にバルーンを挿入して膨らませた時，PETにより測定した血流の増加がみられたのは両側の中心溝領域（第一体性感覚野），島皮質，前頭頭頂弁蓋（第二体性感覚野を含む）でした。バルーン刺激が強く，痛みをともなう時にはさらに右の島前部と前帯状回にも血流増加がみられました。食道の電気刺激にたいする磁気誘発電位の記録では，両側の第二体性感覚野でのみ有意の反応が得られました[79]。

　食道の遠位部を刺激しfMRIをみた実験では，SIIがまず最も弱い刺激で活動し，繰り返し刺激を用いるとSIの顔面領域や運動前野，島に，さらに痛みをともなう強い刺激では前帯状回にそれぞれ活動がみられたといいます[80]。ところで食道の構造と神経支配は一様でなく，近位（口に近い方）1/3は体性（横紋筋，支配する迷走神経は有髄），遠位（胃に近い方）2/3は内臓性（平滑筋，支配する迷走神経は無髄）です。それぞれを刺激し分け，fMRIで調べた結果[81]によると，近位部分の刺激では左の第一体性感覚野と運動野の胸，上腕領域と前頭葉に，遠位部分の刺激では左の小脳，左の第一体性感覚野と運動野の味覚野と右の前帯状回にそれぞれより強い活動がみられたとのことです。

4) 飢え，満腹，渇きの大脳投射

　飢え，満腹，渇きなどの感覚は，摂食，飲水行動発現に重要ですが，これら感覚が宿る大脳皮質がどこかはあまり知られていませんでした。最近のPET研究で，飢えは視床下部と島，そしていくつかの辺縁皮質，傍辺縁皮質（前頭眼窩皮質，前帯状回，傍海馬回，海馬）や視床，大脳基底核，小脳などの広範な部位が，満腹では腹内側あるいは後外側前頭皮質，下頭頂小葉などで血流増加がみられました[82]。

　渇きの刺激では帯状回，傍海馬回，島，視床，扁桃核，中脳などで血流

増加がみられました。とくに帯状回（Brodmann の 32, 24, 31 野）では，水を飲むと直ちに活動が消失したことから，渇きを意識することに重要なかかわりがあることが示唆されました[83]。

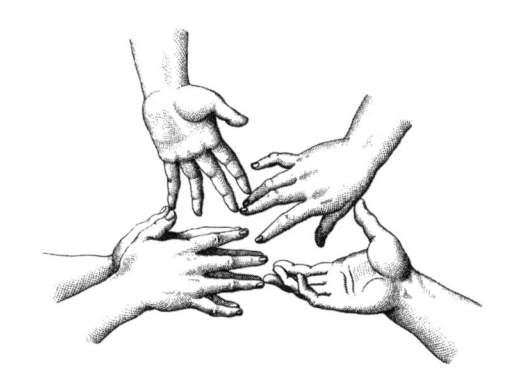

第5章
手の運動と体性感覚

116 第5章 手の運動と体性感覚

　手はものに触れてこれを認識する器官です。手による認識には必ず触れるという動作あるいは運動をともないます。この章では，手による認識の背景にある感覚と運動の関係について述べることにします。

A．体性感覚と随意運動

　生理学の教科書では感覚系と運動系とは別々に記述されています。しかし感覚系と運動系が完全に分かれて機能しているわけではありません。とくに体性感覚は，大脳皮質運動野，脳幹，脊髄のいろいろなレベルで直接運動の調節にあずかっています。

　脊髄や脳幹レベルでの，いろいろな反射の入力としての体性感覚の役割についてはよく知られていますが，随意運動の発現に体性感覚がどう関係するかについてはそれほどではありません。実はこの問題には長い研究の歴史があります。ここでは体性感覚神経，後根，伝導路切断の効果，さらに体性感覚野の傷害によってもたらされる随意運動，あるいは行動の異常について概説しようと思います[1]。

1)　後根と前根：Bell-Magendieの法則

　19世紀の神経生理学の最も重要な発見の一つに，有名なBell-Magendieの法則があります。動物の後根に針を刺したり傷つけても何も起こらないのに，前根に触れたとたん筋肉の収縮が起こるのを見て，Bell（第1章 6頁）は，これを前根が運動性であるということの証明であると考えました[2]。Bellはその後第7脳神経（顔面神経）の損傷により，顔面の運動麻痺が起こることを明らかにしました。これは今でもBell麻痺と呼ばれています。

　他方，マジャンディ（F. Magendie, 1783〜1855）（図5-1）は，腰髄，仙髄の後根を切除した動物の状態を観察して，動物は動き回ることはできるが，感覚は完全に消失していることを発見し，後根が感覚性であるとし

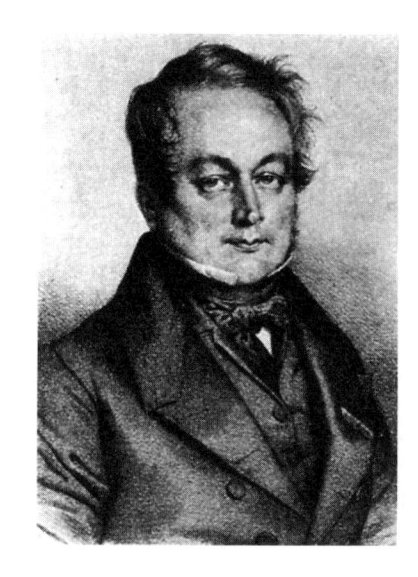

図 5-1　Francois Magendie
　　　　（1783〜1855）[2]

たのです。また後根はそのままに前根を切断して運動麻痺が起こるのを確認しました。

　以来前根が運動性，後根が感覚性であることは定説となり Bell-Magendie の法則と呼ばれています。こうして脊髄前根，後根の働きの違いが明らかになったことで，反射における前根，後根の役割が理解されるようになり，のちの Sherrington（第 2 章 30 頁）の有名な仕事，神経系の統合作用についての研究の基礎が築かれたのです。

2）　後根切断で運動麻痺は起こるか

　これは有名な話なのですが，後根を切断したとき起こる行動異常について最初に記述したのは Mott と Sherrington[3] です。彼らはサルの後根を切断し（あとで後根切断が完全であることを組織学的に確認）約 3 カ月観察しましたが，手足の運動は実質的に消失したに等しく，とくに把握を含めて指，とくに親指の独立した運動ができませんでした。肘，肩，膝，腰の動きの障害は手足に比べ少なかったものの，走る時，後根を切断された肢は使いませんでした（図 5-2）。

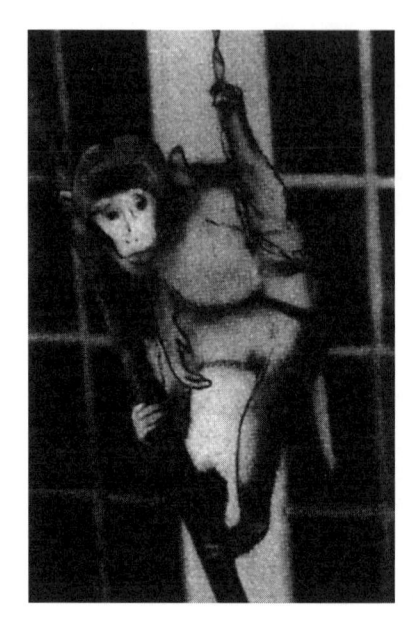

図5-2 C_5〜C_8（頸部），T_1〜T_3（胸部）の右側後根を切断されたサル（手術後9日目）[10]
右手を使用しない状態が持続した。（MottとSherringtonによる歴史的実験）

　その後他の研究者もMottとSherringtonの観察を確認し，後根切断後，四肢とくにその遠位の運動に実質的に麻痺に等しいひどい障害が起こると報告しました。たとえば，Twitchellによれば[4] C_2〜T_4後根切断後のサルは4カ月間，腕はぶらさがったままでトーヌスを欠き腱反射（2頭筋）や把握反射はありませんでした。
　サルは術後，歩行，登はんに際し手を使わず，把握がまったくできず，身体の一部分に痛み刺激が加えられてもこれを払いのけませんでした。対側の手で患肢をつかみ，あたかもそれが異物であるかのようにふるまい，口で嚙みきろうとしました。
　それなのに身体をよじったり，頭をふったりは可能で，姿勢には異常がありませんでした。筋トーヌスは低下しているものの，まったく緊張を欠くわけではなく，術後2〜6日たって，たまたま棒でサルを脅してみると，サルは防御的に患肢で棒をつかんでひきよせ嚙もうとしました。また興奮すると患肢を使って網をよじ登りました。

Twitchellはサルが緊張性頸反射を利用して患肢を動かすことを学んだと考え，さらに上位の後根（C_1～C_3）を切断してみたところ，再び患肢を使わなくなりました。このことから，回復したのは緊張性頸反射であり，C_1～C_3後根が残っていたためであると結論しました。

　後根切断後，肢が麻痺し，しかもこれが永続するというMottとSherringtonの見解にたいしては当時すでに多くの反論がでていました。Herring（1897）は，MottとSherringtonが手術したサルをみずから観察し，後根切断後，サルは患肢をまったく使わないわけではないと反論しました。たとえば，食物をつかもうとして手を動かしました。ただし，それは舞踏病様でした。また金網を登ることができましたが，この時患肢は頭上後方で無目的に動くといった風でした。

　Munk（1903）の観察によれば，後根切断後サルはそのままでは患肢を使わないが，健側の肢を縛って使えないようにしておくと，患肢を使って餌を口へ運ぶことができるようになりました。拇指，示指を別々に動かすこと，ニンジンを握ること，なども可能になりました。Munkは，「後根を切断されると運動は拙劣（clumsy）になり，推尺異常（dysmetric）など失調性（ataxic）になり，運動の優美さと巧緻性が失われるが，運動は消えるのではなく，その痕跡（engram）は存在している」と結論しました。

　実はMottとSherringtonも，サルは驚いた時などには患肢を使うことができたし，大脳皮質の電気刺激による運動では健側と差がなかった，と述べています。生後4カ月のサルで後根切断後，腕を伸ばす運動が回復したという記述もあります。Twitchellも，腕を伸ばすことは術後8日目から回復し，ものを押しのけることが可能になったこと，つまり肘や肩など，より近位の運動は回復したと述べています。このほか多くの研究者が後根切断後のイヌ，サル，カエルの運動の回復を記述しています。

3）随意運動の遂行に体性感覚は必要ない

　Taubら[5~7]は，次のような実験を行い，運動に体性感覚は必要ないと結論しました。神経切断されたサルは電気ショック回避のために反射的に

前肢を屈曲することを学習できました。またよりこまかく複雑な運動である，条件把握反応の回復もみられました。耳介に電気ショックを与え，条件刺激はブザーとし，また前腕を拘束して把握だけを可能にしましたが，把握力は正常と同様であり，運動はなめらかで追跡運動もできました。サルはブザーの手がかりをうまく使っていると推定されました。すなわち，この種の運動遂行に体性感覚入力は必要ないことが分かったのです。

　Taub らのサルも手術直後，日常行動ではたしかに患肢を使いませんでした。これについて Taub は，実験室では 3 本の肢でなんとかやっていけるので意欲がわかないし，むりに使おうとするといやな結果になるから，サルは患肢を使わないことを学習してしまうのであると説明しました。さらに Taub は，両側の神経を切断したほうが，障害が軽いことを見出しました。この場合のほうが患肢を使おうという意欲が強く，把握，歩行，登はんなどをすることができました。浅い穴から親指と示指でレーズンをつまみだすこともできました。

4）　後根が切断されても自発運動はある

　Bossom ら[8] は，注意深く手術し，術後管理を正しく行うと，切断後もかなりいろいろな自発運動が可能であることを観察しました。術後サルは自分の腕が自由にならないことに気づき，いらだち，しばし自分の腕をしげしげと観察していました。餌に向かって腕を伸ばすと失調的で，腕が挙がらないので肘のところで支えてやる必要がありました。術後 2 カ月で首のまわりに不透明のカラーをつけ，自分の身体が見えないようにすると把握はできませんでした。餌を握り，手を口へもっていき，そこで口に手掌をあてましたが餌を落としがちでした。これはまず餌を見ようと手を開くためでした。

　手掌を刺激しても把握反射はありませんでした。他の反射もでませんでした。ピンで刺してもクリップしてもひっこめ反射はありませんでした。このクリップを下半身（正常）につけると，神経を切断した肢をその部位にもっていき，クリップをとりました。もっとも 1 度でとれるとはかぎら

ず，とった手を見えるところまでもってきて開いて，クリップがないとわかると，またとるために手を伸ばしました。

　自発運動が少ないのは感覚がないためでした。視覚の助けがあり，訓練を重ねると餌をとることができるようになるからです。しかし餌を親指と示指でつまみとることはせず，かわりに4本の指で握るようにとりました。しかも一度で餌に到達せず，いきつもどりつを繰り返しました。結局，術後早い時期には，運動はまったく視覚にたよっていました。これは，目隠しをすると他の対象に手を伸ばすことができないのに，自分の身体の刺激された部位には手をもっていくことができることから分かりました。

5）固有感覚を欠くと運動はどうなるか

　この実験結果からいわゆる固有感覚（proprioception）は運動の遂行には不可欠ではなく，他の感覚情報，たとえば視覚，聴覚などがあればよいことを示すと Bossom は結論しています。ただし一つの可能性として，前根にある無髄線維が固有感覚情報を運ぶかもしれないことを指摘しています。もう一つの説明として，回復の指標とした課題（task）によっては動物が間接的な戦術を使ってこなすかもしれない。たとえば Taub らの用いた把握実験では，神経支配の残っている身体の部分，たとえばアゴを使って脳に信号を送り，自分の行使している力の程度を知ったかもしれないと述べています。

　以上の結果をまとめると次のようになります。①後根切断によって麻痺は起こらない。必要とあらば，患肢を使うことは可能であるが各部の協調性は悪く失調的である。また，意図した運動は不必要な，過度の動きによって中断される。②患肢の使用がどの程度回復するかは訓練次第である。イヌ，サルは日常的な動作が回復するが，これも再学習の結果である。回復の程度は再学習の意欲の強さに依存する。すなわち餌（報酬）が与えられると患肢を使うし，両側性に切断されるとかえってよく回復するからである。③回復しても運動は正常とはいえない。また，指先や手のこまかい

運動は回復しない。

6) ヒトの神経あるいは後根切断症状

　Foerster（1927）は，後根切断後も正常ではないが腕を動かすことが可能な患者を観察しました。患者の手は静止すべき時に勝手に動き，急に止まり，伸ばそうとすると曲がり（逆も起こる），無駄な動きが多く過度になりがちでした。たとえば，手を口にもっていこうとすると顔を殴ってしまい，強く握りすぎて物をこわしてしまいました。

　Rothwell ら[9,10]は末梢神経炎で肘から先と膝から下の感覚を失った症例を報告しました。この患者は指を 1 本ずつ動かすこと，親指を他の指に触れること，手を叩く，手を振る，指の速い屈伸など交互の運動は可能でした。閉眼していろいろな形を宙に描いてみることもできました。さらに自分の車を運転することさえできました。つまり感覚のフィードバックなしに，正確なタイミングで，ある筋だけを必要なだけ収縮させることができたのです。この観察から，神経系が運動指令または運動プログラム（個々の運動指令の集り）を蓄えておき，必要に応じてフィードバックなしに指令を発することができることを示していると Rothwell らは考えました。

7) 感覚フィードバックが必要な運動

　そうはいっても Rothwell らの患者は日常生活では手をあまり使いませんでした。飲食をすることがやっとでしかも困難がつきまといました。書字やボタンかけはほとんどできませんでした。実はこのような行為のほうが，実験室で課せられる課題よりずっとこまかい調節を要求される運動なのです。これらの行為がうまくできない理由の一つは，一定の筋収縮を維持できないことでした。

　たとえばある負荷にたいし，親指の筋を一定に収縮し続けることができず変動してしまうのです（図 5-3）。筋収縮の維持は正常人で皮膚や関節を麻酔した場合には可能ですから，随意運動時の筋活動を一定に保つため

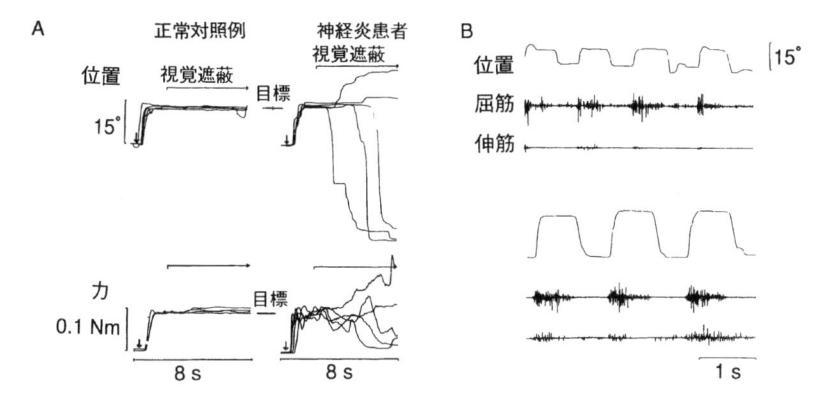

図 5-3　神経炎患者の運動異常[9]

A：末梢神経炎患者(右)では，正常対照例(左)に比較して拇指の位置と力を一定に保つ能力が障害されている。B：拇指の屈伸運動の反復。負荷一定（0.06 Nm）。開始30秒後(下段)視覚なしに決められた最終位置で拇指を屈伸することができず，運動が最大となった。

には，筋からの感覚入力が必要だということです。これを失った人は，どんな単純なことをするにも視覚の助けがいります。たとえば，スーツケースを下げているかどうか見て確かめなければなりません。しかし，小さい物体を指でつまむ時には，視覚が触覚の代償をしてくれません。小さいものはよく見えないからです。書字のようなこまかい仕事の場合にも視覚は助けにならないのです。

　神経切断されたヒトは，皮膚や筋からの感覚入力にもとづく反射が欠如しているので，正常なら行われる予期せぬ負荷の変動にたいする自動的な調整ができません。たとえば，ペン先と紙面間の摩擦の変動は反射的に運動出力を調整することによって解決されていますが，体性感覚の助けがないと，見えないエラーがつもってもとのプログラムを乱し，ついにどうにもならなくなり運動が止まってしまいます。

　このような小さなエラーを検知することが，記憶された運動プログラムの実行のために必要で，これが体性感覚の重要な役割なのです。つまり，体性感覚フィードバックは，定常の出力を維持すること，負荷の変動に対

> *サイドメモ7*
>
> 〈CI セラピー〉
>
> 感覚神経が切断されることはあまり起こらないことですが，脊椎や腰部の外傷で脊髄や後根が損傷されたり，脳梗塞，脳出血，脳外傷などにより，片側の上肢あるいは下肢の運動が不自由になることはよくあることです。これらの患者に正常な側（健側）の使用を禁じると，患側を使わざるをえなくなり，結果としてリハビリが期待できるとする治療法が，CI（constration-induced）therapy または constraint-induced movement therapy として提唱されています。1日6時間，1週5日，2～3週間の拘束で効果が期待できるとしています[11]。この効果判定の科学的客観性については，方法上の問題点も指摘されているようです[12]。しかし薬物投与と違い，副作用がないことは大きな利点ですし，リハビリの一つとして試みられてよいと思います。

処すること，運動遂行時のエラーを検出して正すことのために使われるのです。

8) 感覚フィードバックは新しい運動を習うのに必要である

Rothwell らの患者は，自分の車を運転することができましたが，不思議なことに新しく購入した車を運転することができませんでした。Taub らは，幼児サルまたは胎児サルで神経切断を行い，歩行，立ったり座ったり，登はん，腕伸ばしなどに，患肢を使うことができたので，これらの運動学習に体性感覚は必要ないと結論しました。少なくとも粗大な運動については，生得的に配線された学習不要の運動プログラムが存在している可能性が強いと結論したのです。

ただし，手や指の運動については，出生時に切断すると習得がむずかしいことが分かりました。つまり比較的粗大な運動は，蓄えられた運動プログラムだけで，体性感覚のフィードバックなしに遂行され，これらのあるものは，生得的に幼児の脳に配線ずみですが，その他の運動は学習されねばならず，その時体性感覚のフィードバックが貢献するのです。

B. 後索の機能

　後索は頸髄の断面の約40%を占め，脊髄を上行する体性感覚伝導路のなかで，ヒトやサルを頂点とする高等哺乳動物にとって最も重要なものと考えられています。この伝導路が切断された時に起こる症状については古くから多くの報告があります。

1) 後索切断後にみられた行動異常

　Schiff (1857) は，後索を切断したイヌを観察しました。イヌは足をひきずって歩き，走る時には逆に足を上げすぎることもありました。後索切断症状は大脳皮質感覚野除去による症状と基本的には同じなので，後索は皮質へ投射しているのだろうとSchiffは推論しました。後索を切断されたイヌは，切断初期には足の甲を地面につけて立っていましたが，やがて足をひろげて立つようになりました。これは部分的な代償作用の表れであるとSchiffは考えました。

　彼はまた，イヌが歩行時，足を強く地面におしつけて歩くのを観察し，これは接触をよくして触覚情報を得ようとするのであると解釈し，運動障害が感覚消失によるものであるとしましたが，この結論はのちの後索の機能の考え方に大きな影響を与えました。

　Bechterew (1890) は，後索切断後，動物が脊髄癆様の失調歩行をすることを観察しました。身体は両側に揺れ動くので歩行はむずかしく，目隠しをすると症状が悪化しました。このことから，Bechterewは後索が筋覚と一部の触覚を伝えると結論しました。

　このように後索が動物の行動に強いかかわりをもつことは，古くから観察されていたのです。しかしその後むしろ，後索は識別的な感覚の唯一の上行路であるという仮説の方が発展してきたのです。これは第1章 (10頁) で述べたHeadの二元説に由来します。

2) 後索と識別感覚

　Head（1903）は，皮膚末梢神経切断後の皮膚感覚再生の実験から，皮膚感覚を痛覚と温度感覚からなる原始性感覚系と，軽い触・温度の弁別などを行う判別性感覚系に分けました。当時この分類方法は批判をうけましたが，あとになって臨床神経学において復活しました。すなわち，外側脊髄視床路が原始性感覚を，後索一毛帯系が判別性感覚を伝えるという二元論的な考え方です。

　生理学者の立場からこの説を補強したMountcastle[13]は，後索一毛帯系の性質として刺激特異性を強調しました。その結果，後索は刺激局在，形態認識，姿勢のコントロールなどに必要な精密な定量的情報を伝えるという仮説が成立しました。しかしこの仮説にたいしてはその後多くの反論がでました。たとえば次の機能，①触覚，その局在，2点識別，②振動覚，③粗さの識別，④重さの識別，⑤立体覚，⑥受動的な関節の動きの認識，⑦位置覚などは後索切断後も維持されるか，まもなく回復するという意見でした[14,15]。

　しかしこれらの実験で後索の切断が完全だったかどうかが問題になりました。DobryとCasey[15]は，この伝導路内には冗長性があり，粗さの識別が障害されるには後索の90%以上が切断される必要があると述べました。後索の切断による識別障害の回復が起こるのは，脊髄視床路，脊髄小脳路など，並列する他の伝導路を上行する情報が使われる，すなわち他の系との間に情報伝達の冗長性があるためという考えもあります。回復が起こる場合数カ月かかることが多いので，回復は他の系を上行する別種類の手がかりをもとに，再学習が行われることによるとも考えられます[16]。

3) 後索切断による運動異常

　後索切断によって起こり回復しないのは，識別障害ではなくむしろ運動の障害のほうであることが実験的に示されました。FerraroとBarrera[17]によれば，頸部で両側の後索を切断された直後，サルは寝たままで前肢を

曲げ半身麻痺患者のようで，四肢の自発運動はまったくありませんでした。足の甲で歩行し，登ること，ぶら下がることがうまくできず，嚙むことはまったくできませんでした。これらの症状は，すべて閉眼により悪化しました。しかしこれらの症状は3～6カ月の間に次第に回復しました。GilmanとDenney-Brown[18]はC_2～C_3の高さで後索を両側性に切断したところ，カタトニー症状を示し，上肢の運動や姿勢は屈曲位に傾いていました。嚙む，登る，歩くといった運動が減少し，遅くなりました。下肢より上肢のほうが，症状が重い傾向がありました。

　MelzackとBridges[19]はこれらの結果を解釈して，後索系は探索行動に必要な系と考え，ネコで次のような実験を行いました。長さ3 m，幅7.6 cmの細い棒の両端に交互に餌をおき，ネコを棒の上を歩き餌を食べ，向きを変えて他端まで歩きまた餌を食べるように訓練してから後索を切断し，その後2～4週間観察したところ，切断後ネコは100％肢を踏み外すようになりました。また，静止した台から回転する台へジャンプする運動についても，切断後は100％踏み外したり落ちたりしました。これらの結果から彼らは後索系が行動プログラムの選択に重要であると結論しました。

　Dubrovskyら[20,21]は，ネコを用い，①回転する車輪につるした餌に向かってジャンプし，②前肢をつきだし餌をたたき落とし，③落下する餌を目で追い，④餌を床のうえに探しだして，⑤食べる，という一連の順序だった行動をするよう訓練しました。後索切断後，餌をたたき落とす効率および正確さの低下，餌を見失う，着地時よろける，たたき落としていないのに餌をさがすなどの異常がみられました。しかし，ジャンプなど個々の行動そのものは可能なので，原因は何であれ，いわゆる運動障害ではなく，これは後索が学習された行動の順序だった適切なプランニングとその遂行の能力にかかわることを示唆すると結論しました。

4）後索は能動的探索に必要である

　AzulayとSchwartz[22]は，後索が，能動的探索を必要とする触識別に

決定的役割をもつかどうかを検証するため,サルで能動的にのみ識別可能ないろいろなパターンディスクを用いた場合と,受動的な接触によっても識別可能な対象を用いた場合とで比較したところ,後索切断により前者のみが障害されました。これらの動物は前の報告と異なり,検査時運動障害はまったくありませんでした。結局彼らは,後索は手の動きがあってはじめて可能となる触知覚にかかわると結論しました。この場合,手と対象の間の動きは他動的に与えられてもかまいませんでした。

　Beck[23]はリスザルを使い後索切断後の行動異常の有無を調べたところ,マカクザルにみられたような手指の巧緻性の異常,すなわち小穴に手を入れて箱の中から小さいものをとりだす作業に異常はみられませんでしたが,落下してくる餌をとらえる行動は障害されました。リスザルには飛行する昆虫を捕食する習性があります。要するに,後索切断によって障害の起こる行動は動物によって違うので,実験に際しては,その動物にとって最も適切な行動を指標にする必要があり,それが実験結果を左右します。つまり後索はその動物の生得的かつ最も重要な行動の遂行に必要な情報処理にかかわっているのです。

　一方後索切断により,運動の障害はまったくないとする報告もあります[24,25]。古典的な報告にあったいわゆる運動失調の症状は後索ではなく,後根切断による末梢神経障害などの合併によって起こった疑いがあるとしています。

5) 指多関節運動が障害される

　後索切断後,視覚があってもリーチの時,手が目標からはずれる,力がない,姿勢がおかしい,ものをいじくることをしないかできない,などの失調症状が数カ月は続きますが,やがて回復してきます。しかし注意深くテストすると,ある種の手指運動はあいかわらずできないか下手なままです。たとえばグルーミングは一見回復したようにみえますがビデオで見ると精密つまみ(precision grip)に異常があります。あるいは小穴から小さいエサを取り出すテストでは,取り方が違っています。

B．後索の機能　129

　Cooperら[26]は，指の遠位，近位の複数の関節の曲げ伸ばしの組み合わせを必要とするボタン押しタスクを使って，後索切断後のサルを観察し，障害が2年以上続くことを確認しました．示指だけをボタン押しに使い，他の指を曲げたままに保つことが切断後サルには不可能でした（図5-4）．
　この障害は指の位置を能動的に一定に保つことが困難であるためではないかとの推測を確かめるため，負荷にさからって指の位置を一定に保つタスクで調べたところ，後索切断後サルはこれができませんでした．また指に与えた急なトルクの変化に対する長潜時（大脳皮質経由）の反射（M2反応）も消失していました[27]．
　臨床では位置覚のテストとして，検者が患者の指を持ち，閉眼させて，指の位置を変え，分かるかどうかを尋ねます．もし結果が分からないと後索の障害を考えるわけです．サルで後索を切断して，示指の位置の変化を検出させるテストをしたところ，位置変化の大きさとスピードがそれぞれ14度以下，毎秒7度以下というふうに小さい時にのみ切断の影響がでることが分かりました[28]．このことからこのテストは後索の障害の有無を知るには不向きであると結論されました．

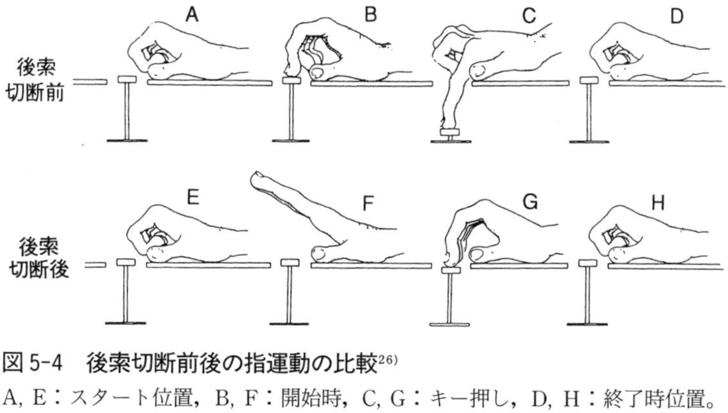

図5-4　後索切断前後の指運動の比較[26]
A, E：スタート位置，B, F：開始時，C, G：キー押し，D, H：終了時位置．切断前，Bでは中手基節，中末節の両関節で第2～5指を屈曲し，Cで第2指の中末節関節を伸展してキーを押す．切断後はこれらの動作がみられなくなる．Fでは第2～5指を同時に伸展し，Gでは第2～5指で同時にキーをなでる．そしてこの動作をすばやく何回も繰り返す．

C．体性感覚野の損傷による行動異常

　我々が日常何気なしに行う運動，動作にも器用さあるいは巧緻性（dexterity）が要求されています。この巧緻性は長い間に習得したものです。なかでも，手による物品操作，道具使用は学習により獲得した巧みさをそなえています。このような運動における感覚の役割は運動の結果をフィードバックするだけではなく，広く外界の事物や状況を捉えることにあります。巧緻性とは，外界の状況が要求する事柄にうまく答えることだからです。そして大脳皮質はこのために必要なのです。

1）　手先の器用さの障害：拙劣症

　まれに体性感覚野手指領域に限局した脳梗塞をもつ患者がいます。日常生活でいろいろ困ることがあります。たとえば鉛筆で字を書く時に，字がうまく書けません。鉛筆の持ち方がおかしいからです。誰もがふつうに持つ持ち方と違う。子供の時に，教わった持ち方ができなくなります。同じことは箸の持ち方にもいえます。また手袋は見ないと手にうまくはめられない。それからポケットに手を入れようとすると，指が一本だけ出てしまうといった症状がでています。

　これはひとことでいえば手が不器用になる，拙劣になる，ということで「拙劣症」と呼ばれています[30]。これは本章前半で述べた，手からの末梢神経や後根が切断された時の症状とは違います。

2）　肢節運動失行，失認失行，触知失行

　拙劣症というのは，あきらかな運動麻痺がないのに，また重篤な感覚障害や失認など認知面での異常もないのに，学習し習熟した運動を目的にそって遂行できない状態です。Liepmann（1910）は，中心領域すなわち中心溝をはさむ領域（体性感覚野と運動野を含む）の損傷で起こるこの行為

障害を，熟練した運動行為が拙劣化した状態であると定義し，肢節運動失行（limbkinetic apraxia：LKA）と名づけました[29]。

Liepmannは肢節運動失行を中心領域に宿る運動エングラムが消失したためと考えました。肢節運動失行はその損傷部位にもかかわらず，脱力，筋緊張異常，あるいは粗大な知覚障害，運動失調，不随意運動などがないことが条件であるとされるのですが，実際にはそう言い切れる症例は少ないようです。

多くの研究者が肢節運動失行について論じていますが，これを運動野や錐体路の障害と同じ結果すなわち運動不全麻痺とみる立場もあり，どちらかというと感覚入力側の問題とみる研究者もいます[30]。

秋元は，名著『失行症』[31]のなかで，失行とは何かについて論じ，運動麻痺と失行，あるいは失行と失認の区別はそれほど容易ではなく，失行とは運動麻痺と失認のあいだにある中枢性運動障害一般を包括する広い領域であり，失認失行というべきであると提案しました。

Yamadori[32]は，中心溝領域の外傷性血腫後遺症例で，拙劣症を記述しました。その症例は2点閾障害や立体感覚認知障害あるいは触認知障害（astereognosis）をともなっており，この指運動の拙劣化は，中心後回破壊による，高次の体性感覚，アクティヴタッチ（active touch）の障害のためであるとし，これを触知失行（palpatory apraxia）と呼びました。第6章（147頁）で詳しく述べるように，アクティヴタッチとは能動的に手を動かしてものを認識する時にのみ働く感覚とされ，感覚と運動の連関が分かち難いものであることを指摘しているのです。

3) 肢節運動失行：中心前回と中心後回梗塞例の症状比較

Liepmannは中心領域の障害による肢節運動失行を定義し，症状をとくに感覚野と運動野に分けては考えませんでした。この時代にはこの領域の機能の解明が今ほど進んでいなかったため無理からぬことではありますが，現在の知識からすれば，感覚野あるいは運動野どちらの損傷によっても，まったく同じ症状が起こるとは考えにくいのです。

しかしLiepmannの症例にかぎらずその後の報告例でも一般に損傷部位が大きく，また診断上の理由から損傷部位が必ずしも特定されなかったため，区別がつけられなかった面もありました。そこで河村ら[29]は，前頭葉（中心前回運動前野から運動野）と，頭頂葉（中心後回体性感覚野）に，それぞれきわめて限局した梗塞性病変をもった患者の症状を比較しました。そしてどちらの症例にもLiepmannの肢節運動失行の定義にあてはまる手指の拙劣化があると結論しました。

ここで河村らが報告した，両症例に共通の症状を引用してみましょう。

触対象物のある時　指の動きが遅く，札を数える，本のページめくり，コインをつまむ，電話のダイヤルをまわすなどが拙劣である。またワイシャツのボタンがかけられない，ズボンのポケットに手を入れる行為に難渋する，手袋をうまくはめられないなどの症状がみられた。これらについては頭頂葉症例でのみ視覚代償効果がみられた。

触対象物がない時　敬礼，指を頬にあてるなどの動作や，対象物を使う動作のまね，すなわち歯ブラシで歯をみがくまねなどの動作がぎこちなく，指の形が悪い。手指の模倣の誤りがある。手指を鼻にもっていくテスト試験で指差しのかたちを作るのに困難があり，指を一本ずつ動かすこと（分離運動）の障害などがある。

河村らは，前頭葉症例での運動の異常（行為開始困難，健肢動作時に患肢が不随意に動くなど目的動作と異なる余計な動き，左右同時運動の障害，腱反射異常など）と，頭頂葉症例に特有の知覚異常や視覚代償は，それぞれの領野の随意運動における役割の違いから生じるもので，失行の随伴症状の差異によるものであるとしました。

この解釈の是非はともかく，この報告の意義は，運動野と感覚野とは本来の役割が違うのに，それぞれの両症例に共通のあるいは類似の拙劣化が起こることを強調した点にあります。彼らはその理由として，2つの領野が解剖学的に強い皮質間結合をもっていることを挙げました。後で述べるように，中心後回と中心前回のあいだには強力な相互投射があります（図5-9）。

4) 肢節運動失行の動物モデル：中心前回あるいは中心後回にムシモルを注入したサルの手指行為異常

次に我々がサルで観察した中心領域の機能障害による手指異常について述べます。サルの体性感覚野あるいは運動野にGABAのアゴニストであるムシモル（muscimol）を注入すると，GABAを伝達物質とする介在ニューロンの抑制性シナプスが働き，局所の機能が抑制されます。その結果として，サルの物品操作手指運動の拙劣化が起こりました[33,34]。

この実験の利点は同じ個体で何回も繰り返すことができることです。翌日には薬物の効果が消失するので，繰り返しいろいろな部位で試みることができます。

テストは開眼または閉眼下で，ロート，シャーレ，平行溝のなかからリンゴ片をつまんでとるタスクで行いました。いろいろ形の違う容れ物にリンゴのエサを入れ，次々にこれをとらせるのです。サルは食欲旺盛で，訓練しなくてもリンゴをとろうとする意欲は強いのですが，容器の形によっては，はじめはかなり難しいものがあります。とくにこれを見ないでやらせると難しいのです。視覚の助けを借りずにとるとなると，触覚だけを手がかりに，それぞれの容器の形に合う一番いいとり方を編み出すのに少し時間がかかります。1週間以上繰り返さないと上手にとれない容器もあります。閉眼でのテストをいやがるサルもいるため，あらかじめ，十分訓練する必要がありました。しかし，そうして上手になると驚くほど速くとれるようになりました。

体性感覚野

あらかじめニューロン活動を記録して同定した体性感覚野指投射領域のいろいろな部位に，微量のムシモルを注入し，引き起こされるエサとり行為の変化をビデオテープに記録再生して分析しました。症状に出現する速さと症状は，注入部位にあるニューロンの受容野の大きさと形に対応して違いました[15,17,18]。

ニューロンの受容野が1指，2指，3指など，つまみに欠くことのでき

ない指のいずれか一本の皮膚に限局している場合には，エサを落とす，何度もつまみなおすなどの行為障害が注入後直ちに起こりました（図5-5）。この障害は開眼時でもみられ，視覚による代償が十分ではありませんでした。ニューロンが深部に応じるタイプのある部位では指の形に異常がみられました。しかし運動のスピードは変化しませんでした。また指の力の減弱しているようすもありませんでした。サルは指の使い方を微妙に変えることにより失敗の回避を試みました。しかしそうして成功した場合にもエサとり時間の延長がみられました。

　注入部位のニューロンの受容野が2〜5指すべてにかかって大きい皮膚領域を覆う場合には，あきらかな知覚障害（"分からない"症状），すなわちサルは対象が触れているあるいは把持しているのに気づかないなどの行

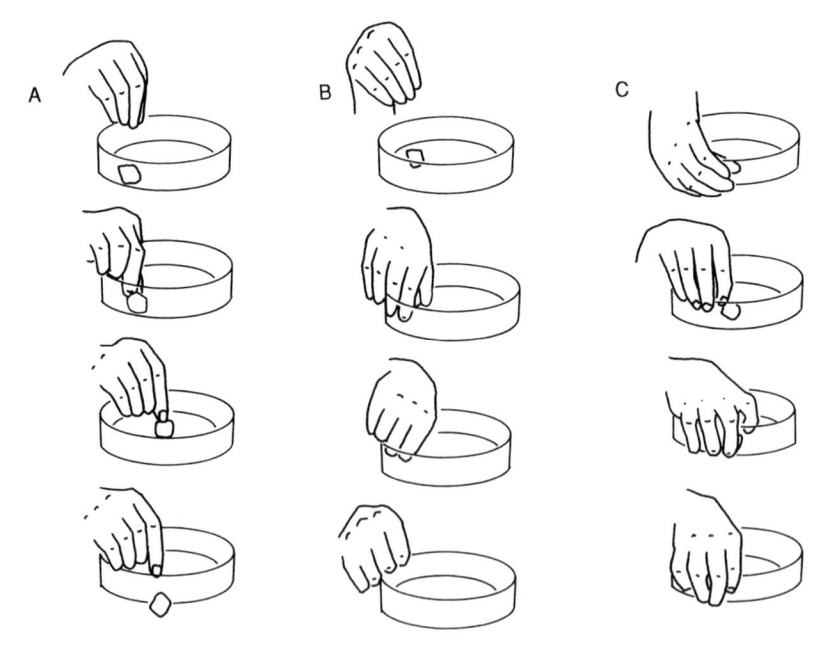

図5-5　ムシモル注入後のエサとり行為の変化[35)]
A：17分後に見られた軽度の失敗，B：その直後，サルはとり方を変えて対処，C：98分後さらに取り方が変化し，あきらかに拙劣となった。

動をみせました（図5-6）。またこのような行為障害の発現は比較的遅く出てきました。たとえば四本の指の背側に受容野があるニューロンが記録された部位に注入すると，漏斗に手を入れて人差し指の先でエサをとることが難しくなりました（図5-7 A）。この注入部位にあったニューロンの受容野は指の背面にありましたから，指の背面が漏斗の内側に接触しているということが認識できなくなり，手がスムースに入らなくなったと推察しました。体性感覚の情報が手の運動に直結しているのです。こうして，閉眼時には探索に費やす時間が長く，エサとり時間は大幅に延長しました（図5-8）。一方視覚による代償はより著明でした。すなわち見ていれば症状は軽減されました。

　視覚による症状の代償の程度が注入部位により異なり，受容野が大きい部位では代償がよく，受容野が指先に限局している部位では代償されにくく，前者がより知覚障害的であるのにたいし，後者がより運動障害的であるとの印象がありました。しかし後者の場合でも，指にえさをつまんでいないのに，勘違いするような誤認行為がみられました。習熟してなかば自動化したようにみえる，小さい物体をつまむ行為の遂行時にも，注入部位にあったニューロンの受容野に相当する，ごく限局した皮膚部位が対象に接触することが行為の遂行に必須なので，これが失われるとつまみに失敗

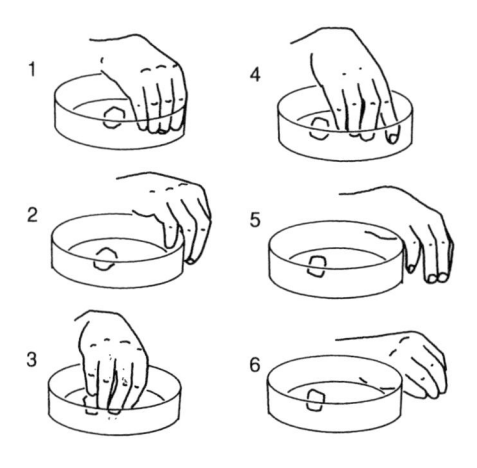

図5-6　ムシモル注入2時間後の
　　　触失認症状[35]
サルは閉眼時リンゴ片を触知するのが困難となった。

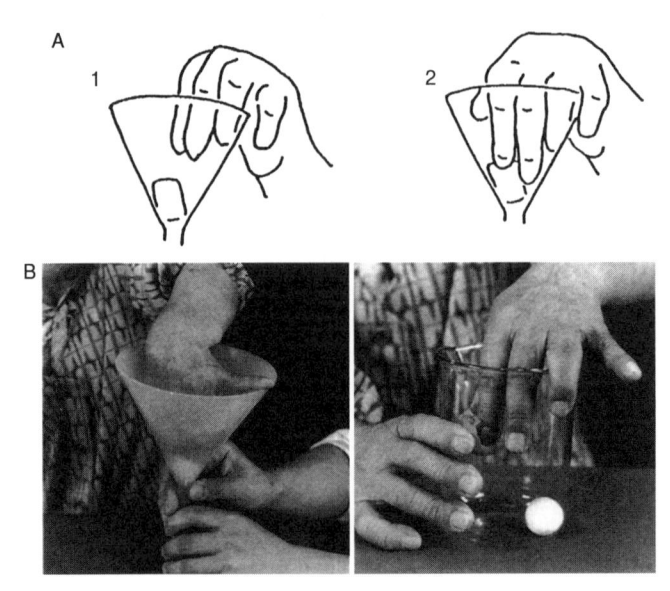

図5-7 A：体性感覚野にムシモルを注入したサルの症状（岩村と田中　未発表）
B：中心後回梗塞症例でみられた類似の症状[36]

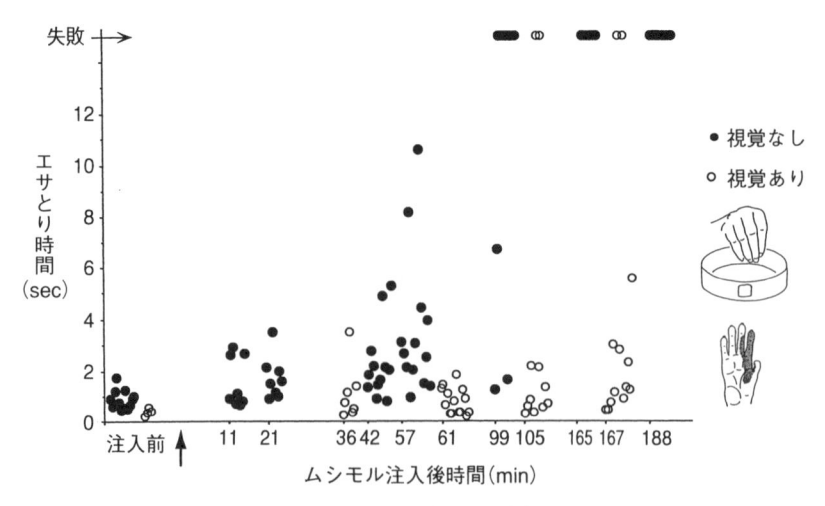

図5-8　ムシモル注入後のエサとり時間の延長（Iwamuraら　未発表）

するのだと考えられます。この接触は意識することも十分可能ですから、やはり、知覚障害が行為障害をもたらしているといえます。

運動野

　サル一次運動野指領域に微小電極を刺して直接電気刺激すると、ある指に限局した運動が起こります。これを確かめた後、そこへ微量のムシモルを注入し、指運動の拙劣化が起こることを確かめました。薬物注入直後は症状が目立ちませんでした。つまり体性感覚野に比べ効果の出現がゆっくりでした。しかし運動のスピードの低下や、指の力の減弱が時間経過とともにはっきり現われ、エサとりに時間がかかるようになりました。体性感覚野への注入とは違って、サルが指使用のストラテジーを変更して代償しようとする行為はあまり目立ちませんでした。さらに体性感覚野注入でみられたような、知覚障害（"分からない"症状）、すなわち対象に触れているか把持しているのに、それに気づかないなどの行動はありませんでした。したがって視覚による代償も目立ちませんでした。

　これまでの臨床的、実験的観察では、運動野の傷害ははじめは片麻痺を生じますが、やがてこまかい指の運動の拙劣化のみを残して回復することが知られています[37]。指が拙劣である理由は主として、運動のスピードの低下、すなわち力が最大になるまでの時間が延長することが、錐体路切断サルで実験的に示されています。運動野へのムシモル注入の症状にもこの説明があてはまりました。

5） ヒト症例での容器テスト

　次に、頭頂葉、前頭葉症例患者で行った、サルと同様の容器を用いたテストについて述べましょう。その目的は、ヒトでもサルと同じ行為障害が起きるかどうかを確かめるためだけでなく、ヒトではテスト最中の主観的体験を聞くことができる利点があり、拙劣化の理由についての一歩踏み込んだ解釈が可能になるからでした。サルの行動と比較できるよう、サルに用いたのと相似の容器、すなわち透明なガラス製シャーレまたはロートに木の球を入れ、これをつまみとるテストをまず頭頂葉（中心後回）症例で

行いました。

頭頂葉病変症例　患側では，開眼でも，指がすべり健側より時間がかかりました。閉眼するとこの傾向がさらに強くなり，とりだすのがほとんど不可能でした。運動開始の時には，指の使い方に目立った欠陥はないのに，球をとりだせないで失敗を繰り返しているうちに，使用する指の組合せがおかしくなり，あるいは2本の指が交差してしまうなど指の使い方の拙劣さが目立ってきました。しかし指の個々の動作がのろいということはなく，指はよく動きました。

しばしば，容器に手が入らなくなり（図5-7 B），あるいは目的の球ではなく容器そのものをつまんで持ち上げてしまうことがあり，被験者に尋ねると，指が何かに触れていることは分かるが，触れているものが何であるかが分からないのでこうなるとのことでした。つまり球をとりだす行為の失敗を繰り返すのは，対象のイメージが崩壊あるいは消失し，球を同定すること，あるいは球と容器との関係を認識することが不可能となってしまったためと推定されました。ものをつまむという一連の運動連鎖の遂行時には，触覚による対象の部分的あるいは全体的な認識（これは指の動きで生じる）が必要で，これがないと次に続く運動行為が不適切になってしまうのだと考えられます。つまり頭頂葉例では，触認識の障害が，随伴症状ではなくむしろ拙劣化の理由そのものである可能性が高いのです。

前頭葉病変症例　同じテストを前頭葉病変症例でも行いました。開閉眼にかかわらず，患側では球のとりだしが遅く，一度では成功しませんでした。健側では，球を指ではさむ準備として球の下面に指を入れるために，指をこまかく速く動かして球を浮き上がらせるという戦略を使っていましたが，患側ではこの素早いこまかい指の動きがみられませんでした。球を指で挙上するのに必要なスピードと力が不足しているためであるようにみえました。これは眼を開けていても閉じていても同じでした。

頭頂葉症例と異なっていたのは，時間はかかりますが，閉眼でも結局とりだすことができたことです。頭頂葉症例でみられた症状すなわち，球を失ったり，容器をつまんでしまうような対象の識別困難を思わせる症状は

なく，使用する指と球の関係がわるいあるいは指の組合せがおかしいということもなく，2本の指が交差してしまうなどもみられませんでした。被験者の体験としても，今自分が何に触れているかは十分分かっていました。これらの観察によって，前頭葉例と頭頂葉例とでは，指使用の拙劣化の理由が違うことが示唆されたのです。

6) 手指の拙劣化とは何か

サルの中心後回の3b野や1野で，ニューロンの受容野が1指あるいは2指にあってごく小さい部位では，ムシモル注入直後の症状は，運動野への注入による症状と区別しにくい側面がありました。視覚代償もよくなく，失行が運動麻痺と連続的であるという印象を与える結果となりました。一方，注入部位によってはあきらかな知覚識別障害をともなった行為障害もみられ，失行が失認（この場合は触覚失認）と連続的であるとの印象がありました。ヒト患者では通常中心後回の指領域が広く傷害されており，サルの実験でみられたような部位により微妙に異なる，いくつかの症状が混在して病状を複雑にしていますが，よく調べれば症例により，症状に微妙な差があるのだと思われます。

注入後時間が経過して薬物が拡散したあと，サルの指運動はさらに変化しましたが，それにはいくつかのパタンがあり個体差もありました。たとえば拇指と示指を対向させる精密つまみ（precision grip）ができなくなったので，4本の指で無理に握ろうとするのですが，これはひどく粗雑で拙劣な感じを与えました。これは未熟なサルで訓練前にみられた指の使い方とよく似ていて，ムシモル注入によって異常な運動が発現したというよりは，習熟した指使用の混乱あるいは消失が起こったとみたほうがよいと思いました。

頭頂葉病変患者の主観的体験から類推すれば，サルでも触対象と容器の認識，両者の相互関係，材質の違いの識別などに障害があるのでしょう。それでこれらの手がかりにもとづく指の使い方の選択ができなくなり，習得した運動の流れが止まり，目的を遂げるためにしかたなく，未習熟時に

用いた粗大かつ無計画な指の使い方を採用し，洗練されていない拙劣な印象を与えたのだと考えられます。

　手指の触運動が熟練する背後には，触覚による対象物の認識の習得があると考えるべきでしょう。失行とは目的運動が遂行できない状態であり，目的運動とは生得的な運動ではなく，学習され，記憶された運動であるとのLiepmannの定義が，よく訓練したサルで，ムシモル注入で起こった指運動の異常にもあてはまるようです。

　一方，運動野へのムシモル注入による手指の拙劣化とはなんでしょうか。上に述べたように，我々の実験では，その症状は感覚野への注入によるものとは違いました。運動野の役割は運動のスピードと力のコントロールです。これが落ちると行為が拙劣になるのでしょう。錐体路切断サルの手の使い方は幼若サルのそれとよく似た状態であるとする報告があります[38]。つまり指使いの習熟に運動野もまた感覚野とは別の側面から深くかかわっていて，感覚野，運動野いずれの損傷によっても拙劣化という同じ語で表されますが少し違う状態が起こるのだということになります。

D．運動における体性感覚野の役割

1) 体性感覚野の役割をめぐるいろいろな観察

　第一体性感覚野（SI）が運動にどう関与するのかは古くから重要な問題でした。体性感覚野を電気刺激すると筋運動が発現します。しかし運動が誘発される刺激閾値は運動野より高く，これは運動野を介する間接的な効果ではないかと考えられました。一方運動野を除去しておいて，SIを刺激しても運動はみられることから，ここが運動野とともに運動発現にかかわるとの考えが古くからありました。たしかにSIから脊髄に投射がありますがその運動への役割はよく分かっていません。

　WidenerとChenney[39]は，SIの直接微小刺激（ICMS）による刺激により誘発される筋の活動（EMG）は，運動野に比べて弱くて少なく，し

かも興奮より抑制効果が主であることを見出しました。しかもこの効果は，運動野に直接投射しない3b野でもみられたので，感覚野の刺激による筋活動あるいはその抑制は運動野を介さない可能性が高いことが示唆されました。

SIを破壊または冷却しても随意運動は可能であることが示されています[40]。ただしこれらの実験では視覚の代償を必ずしも除外していないので注意すべきです。運動野とともに体性感覚野が破壊されると，行為障害の症状が重く，回復が長引きます[37]。

SIは随意運動発現には必須ではないが，SI刺激により運動野ニューロンに長期増強（long-term potentiation：LTP）を発生させることが可能であることから，SIが運動の新しいスキルの獲得を促進するとの仮説があります[41,42]。

運動のコントロールに，3a野や2野に投射する深部情報がtranscortical reflex（皮質経由反射）の形で貢献しているという考えがありました。この反射が，つまんだものがすべりそうになった時の再調整に，どの程度関与するかを調べたMacefieldとJohansson[43]は，被験者がつまんだ仕掛けをすばやく引いた時に起こる自動的なgrip force（つまみの力）の調節に対応して，頭皮内誘発電位が記録されることを確かめました。

指の筋や関節など深部受容器の活動は皮質経由反射に関与することは否定できない[44]ものの，これらの活動はつまみ上げタスクの時，つまみの強さの急な変化には反応せず，その再調整にはなんら貢献しないことが分かりました[45]。

皮膚受容器のほうは個人差があり，常に皮質経由反射に貢献するとはかぎらないと結論されています[44]。

2）体性感覚野と運動野の関係

大脳皮質の運動の中枢にもいろいろなレベルがあります。脊髄運動細胞に運動指令をだす一番の出口のところが一次運動野です。その前方に高次運動野（運動前野と補足運動野）があり，さらに前方の前補足運動野や帯

142　第5章　手の運動と体性感覚

状回運動野とともに随意運動のコントロールに関係しています。

　体性感覚野は一次運動野に感覚情報をフイードバックします。体性感覚野から一次運動野への直接の投射だけでなく，頭頂連合野を通じて補足運動野，運動前野に情報がもたらされ，これらの部位を経由して一次運動野に到達するのです（図5-9）。中心後回の行為障害を解明する上で，これらの諸部位との直接，間接，多層，階層的なかかわりを念頭におく必要があります。

　補足運動野，運動前野は，運動の習得，あるいは外部の状況によってどういう運動をすべきか，あるいは内的な動機にもとづいて今どういう運動をすべきかというようなことを決める，判断をする，そういう場所です。これにたいし運動野は，運動の強さとその方向，つまりスピードのコントロールをしています。ある運動を行うにあたり使う筋の組み合わせをどうするかといったこともここからの指令で決まる仕組みになっています。運動野，運動前野と補足運動野それぞれに感覚の情報が入ってきますが，手で物を操作するような時の体性感覚情報は，低次の運動野に直接入ると考えられます。

　もっと上位の中枢，たとえば補足運動野や，その前の前補足運動野[46]には主として視覚の情報が入るようです。このように感覚と運動の中枢は非常に密接に結びついている，それぞれに階層性があり，階層性の高いところ同士，低いところ同士が結びついています。もっとも随意運動も毎日

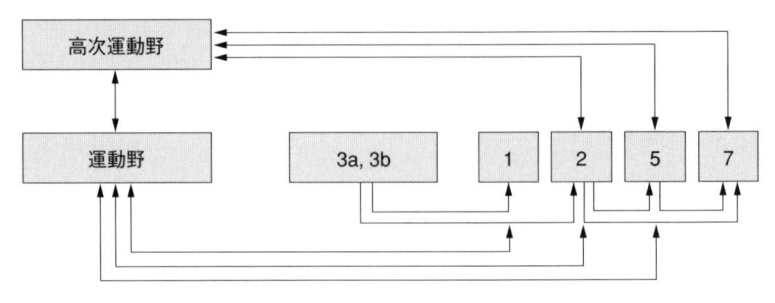

図5-9　第一体性感覚野ならびに頭頂連合野の各領野と運動野，高次運動部の結合関係

のように繰り返して上手になり、慣れてしまうと、もう大脳皮質は使わないで、たとえば大脳基底核や小脳に情報が蓄えられて、ほとんど機械的にこれを行うというふうに置き換えられていくと考えられます。

つまり随意運動の発現に関しては運動イメージ (motor imagenary) や記憶が重要で、体性感覚野を介する感覚の直接的フィードバックは必ずしも必要でないとも考えられます。

体性感覚野はまた大脳基底核（被殻）、視床、上丘、橋核をへて小脳へ、そしてそこから、視床を介して運動野に投射しています[47,48]。これら皮質下への投射と拙劣症との関係は興味あることですが、拙劣症という病態は、これらの皮質下構造に原因がある不随意運動や運動失調などとは臨床的にあきらかに区別されるものです。

3) 手運動に先行して発火する体性感覚野ニューロン

単一ニューロンレベルでの解析によると、感覚野ニューロンの発火はほとんどが運動のあとにみられる、いわゆる感覚性のものです[49]。しかしなかにはたしかに運動に先行するものもあります。これらのニューロンは、運動の開始にかかわっているとは考えにくく[50,51]、むしろ、運動時の構え、遠心コピーなどを代表している可能性が指摘されています[52,53]。またこれを SI は運動指令をどこからか受けて、運動野に送っている証拠とするなどの考えもありましたが未解決のままです。

4) 触識別と記憶にかかわる体性感覚野ニューロン

手指を使って探索したり、対象を操作する時には、接触のたびに知覚が生起するはずですが、対象を同定するため、また、探索や操作の動作を続けるためには、個々の知覚が一時記憶されなければなりません。体性感覚野がこうした触覚記憶に関係しているかどうかは興味ある問題ですが、Koch と Fuster[54] は、サルの中心後回と、その後方の頭頂葉（5 a 野）を調べ、触覚短期記憶に関係すると思われるニューロンを見出しました。サルはまず、サンプルにさわって、その形を記憶します。一定の遅延時間を

経て，同じ形の対象を2者択一的に選択させたところ，遅延時期に発火し続けるニューロンが5a野に見出されました。KochとFusterは，これらが短期記憶に関係すると考えました。

E．ものをつまむ時，触覚受容器はどう働くか

　ものをつまむ時，触覚受容器はどう働くのでしょうか。ものをつまむ時，運動指令は対象の物理特性すなわち，形，重さ，材質（表面の性質）によく適合したものでなければなりません。まず視覚的につまむものの存在を知ると，つまむ運動が企画されます。もし対象がすでになじみのあるものなら，過去の経験，記憶が生かされますが，接触後は，触覚受容器から送られてくる情報が運動をコントロールするわけです。

1) 触覚受容器の役割分担

　ヒトが拇指と示指で小さいものをつまみ上げ，別の場所に移す動作時に，皮膚触覚受容器がどう活動するかを調べたJohanssonらの研究によると，第2章で述べた4種類の受容器FAI, FAII, SAI, SAIIのすべてが活動し，動作の区切りを知らせ，予期せぬ攪乱に自動的に対応し，記憶により次の協同動作を計画するのに必要な情報を提供します（図5-10)[55]。
　FAI型は接触，持ち上げ開始にとくによく発火し，途中の思わぬスリップにも応答します。FAII型は接触，持ち上げ開始と終わり，途中の思わぬスリップ，下ろしはじめ，置いた時などに相動的に発火します。SAII型は接触時，保持中，そして下ろしはじめまで持続的に発火します。この受容器は指の曲がり具合を検出することで知られています。SAI型も保持中持続的な活動があって，かつ，ほぼFA型に準じる相動的活動を示します。
　つままれる対象の表面の材質を変えた時，これに対応する活動の違いを示すのはFAI型で，滑りやすいものをつまむ時，最も強く発火します。

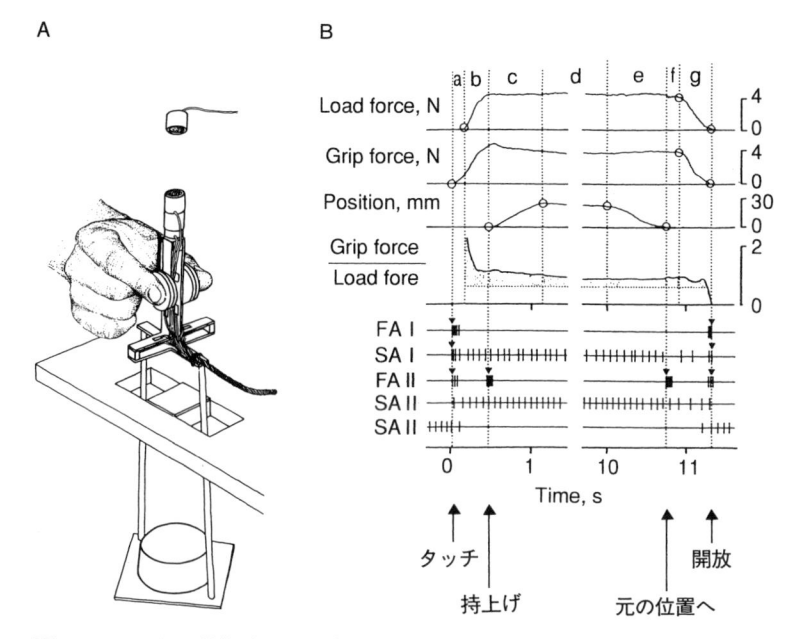

図5-10 つまみ動作時の触受容器の活動

A：つまみ実験装置。B：持ち上げられる部分の荷重（load force），つまみの力（grip force），持ち上げた高さ（position, mm），load force に対する grip force の比，の変化の時間経過（a〜g）とこれに対応する5種類の受容器（FAI，SAI，FAII，SAII 興奮型，SAII 抑制型）の反応の時間経過。a：対象に触れつまむ動作の確立する時期，b：load force と grip force が並行して増加する時期，c：肘と手首の屈曲により持ちあがっていく時期，d：持ち上げて維持している時期，e：もとに戻す時期，f：遅れの時期，g：load force と grip force が並行して減少する時期。各受容器の活動については本文説明参照。
（Johansson と Westling 1989[57] より改変）

　つまみの強さは，対象が滑り落ちそうになった時，自動的にコントロールされますが，これに最も貢献するのは FAI 型です。すなわち load force（荷重）の急な変化に対応してすばやく発火が開始し，変化したつまみの強さに応じた発火をします[56]。

　上記の課題遂行時，指の筋や関節など深部受容器には，力に見合う活動はありますが，それらはつまみの強さの急な変化には反応せず，その再調

整になんら貢献しないそうです[45]。一方，麻酔などにより，指の受容器からの情報が失われると，手首，肘，肩など，より近位からの入力はこれを代償するように働きます。とくに肩の動きが役に立ちます[58]。

手背や指背にある SAII 型は，指の動きにともなって皮膚が伸展する時に発火するので，関節の動きの方向を検出し，運動感覚に貢献すると考えられています[59]。

2) 視覚や記憶の役割

ものをつまみ上げるとき，その対象がなじみのものであれば，眼で見て重さは予測できますから，過去の記憶にもとづいて，つまみ上げる力をコントロールします。ふつう，ものの操作はこのような記憶と予測でこなしているのであり，厳密な感覚フィードバックによっているのではないのです[60]。未知のものでも，つまみ操作を数回繰り返すと急速に記憶が確立します。この過程は当然感覚情報に依存しています。

つまみ上げるものの形をいろいろ変えた時，指のつまむ力，持ち上げる力を相手の形に適合させるには，視覚か体性感覚のどちらかが必要で，両方とも奪われると当然ひどく障害されます。ただし触覚的手がかりは接触の 0.1 秒以後にはじめて有効となり，それまでは前回の試行の記憶により力の調節が行われることは重要です[61]。つまり感覚入力は運動記憶との関係で使われているわけであります。

第6章
さわる，さわられる

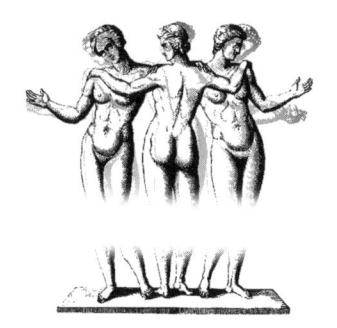

この章では能動的に行われる行為（さわる）が受動的な場合（さわられる）と違う認識作用をもたらすという3つの例を紹介します。これらにはいずれもコロラリ放電の概念がからんでいるという共通点があります。

A．アクティヴタッチの神経機構

第1章で紹介したアクティヴタッチについて，ここで掘り下げて考えてみることにします[1]。

1) 認識の過程は能動的である

認識過程は能動的なものです。たとえば数ある対象のなかから期待に合うものを知覚する，あるいは図式に対応する自己のもつ情報のみを抽出しそれ以外のものを無視する，さらにまた認識の過程には，知覚像と記憶像との照合が含まれるが，この照合の手続きはあらかじめ存在する枠組みに適合する知覚像の能動的な選択である，などといわれています。つまり，認識過程では，感覚知覚情報にたいし積極的な選択が行われるということです（触覚における選択的注意の問題は第7章でまたとりあげます）。

"能動的"という言葉のもう一つの意味は，感覚を受容する過程において探索が行われるということです。探索は運動をともないます。すなわち感覚受容と運動制御とは不可分の関係にあるのです。これから本章で述べる，大脳皮質体性感覚野の手と指領域にある神経機構の話は，手が探索するためにあるという点で分かりやすいのですが，他の感覚系でも，たとえば視覚の場合は目を動かして見る対象を決めるわけですし，聴覚でも耳を傾けるという言葉があるように，外界を探索するということはいろいろな感覚に共通です。

第1章（7頁）で述べたように，19世紀末から20世紀前半に確立した要素的感覚理論では，感覚をまったく受身の過程として捉えました。この考えが現代に根強く受け継がれています。受身の被験者の皮膚に刺激が与

えられると，刺激に適合する特殊化した受容器がそれをとらえて情報を脳に送る。体部位再現という言葉があるように，脳の表面には体の表面が忠実に再現されていて，受動的に外界が受容されると考えられています。しかし容易に理解できるように，感覚は決してそういう受動的な過程ではありません。体性感覚とくに手の場合は，こちらから外界にさわりにいくわけですから，もっと能動的な過程なのです。しかしこうした面は，古典的な心理学や生理学では扱えないものとされていました。

　積極的に探索して対象を認知するという過程はあまりに複雑すぎて，要素的な感覚過程の組み合わせではうまく説明できません。むしろ，はじめからもっと総合的に考える必要がでてきます。第1章（17頁）でも述べましたが，ある意味で異端の心理学者であった J. J. Gibson はアクティヴタッチ（active touch）の重要性を説きました[2]。彼は能動的な触覚が受け身の感覚受容といかに違うかということ，つまり得られる情報の内容が量的にも質的にも違うことを強調しています。Gibson は，「アクティヴタッチは一つの感覚の種だという基準には合わないか，外界について一つのはっきりとした情報のチャネルを提供するので，それ自体，他から分離できる知覚の一形態だ」と述べています。

2) 運動指令はどのように関与するか

　Gibson はあまり重要視しませんでしたが，探索的触行動における大事な問題は，運動指令の問題です（第2章 39頁）。能動的な探索は運動をともないますが，運動の実行過程では必ず大脳皮質運動野から脊髄に向かって指令がでるはずです。この指令の一部が，遠心コピーとして，感覚野に行き知覚過程に影響をおよぼす可能性が，Helmholz や von Holst によって眼について指摘されました（第2章 図2-5 40頁）。この問題は運動をともなうアクティヴタッチの場合には無視できない重要な問題です。

　感覚受容と運動指令を両方考えなければ，探索的な触知覚の過程は理解できないというわけです。こんないきさつを，うまく図式化したものが図6-1です。これは，対象の触覚的認知のなかで最も特徴的な，あるいは一

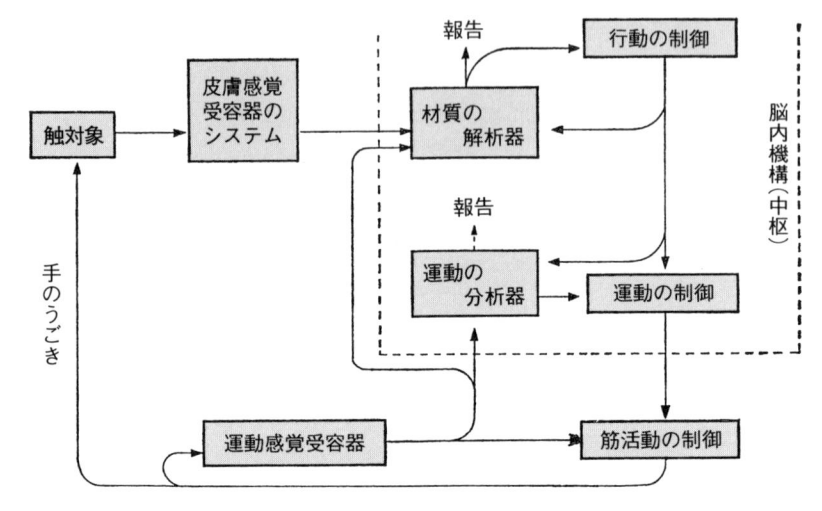

図6-1 アクティヴタッチによる材質判定の回路モデル
(Taylor, Lederman, Gibson 1974³⁾ より改変)

番触覚らしい問題，すなわち材質の知覚の場合にどういうプロセスが働くかを図式化したものです。

図6-1の左上には触対象があります。私たちは手を動かしてこれを探るわけです。実は手が触対象を探るとき起こる感覚は，対象物の表面の性質ばかりでなく，自分の皮膚の状態にもよります。つまり両者の相互作用によって皮膚に存在する受容器の刺激のされ方が違ってきます。この問題にはあとで触れますが，ここではそれを省き，単に触対象としてあります。探索の結果，受容器のシステムが興奮し，それが中枢（これは広い範囲を含んでいますが）に伝えられます。中枢のどこかにそれを解析するところがあって，そこで解析されたものが報告としてでてきます。

ところで，探索をする場合にはいうまでもなく探索運動を制御することが必要ですから，その制御の指令をだすところがあるはずです。これは運動野の役割ですが，それによってまず探索行動の大枠が決まり，次に手や指の動き方が決まり，さらに個々の筋収縮の度合が決まって，対象物に触れるわけです。運動が起こると当然，関節や筋肉の固有感覚受容器や，皮

膚の受容器が興奮します。そうすると，これらの情報は運動制御系にフィードバックされます。これらの情報は同時に，先ほど述べた材質の解析器にも送られます。

一方，探索運動にたいする指令がでるとき，材質解析器のほうにもその指令の一部，遠心コピーが行き，指令の内容を知らせると考えられます。そこで，だされた指令が材質の解析にとって適当かどうかの照合が行われて，だめな場合にはまた運動の方略が変わることになるのです。

もう一つこの図で重要なことは，運動の分析器があることです。手を動かすとその結果は分析器に入り，手の動きが分析されます。この結果は運動の制御系にもどされて制御に使われると考えられますが，実はここでも，運動の指令と運動の結果の照合が行われている可能性があります。つまり今どういう指令がでて，どういう運動をやらせているかが，わざわざ情報が末梢へ行って帰ってくる前に，運動分析器のほうへ知らされるわけです。

ところでこういう問題に関連して，McCloskey がおもしろい事実を指摘しています[4]。彼はいわゆる運動感覚（kinesthesia）を起こすメカニズムに興味をもっている研究者です。ちなみに運動感覚とは，動きの感覚，位置の感覚，重さの感覚をさします（第2章31頁）。McCloskey はこれらの感覚についてヒトでいろいろと実験していますが，重さの感覚については，遠心性成分，つまり中枢からの指令が，末梢からの感覚情報と同様に重要な役割を演じていると結論しました。

図6-2 は彼の結論をまとめたものです。要点を紹介しますと，ある筋肉を使って重さを判定する場合，その判定に影響をおよぼす現象がいくつかあります。まず中枢性の麻痺，これは完全な麻痺ではなく，中途半端な麻痺でとくに感覚の障害がない場合です。次に小脳の障害，それからなんらかの形で脊髄の運動ニューロンに抑制がかかるような場合，たとえば拮抗筋に振動刺激を加えて筋紡錘を興奮させる，あるいは薬物で神経筋接合部を遮断してやる，さらに筋疲労（筋疲労で筋肉自体が弱ると非常に重く感じるというのは日常よく体験しますが），というようにさまざまな理由あ

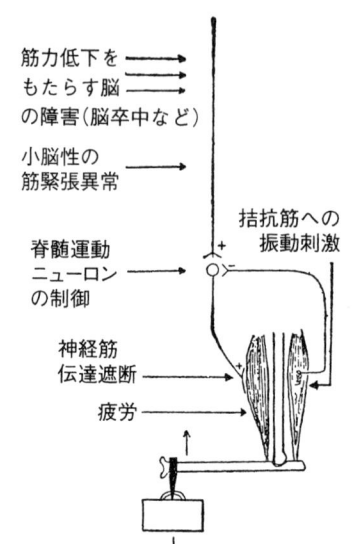

図6-2 重さの感覚に影響を与える諸因子[4]

（筋力低下をもたらす脳の障害（脳卒中など）／小脳性の筋緊張異常／脊髄運動ニューロンの制御／神経筋伝達遮断／疲労／拮抗筋への振動刺激）

るいは状況で，重さの感覚が変わるわけです。

　これらの状況に共通なことは，いずれも筋肉を使うために中枢から出される指令つまり主観的な努力感の割に，筋を含めた末梢から大脳にもどされる情報が少ないことで，つまり両者の間にアンバランスがあると，より重く感ずるのだという結論を彼は出しているのです。

　話をもとにもどしますが，材質の解析ならびに運動の分析は実際に大脳のどこで行われるのでしようか。受容器からの情報がまず第一体性感覚野に入ることはまちがいないでしよう。第一体性感覚野の後方には頭頂連合野があります。従来，認識作用は連合野で行われると考えられていました。

　それではどこまでが体性感覚野の役割かがここで問題になります。以下に体性感覚野がアクティヴタッチにどうかかわっているのかを述べることにします。

3) さわったものをどのように認知するのか

　手で物に触れたり持ったりすると，多数の皮膚や深部の受容器が同時に刺激され，膨大な感覚情報が大脳皮質体性感覚野に送られます。これらの情報はどのように処理されるのでしょうか。その手がかりを得るため我々はサルの体性感覚野手指領域で単一ニューロン活動を記録し，受容野の形や刺激にたいする応答のしかたを調べました。これらの結果を理解していただくために，体性感覚野の解剖生理学の知識が必要ですが，これらについては第3章に詳しく述べました。

　ヒトやサルの体性感覚野は中心後回にあり，細胞構築学的には3a, 3b, 1, 2野の4つに区分されています。3b野はこまかい顆粒細胞と小さい錐体細胞が多いところですが，3野と1野の境界で顆粒細胞の数が急に減り，錐体細胞の数が増えていきます。このことは，体性感覚野は後ろのほうへいくとより連合野的になっていくということ意味します。そして頭頂間溝に沿った部分で体性感覚野は頭頂連合野である5野または7野に移行していきます。

　体性感覚野ニューロンの性質について私たちの実験結果を中心に述べます。まずニホンザルを実験室の環境に慣れさせます。次に，私たちがサルの手に触れた場合には受動的にそれを受容するように，また，餌を眼の前に提示したときには能動的に手を伸ばして，それをつまんでとるように訓練します。そのあと手術をして，回復後体性感覚野から単一ニューロン活動を無麻酔状態で記録できるように準備します。サルを専用のチェアに腰かけさせ，頭部を固定して，記録電極を脳内に挿入します。

4) アクティヴタッチと体性感覚野ニューロン

　ここで述べるのは，1野や2野のニューロンは具体的にどのような刺激条件下に活性化されるか，という問題です。統合されて大きくなった受容野をもつニューロンにも，もちろん単純な刺激に応答するものが多いのです。しかしもっと複雑なパターンの刺激によりよく応答するニューロンが

増えてきます。たとえば皮膚をある一定方向に"こする"という刺激のみに応答するニューロン，あるいは指の屈伸でも，ある指を曲げて他の指を伸ばすという特殊な組み合わせによって，はじめて最大に興奮するニューロンがあります。

　また別のニューロンは単純な刺激には絶対に応答しないので，受容野が見つかりません。そういうニューロンの中に，サルの自発的な手や腕の運動に際してのみ発火するものがあります。たとえば中指と薬指と小指を使ってものをキュッと握るサル独特のしぐさをしたとき（図6-3 A），非常によく発火するニューロンがあります。また別のニューロンは，親指が参加するつまみ運動でのみ発火し（図6-3 B），図6-3 Cのように親指以外の4本の指だけで，ミカンの果肉をすくい取るような運動ではあまり強く発火しません。もちろん親指に触れたり，親指を曲げたりする受動的な刺激では，弱い興奮しか起こらない，つまり能動的に指を動かすとはじめ

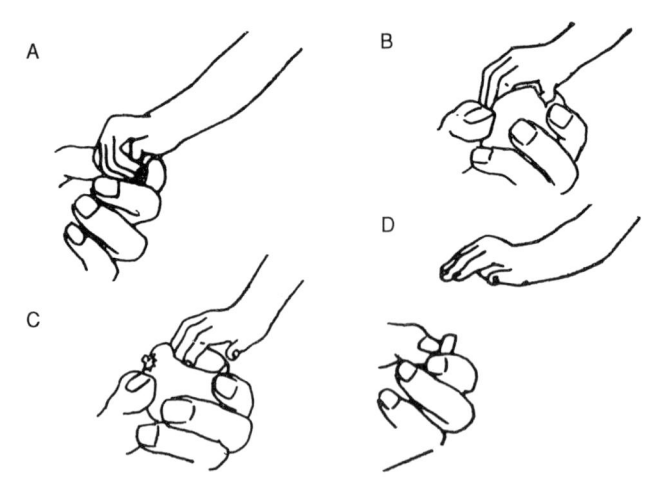

図6-3　サルのしぐさとニューロンの発火[5]
Aは小さいビスケット片をつかみとる時の手のしぐさ。Bは親指（拇指）を他の指に対抗させて，果肉をとろうとする時の手のしぐさ。Cは親指は使わず，他の指で果肉をかきとろうとするしぐさ。Dはサルが小さいビスケット片にむかって腕を伸ばすしぐさ。

て，強い興奮が起こるというニューロンです。

　さらに，ものをとるために腕を伸ばすという動作ではじめて，発火するニューロンもあります（図6-3 D）。このニューロンも受容野は全然ない，つまり受動的な刺激には，まったく応答しない。能動的な動作をやらせてはじめて興奮するわけです。ところが，このニューロンはものを手に入れた途端に発火が止んで，手に持っている間はむしろ応答が減ります。ですから前に述べたニューロンとは役割が違って，ものを手に入れる前の到達運動を符号化しているわけです。

　こういうニューロン，つまり，サルが能動的に動いた時によく応答するニューロンには，図6-1で指摘したように，もし時間関係さえ合えば，運動指令を傍受している可能性があるわけです。つまり，これらのニューロンはおそらく図6-1にある動作分析にかかわっているニューロンであると考えたいのです。でははたして体性感覚野に遠心性コピーを受けているニューロンがあるという生理学的な証拠があるのでしょうか。これに関しては他の研究者による次のようなデータがあります（図6-4）。無麻酔のサルを訓練して，自発的に肘の屈伸をやらせ，この時の筋電図を上腕の屈筋と伸筋からとります。同時に体性感覚野に微小電極を差し込んで，ニューロンの活動を記録します。そして肘の位置の変化や上腕筋活動と，ニューロンの発火の時間的な関係を調べます。

　すると，肘の位置や筋電図の変化に約50ミリ秒前後先行して発火するニューロンが体性感覚野にたしかにあるのです。ところが，これらのニューロンの発火は，受動的に関節を動かしてやった時には，肘の位置の変化に先行することはなく，同時かあるいはむしろ遅れています。つまり能動的に運動する時だけ，その運動開始に先行して発火するニューロンだということが分かったのです。運動に先行して発火するということは，それ自身運動指令をだしているか，あるいはこれをいち早く傍受しているかのどちらかですが，体性感覚野の神経結合から考えて，また事実運動野ニューロンの発火よりは遅れるので，後者だと考えられます。

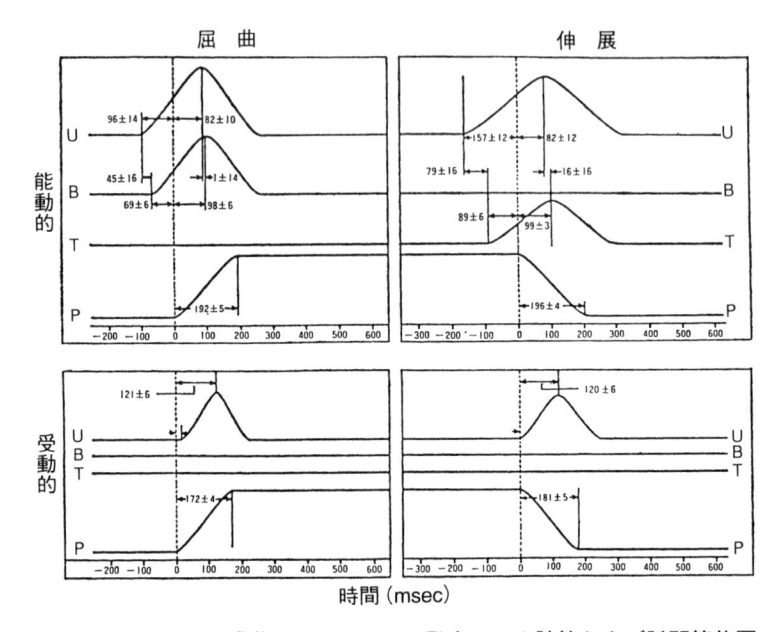

図 6-4 サルの体性感覚野ニューロンの発火と，上腕筋および肘関節位置との時間関係[6]

能動的な運動の場合には，体性感覚野ニューロンが筋活動に先行して発火する。ただし図には示してないが，運動野ニューロンの発火よりは遅れる。U は体性感覚野ニューロンの活動（72 個平均），B は上腕 2 頭筋の活動，T は上腕 3 頭筋の活動，P は肘の位置。

5) 物の形や材質の特徴に応じるニューロン

次に，手でさわった対象物の性質を解析するほうだと思われるニューロンについて考えてみましょう。指先に受容野があって，指先に細い針金あるいはエッジのあるものをあてると，強い応答が起こるニューロンがあります（図 6-5）。指先を広く全面的に刺激すると応答しないニューロンで，典型的なエッジの検出ニューロンです。このニューロンはサルの自発的な動作の有無とは関係なく，受動的にでもいいし，サルが自分で対象物をつかんでも発火します。要するに，エッジという特徴を捉えた時に発火するわけです。次の例は，前の例とは違って受容野が全然なく，またやはり前

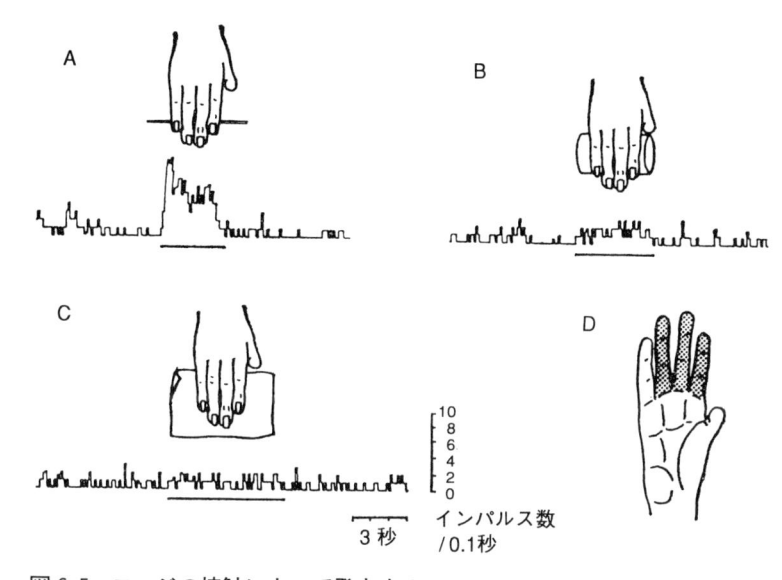

A. アクティヴタッチの神経機構　157

図6-5　エッジの接触によって発火するニューロン[7]
Aは細い針金，Bは円筒，Cはフェルト布の接触によるニューロン活動の変化を示すヒストグラム。

のとは違って，サルが自分で能動的に対象を握った時にのみ，しかもその対象にエッジがあるもの，すなわち四角いものをサルが握った時にのみ発火したニューロンです（図6-6 A）。

それからもう一つ，そのすぐそばで記録されたのですが，逆にエッジのないもの，つまり丸いものをサルが握ったときに発火したニューロンです（図6-6 B）。ともに，先程のエッジに応答したニューロンより一段進んだ特徴抽出ニューロンで，しかも手の能動的な運動がかかわっているような複雑なニューロンです。私の解釈では丸いとか，四角いとかいう対象物の形を検出していると思われます。

図6-7のニューロンはもっと複雑で，指の背面に受容野があって，そこにものが触れる，これはサルが自発的に動いても動かなくてもどちらでもいいのですが，ものに触れた時，触れた対象の材質によって応答が違ってくるニューロンです。これはびんを洗う毛足の長いブラシや，柔らかいチ

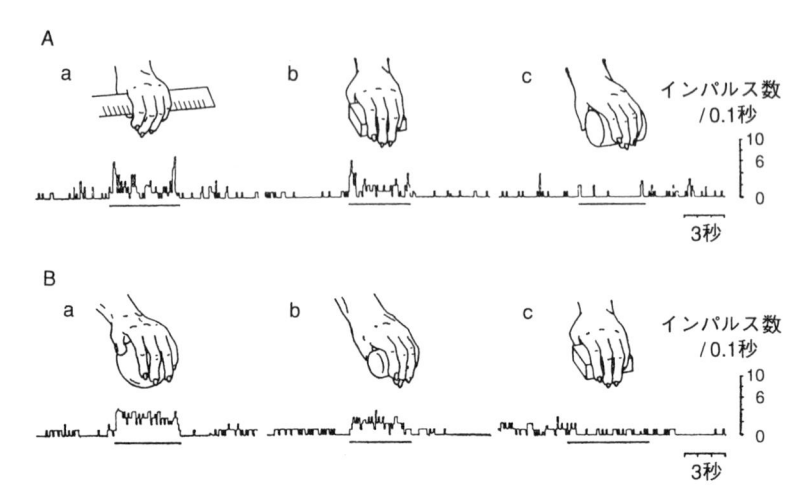

図 6-6 形識別ニューロン[7]
A は四角いまたはエッジのある物体をサルが能動的に握った時に応答するニューロン。B は丸い（エッジのない）物体を握った時に応答するニューロン。

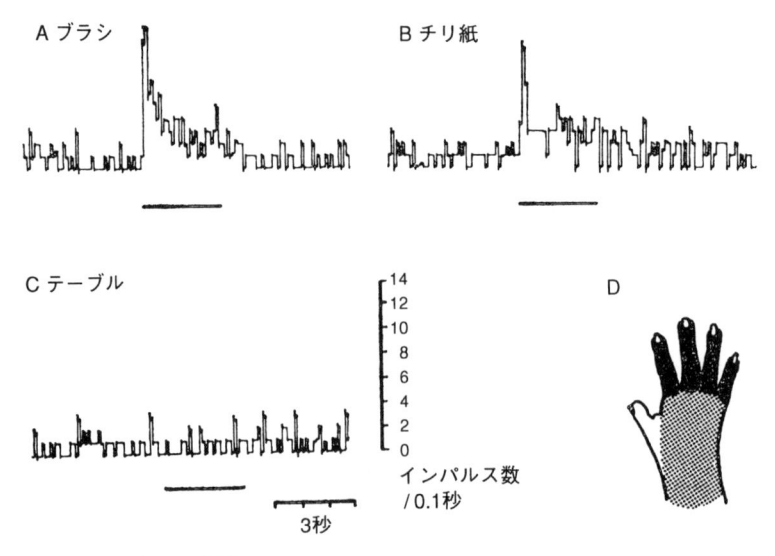

図 6-7 手ざわり識別ニューロン[8]
ブラシ(A)や柔らかいチリ紙(B)のたばなどに指背が触れる時に応答するニューロン。テーブル表面(C)など固い物体に触れた時には応答しない。(D)受容野。

A. アクティヴタッチの神経機構　159

リ紙を何枚も重ねたものなどに，指背部が触れると発火しました．一方，アクリルでできた固いテーブルに手をあてた場合には応答しませんでした．つまり手が触れたことによって動くものに触れると応答しますが，テーブルのような抵抗のあるものでは応答しないわけです．

　ところでブラシから連想できるものは，サルの体にふさふさとはえている毛です．サルがよくやる毛づくろいの状況を考えますと，このようなニューロンは，サルの手が，仲間の体毛にさわったときに強く発火するだろうことは容易に想像されます．

　一方，このニューロンのそばで今度は逆にアクリルのテーブルに触れると応答して，ブラシとか，トイレットペーパーなど柔らかいものでは抑制されてしまうニューロンがあって，これが組みになっているわけです．こういうニューロン群はものの形，あるいはエッジとか，そういうものの検出よりもう少し複雑な，ものの材質の違いを検出していると解釈できます．

　これらのニューロンをまとめて解釈すると，おそらく前者のニューロンは"毛づくろい"のような状況で，手を動かして探索していった時に，対象が自分の手の動きによって動く，つまり柔らかい時に興奮するのにたいして，後者は対象が抵抗して動かない，つまり固い時に興奮するのだ，と解釈してよいでしょう．すなわちものの材質の判定という過程には，自分の運動がモニターされていて，それが背景にあってはじめて，対象の性質の判定が可能になると想像されるのです．

　これらのニューロンで面白いのは，自分の体は排除するという現象です．自分の体にさわらせた場合には応答しない．しかし私のひげにさわらせてみましたらやはり応答しました．自分の体毛も材質という点から考えると，私のひげやブラシとよく似ているにもかかわらず，そこに一種の選択が働いていて，自分の体は積極的に排除していたと解釈できます．たぶん，自分の体からの情報，自分の手が触れた時には，さわったほうとさわられたほうが同時に刺激されますから，自分の体が同時に刺激されたという情報がくると，それはキャンセルしあうという機構で解釈できるわけで

す。

6) 材質の解析と運動の分析は不可分に結びついている

　これで，図6-1で指摘したような，運動の分析と，ものの形や材質の解析という2つの違った種類のニューロン群が，体性感覚野に存在する可能性があることがお分かりいただけたと思います。これらがあるいは，末梢からの感覚情報だけではなく，自分の行動を制御する指令信号のコピーも受けていて，運動指令とその結果についての末梢からの情報との照合をやっているのではないか，そういうふうに考えてみたいと思うのです。

　上に示したニューロンの中でも，サルが能動的に握って形を識別することに関係するニューロン（図6-6）や，材質の判定に関係するとみられるニューロン（図6-7）などでは，形や材質の解析と運動の分析とが不可分に結びついているようです。図6-1の図式では，両者を単純に分けていますが，両者からの情報を統合している，もう一段高次のレベルのニューロンなのかもしれません。

　我々のデータから，こうして，体性感覚野のなかでより連合野的な部分，つまり2野にこのようないろいろなニューロンが存在することが分かりました。またこのようなニューロンが記録された部位は，頭頂連合野との境界部分ですので，図6-6, 6-7に示したようなニューロンが，おそらく体性感覚野のなかで，最も複雑なニューロンと考えてよいと思います。

　そうすると，これらを，認識の前段階の神経機構なのか，あるいは認識そのものの神経機構と考えてよいのか，そのへんがここで議論の対象になります。認識は，記憶像と呼ばれる，何か過去に学習された結果生じたものと，知覚像との照合の過程を含むとされています。

　この表現は，照合過程が，無数にある記憶像とたえまなく与えられる刺激にもとづいて生じる知覚像との間で，いわば偶然的あるいは試行錯誤的に起こるような感じを与えます。しかし，我々の実験結果から，第一次体性感覚野における知覚過程がかなり複雑なところまで含んでいるにもかかわらず，それは，階層性をもったニューロン連鎖のうえで論理的に組み立

てられている可能性が示唆されました。おそらく，この過程は生得的に用意されたプログラムに従って，形成されるのでしょう。

認識にもいろいろなレベルのものがあると仮定しますと，体性感覚野においても論理的生得的な知覚過程にもとづく認識作用が営まれていると結論できます。一方，より高次の連合野で営まれる知覚過程（これは多種感覚情報の統合を必要としますが）にもとづく認識作用は，経験的あるいはかえってより偶然的な側面を含んでいるかも知れません。

B．自分でくすぐってもくすぐったくないのはなぜか

くすぐったい感覚は不思議なものです。これを起こす刺激は，普通は皮膚表面に加わるごく軽い触刺激です（筋肉を揉まれても類似の感覚が起こることがあります）。刺激のしかたに微妙な繰り返しが必要です。身体の部位によって感受性が違い，なぜか足の裏が敏感な人が多いようです。個人差がありくすぐったがらない人もいます。概して幼い子どもは敏感です。

くすぐられると身をよじって逃げようとする行動とともに，笑いが起こります。笑いはそもそもおかしい時，あるいはユーモアを感じる時に生じるのですが，くすぐりとおかしさ，ユーモアとを関係づけてあれこれ議論した最初の人が有名な Charles Darwin だといわれています。おかしさというのは心のくすぐりだというわけです。確かに共通点はあります。どちらによる笑いも，①心地よい状態にいること，②軽い刺激であること，③刺激が加わる場所あるいは内容が予測されないこと，新しいこと，④繰り返しがあることなどにより，誘発されるようです。

くすぐったがることと，よく笑うこととが関係あるかどうか，聞き取り調査により調べた心理学者の報告[9]によると，両者の間にはたしかに相関があるそうです。つまりよく笑う人はくすぐったがりやでもあるというわけです。

ところで自分で自分をくすぐっても効果がないことはよく知られていますが，これがなぜなのかは難しい問題です。これを簡単なくすぐり装置を作って確認した人がいました[10]。最近，似たような装置を使ってこれを再確認し，さらに自分でくすぐった時と外部からくすぐられた時に働く脳部位がどう違うかを，fMRIを使って調べた人がいます[11~13]（図6-8）。

まず2つの条件の間で何が違うかを考えてみます。これは当たり前ですが，自分でくすぐる時には，自分の動きで生じる深部，あるいは皮膚感覚情報が加わります。しかしこれだけでは自分が動いている事は分かりません。感覚刺激が外部から来るのか自分の動きによるのかを区別するには，別の仕組みが要ります。すなわち，第3章や，前節の能動的触覚のところでも登場しましたが，いわゆる遠心コピー，運動指令，コロラリ放電などと呼ばれる情報が運動中枢から，感覚中枢に伝えられるのです。これはもともと我々が外界を見るとき，眼の動きをともなうのにぶれないのはなぜかという疑問に答えるために仮定されたものなのですが，眼だけではなく，手，腕の動き，言葉などにあてはまると考えられています。

自分で刺激したか，外部から刺激されたかによって感覚に違いが生じることの根底に，自分の動作の結果が予測できることがあるとすれば，この

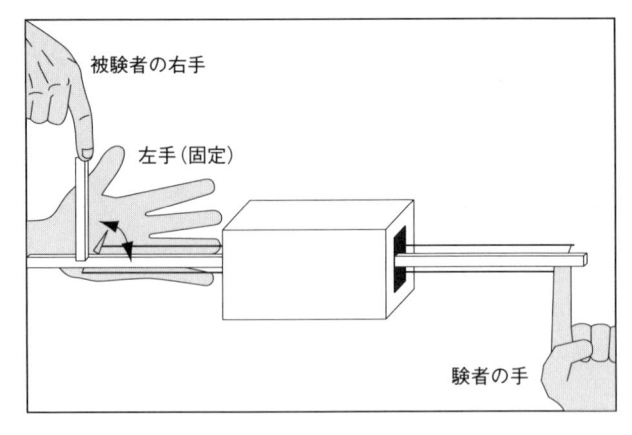

図6-8 手掌をくすぐるためのしかけ[11]

同じ機構によって，自分でくすぐってもくすぐったくないのが説明できるのではないかと考えたくなります。

実験では，左の手掌をロッドで刺激しました。検者がロッドを操作するとくすぐったがります。次に自分の右手でこのロッドを操作するのですがあまりくすぐったくありません。しかし刺激装置を動かしてから刺激が加わるまでに，機械を介して200ミリ秒までの時間後れを生じさせると，時間後れが増加するにつれ，次第にくすぐったさが増大することが分かりました。

自分でくすぐってもくすぐったくないのは，予測による感覚フィードバックの打ち消しのためであることが仮定されるわけですが，そもそも体性感覚野のニューロン活動は自己の動きによって抑制されることが知られています。たとえば，動物では能動的な探索時には皮質，視床，後索核などで入力が抑制され，皮質に到達しにくくなります。ではくすぐりの時，脳のどこが体性感覚野を抑制するのか，あるいは感覚入力が来ることを予測する機構がどこにあるのかが問題になります。

fMRIで調べると，体性感覚野では自分でくすぐった時のほうがたしかに活動が低くでました。一方自分でくすぐった時に活動が高かったのは小脳でした。小脳はもともと自分の運動を予測する部位として知られていますから，ここから感覚野に向かって抑制信号が発せられるのだという仮定がこの論文の結論でした。そういわれるとなんとなく分かったような感じがしますが，今後具体的にこれを検証する必要があります。

C．大きさ―重さ錯覚：眼はだまされるが身体はだまされない

おなじ重さで大きさが違うものを持ち上げるとき，小さいほうが重いと感じる，大きさ―重さ錯覚は100年以上前から知られています。重さが同じであることをあらかじめ知らされていても錯覚の度合いは変わらず，また繰り返しても変わらないという不思議なものです。

この錯覚のメカニズムについてはいろいろと論争がありますが，ミスマッチ仮説が最も有力でした．これは，重さに関して見かけと実際の感覚入力のミスマッチが原因であるというものです．その仕組みの説明は以下のとおりです．

持ち上げるとき，中枢神経系にある内部前向きモデルにもとづいて，持ち上げられる対象の感覚フィードバック量の予測を行います．この予測がコロラリ放電ですが，これが実際の感覚フィードバックと比較され，重さが判定されるというわけです．

Johannsonら[14～16]は，ものをつまみ上げる時，指にどのくらいの力を入れるかを決める因子にはいくつかあることを調べました．これらは，①対象の大きさと形についての視覚手がかり，触覚手がかり，②重さの分布の情報，③直前の試行の経験にもとづく感覚運動記憶などです．

つまみ上げ試行を繰り返して慣れた時，突如重さを変えてやると，被験者は最初の試行では不適切な力を出してしまいますが，次の試行ではもう新しい重さに慣れます．この慣れは，突如摩擦を変えたり，形を変えたりした時にも起こるそうです．

最近この問題を改めて吟味した実験結果が発表されました[17]．大きさが違うが重さがまったく同じ2つの小箱（1辺が5.2 cmと10.9 cmの立方体）をつまみ上げるタスクを用いました．つまみ上げるときのつまみ力と持ち上げ力を測ると，はじめは視覚的な予測が影響してか，大きいほうをつまみ上げる時により大きい力を出しますが，繰り返すと次第に差がなくなります（図6-9）．つまり，繰り返しているうちに，指先が箱の重さが同じであることを感覚運動的に学習，記憶して，これに合わせて指の力を調節します．

面白いことにこうなっても錯覚はあるのです．つまり被験者は相変わらず主観的に小さいほうが重いと感じていたのです．繰り返し後にも錯覚が残っていることは，別のグループの被験者で，絶対尺度評価法を用いた心理実験で確認しました．被験者を2群に分け，一方には重さが同じであることをあらかじめ教えておきましたが結果は同じでした．

C．大きさ―重さ錯覚：眼はだまされるが身体はだまされない　165

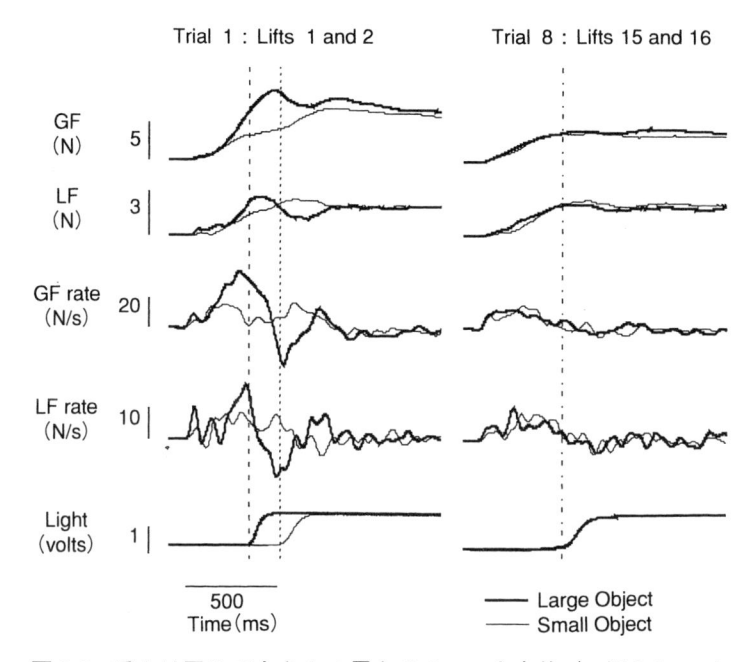

```
        Trial 1 : Lifts 1 and 2        Trial 8 : Lifts 15 and 16
GF (N)  5|
LF (N)  3|
GF rate 20|
(N/s)
LF rate 10|
(N/s)
Light   1|
(volts)
        |—500—|
        Time (ms)                ─── Large Object
                                 ─── Small Object
```

図6-9　重さは同じで大きさの異なる2つの立方体（一辺5.2 cmと10.9 cm）をつまみ上げる時の水平方向のつまむ力（GF：grip force）と垂直方向の力（LF：load force）の時間経過[17]
　　　左：最初の試行，右：8回目の試行（常に大きい方を先に）。最初の試行(左)では小さい方（細線）をつまみ上げる時の方が，GF，LFともに小さい。8回目の試行(右)では差がなくなっている。

　この結果は，純粋に知覚的，認知的なプロセスと，感覚運動的プロセスは別物であるということを示しています。ゴルフボール錯覚というのがあるそうです。大きさが同じで軽い練習ボールがあります。ゴルフをやる人は，練習ボールが本物のゴルフボールより軽いのを知っています。これを本物のゴルフボールと同じ重さにして，そのことを知らせずに本物と比較させると，練習ボールのほうが重いと感じるそうです。しかしゴルフをやらない人にはこの錯覚は起こらないのです。

第7章
認識の基盤としての体性感覚

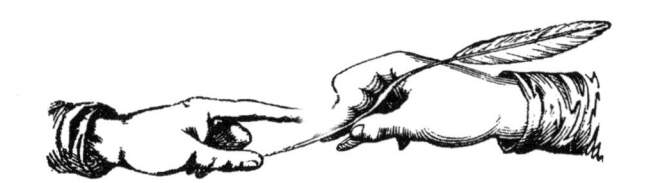

本章では，体性感覚がかかわる重要な問題でありながら前のどの章でも扱いにくかった複雑な話題をとりあげます。すなわち大脳皮質の電気活動と意識的体験の関係，触覚における「注意」の問題，自己意識のもとになる身体像の成立の仕組み，幻肢，半身無視など末梢性あるいは中枢性に起こる身体像の変容，さらに触対象認識にかかわる脳の部位，そして触覚能力が高いとされる視覚喪失者の視覚野に起こる変化などについて解説することにします[1]。

A．体性感覚野の電気活動は意識されるか Libetの実験 ①

もはや古典となりましたがB. Libetによる，脳の直接電気刺激で起こる意識的体験と大脳皮質誘発電位との対応の研究は大変ユニークで貴重なものです。

Libetは，交感神経節ニューロンのシナプス電位の解析などを手がけた神経生理学者ですが，一方で，早くから主観的体験と脳電気活動の関係の解明に正面から取り組み，ユニークな研究を行いました。彼は自分の研究の立場について次のように述べています[2]。

「神経科学の目標の一つは意識的体験の神経的基礎を理解することであるが，このためには，研究の操作的基準の確立が必要である」，「ほかに適当な手段がないなら，意識的体験の内容を知るには本人の内省を聞くしかない。これは必ずしも言葉による報告でなく，内省的体験を表現していれば合図でもよい」，「しかし報告には必ず十分な時間を与えられねばならない。性急な反応時間測定のようなものでは困る。強制選択課題では，内省的意識なしに反応することができるからである。実際多くの感覚信号が意識されないにもかかわらず，行為，行動を引き起こす」，「いろいろなテクニックにより，意識，すなわち主観的体験と脳活動の関係を調べ，心と脳の問題に迫ろうという試みがなされているなかで，脳の直接電気刺激は，反応を時間的，空間的にコントロールしやすいという利点がある」。

A. 体性感覚野の電気活動は意識されるか　Libet の実験 ①　169

Libet は以下のような実験を行いました。

1) 皮質の電気刺激で自然な感覚体験は生じるか

　第3章 (62頁) で述べたように，Penfield が体部位再現地図を描きました。ヒトの大脳皮質を直接電気刺激して引き起こされる主観的な体験としての体性感覚を利用したのです。その内容はしばしばしびれ感，ちくちくするあるいはぴりっとする感じ，痛み，あるいは関節の屈曲感などでした。つまりこれらの大部分はいわば人工的あるいは異常な感覚体験というべきものでした。そこではたして大脳皮質の活動が感覚体験に対応するのかどうかが問題となりました。Libet は皮質刺激に用いる電流をうまくコントロールしてより日常的な，あるいは自然な感覚体験を起こさせることに成功しました[3]。

　自然な感覚の多くが，動きに関係あるものでした。タルカム粉を吹き付けられたような，小壌を転がされたような，紙をつまんだようなといった具合です。温かさ，冷たさもありました。しかし痛みの感覚はけっして起こりませんでした。痛みではなく，不愉快なぴりぴり感，電気的なしびれ感が起こりました。ここで注意すべきことは，自然な感覚体験といっても本当に自然な体験ではないことです。また被験者にとって，誘発された感覚体験を記述することはけっしてやさしくはなかったのです。何かに喩えなければ記述できないし，記述してみてもそれは必ずしも適切ではありませんでした。つまり主観的な身体体験を他人に伝えるのはたいへん難しいということであります。

2) 体性感覚の意識的体験が起こるのに要する時間：
Time-on Theory

　Libet はまたヒトの大脳皮質を電気刺激して皮質直接反応を発生させてみました[4]。ところがこの時適用した刺激の強さでは，被験者はなんら主観的体験を起こしませんでした。皮膚や，体性感覚視床中継核の刺激で皮質誘発電位を起こす場合も，刺激が弱く誘発電位が一次反応だけで遅い成

分を欠いている場合には，主観的体験は起こりませんでした。つまりこれらの反応の生起は皮質神経活動の指標であるにもかかわらず，これが意識にのぼる体験をともなうとはかぎらないのです。

ところが，この弱い刺激でもこれを反復して与えると感覚体験が起こりました。この場合，意識的な感覚体験が生じるには，約0.5秒の刺激の持続を必要としました。つまり，意識にのぼる感覚体験が生起するためにはこれだけの時間を必要とする，あるいはそれだけ遅れるということです。そこで一つの仮説が浮かび上がります。すなわち多くの意識的体験は，ある時間持続する神経活動を必要とし，これより短い脳活動は無意識的に行われるのではないか。もしそうなら，多くの脳活動が無意識的に起こることも理解できるし，また主観的体験が完成する前に，その内容が無意識的に修飾されることもありうるのではないか。

その後 Libet はさらに実験を行って，心的体験が意識的か無意識的かは，これにかかわる神経活動の持続が0.5秒以上かどうかで決まることを確認しました[5]。たとえばヒトの視床を連続パルスで電気刺激しました。刺激強度を被験者に体性感覚を起こさせる閾値ぎりぎりに弱く設定しておき，パルスの数を増やして刺激の持続を増すと，報告可能な，すなわち意識にのぼる主観的体験を起こすには，持続が0.5秒以上必要でした。

この実験では刺激の検出テストとして，連続してともる2つのランプのどちらに対応して刺激が加えられたかを答えさせました。たとえ感じなくてもどちらかを選ばせました。次のテストでは，3つのボタンのうち一つを選ばせました。ボタン1は感覚体験があった場合，3はなかった場合，2は不確かか，あるいはなかったとはいえなかった場合です。

この実験から，刺激持続が0.5秒以下でも，つまり主観的には刺激を体験していなくても，有意に刺激に反応しうることが分かりました。すなわち無意識に刺激を受容しうることが示されたのです（図7-1）。Libet は無意識から意識への転換には刺激の持続がある値以上長いこと（time-on）が必要なのであると結論しました。

皮質直接刺激の強さをうまく調節して，反復刺激の開始0.5秒後に感覚

A. 体性感覚野の電気活動は意識されるか Libet の実験① 171

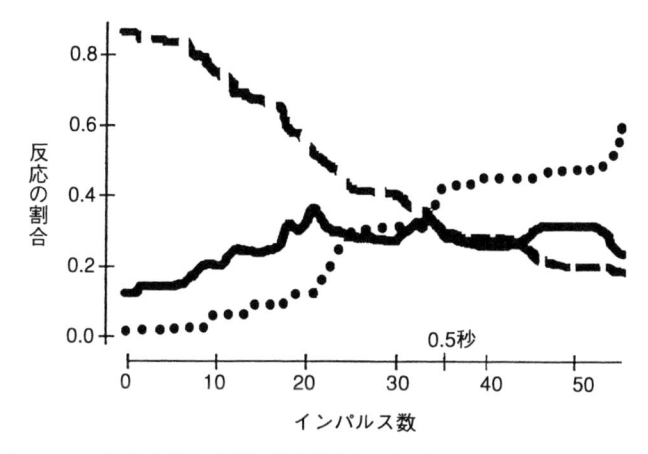

図 7-1 ヒト視床電気刺激（閾値強度，頻度 72 パルス/秒）により引き起こされる 3 つの感覚体験のリポートの相対頻度[5]
（リポートはボタン押しによる）
点線：なんらかの感覚体験がある（レベル 1）
太線：不確かな感覚体験がおこる（レベル 2）
破線：無体験（レベル 3）
視床電気刺激の持続時間（パルス数）を増すと無体験リポートの頻度が減り感覚体験ありのリポートが増える。

体験を生じるようにしておきます。皮質刺激開始後いろいろな時間遅れを与えて，皮膚あるいは末梢神経に電気刺激を与え，生起する 2 つの感覚体験の順序を報告させると，不思議なことに，末梢刺激による感覚体験は，一次誘発反応が生じる時間，すなわち刺激後 15〜25 ミリ秒のところにさかのぼって生じることが分かりました。つまり皮膚刺激により起こる感覚体験は，皮質直接刺激の場合と違って主観的にいささかの遅れももたなかったのです。

　伝導路途中の中継核の電気刺激でも類似の現象がみられました。すなわち内側毛帯や視床核を電気刺激した場合には，皮質刺激の時と同様に感覚を起こさせるのに 0.5 秒程度の刺激持続を要するのに，皮質刺激と組み合わせて比較すると，感覚体験の起こる時間は末梢刺激時と同様，刺激後 15 ミリ秒程度のところにありました。皮質直接刺激とは異なり，伝導路

の途中の刺激も末梢刺激と同様短い潜時の一次皮質誘発電位を生じます。主観的感覚体験はこの電位発生の時間を指標（time marker）とし，これにさかのぼって（これを参照して）生じていると考えられました（temporal referral)[6]。

B．運動への意図はいつ意識されるか
Libet の実験 ②

　我々の随意運動は，たとえば車の運転のような複雑な行為すら自動化されています。逆に運動を学習する際に，自分の運動や姿勢を意識的にコントロールしようとしてもできるとはかぎりません。大脳皮質運動野を電気刺激されたヒトは，身体の一部が動くのを感じますが，自分の意志で動かしたとは思わず，なんらかの外力によって動かされていると感じます。つまり，運動野の活動がただちに主観的な随意性に結びつくわけではありません。では随意運動の意志はいつどこで発するのでしょうか。また意志の発現と運動生起との時間関係はどうなっているのでしょうか。つまり筋が興奮するよりどれくらい前に運動が意識されるのでしょうか。

　随意運動を起こす脳活動の指標として，準備電位（readiness potential：RP）があります。この電位は前頭葉後部から頭頂葉前部にかけて記録されます。筋電図（EMG）に表われた運動開始の約1秒あるいはもう少し前から始まるこの電位と，運動を起こそうとする意図とがどんな時間関係にあるのでしょうか。もし随意運動を起こす意図あるいは決定が意識的であるのなら，この意図の主観的な体験は，行為を起こさせる脳の働きの開始に先行するか，あるいは少なくともこれと一致するはずです。そこで Libet らは次のような実験を行いました[7]。

　被験者は椅子に腰掛け，開始の合図のあと，身体の緊張を解き，前方のオシログラフを見つめます。管面には光点が12時の位置からスタートして時計方向に回転します。一回転に要する時間は2.56秒です。円周上に目盛りが打ってあり，光点の位置を107ミリ秒単位で認識できるようにな

B. 運動への意図はいつ意識されるか　Libetの実験②

っています。被験者はオシログラフの中心を見つめ，光点を眼で追わないようにします。自発的運動行為として，右手の指または手首をすばやく屈曲させます。いつ動いてもよいことにします。動きたいという欲求を最初に意識した時間を，オシログラフ管面上で回転する時計の針の位置に対応して認識し，後でこれを思い出してその位置を報告してもらいます（Wシリーズ）。

テストには2種類あり，動きたい欲求が起こった時間を報告するAモードと，不意に起こる光点の停止と欲求のどちらが先か，その順序を報告するOモードとがあります。光点の停止位置は時計の12～19秒のあたり（500～800ミリ秒）でランダムに決定します。このほかに，動きを感じた時間を同じ方法で報告させます（Mシリーズ）。

コントロール実験として，右手甲に閾値付近の強さの皮膚刺激を不規則な間隔で，被験者がいつ刺激されるかは予測できない条件で与えました。この実験の目的は皮膚刺激を受けたことを意識するまでの時間に個人差があることから，同じ個人差が運動への意図を意識する時間にどう影響するかをみるためでした。しかしこれは特定の方向への影響とはならないことがわかりました。

これらの実験の結果から，随意運動を起こそうとする意志(W)が意識されるのは動きが意識にのぼるよりは早く，EMG開始の約200ミリ秒前になってからであることが分かりました。準備電位すなわち随意運動を起こすためのニューロン活動は1秒以上前に始まっていますから，神経活動開始から随意運動を起こす意図が意識されるまでに，数百ミリないし1秒もあるわけです。

この結果からLibetらは，随意運動の開始そのものは無意識のうちに行われ，運動の随意的コントロールというのは，随意運動を開始することではなく運動の選択やコントロールを行うことである，つまり，無意識に始まった運動のための神経過程をそのまま遂行したり，中止させたりすることであると結論しました[7,8]。なお動きを感じた時間（Mの値）は筋電図に先行すること平均86ミリ秒であり，これも動いたあとの感覚フィード

バック情報でなく，動く前のなんらかの心的過程を表現していると考えられました。類似の実験は McClosky ら[9] も行っており，約 100 ミリ秒の結果を得ています。

C. 体性感覚と注意

我々は刺激が与えられたからといって，いつもこれに気づくとはかぎりません。刺激に積極的に注意が向けられてはじめて知覚的な意識（awareness）が成立するのです。注意のメカニズムは視覚においてよく研究されていますが，体性感覚については研究が少ないのが実情です。

1) 痛覚と注意

耐え難い痛みも注意の方向を他の刺激に向け，痛みからそらすことによりいくらか和らげることができます。このことは昔からよく知られていることで，催眠療法，行動療法などに利用されています。痛みの強さを和らげ不快さを減らすのに，注意をそらすことが効果的であることがヒトで実験的に示されています[10]。サルの延髄後角ニューロンの熱侵害刺激への反応性は，サルが痛み刺激に注意を向けている時の方が大であること，視床内側核群のニューロンも痛み刺激に注意を向けることによって，痛み刺激への反応性が変わることが示されました[11]。

2) 触対象の認識と注意

手で対象に触れこれを認識する場合も，手で道具を操作する場合も，皮膚受容器が伝える対象との接触に関する情報と，深部受容器が伝える手の姿勢や動きについての情報の両方が必要です。サルの体性感覚野手指領域に存在する皮膚刺激に応じるニューロンの受容野は，感覚野内で統合が進むにつれ，その形が手と対象との接触面の形にマッチするように，多様な形と大きさに統合されます[12,13]。これらの受容野が適切に刺激されること

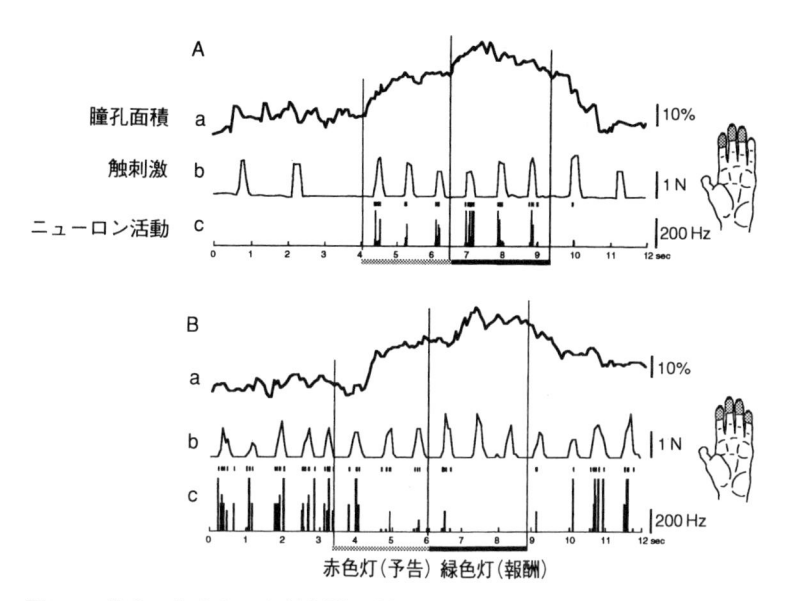

図7-2 指先に与えられた触刺激に対する応答における注意の影響[14]
上段：瞳孔面積の変化，中段：触刺激の強さ，下段：ニューロン活動とその瞬時発火頻度。
予告灯（赤色）か報酬灯（緑色）が点灯している間サルは指先に注意を向けている。ニューロンはこの間にのみ皮膚刺激に反応する。
A：興奮性反応，B：抑制性反応

が，手と対象の接触が遂行されるための重要なカギになっているように思われます。

　これらのニューロンが伝えるのは，さわった手のどこが刺激されたかであり，あるいはさわった対象の形や材質についての情報です。対象がとりわけ慣れ親しんだものの場合には，これに特別な注意を払わない限り，相手の形や材質が認識されることもありません。むしろ接触した対象や道具をどう操作するか，あるいはその手順などが意識にのぼります。そして最後は触刺激，深部刺激すべて意識されずに操作が自動的に進みます。

　しかしもし対象に特別な注意を向けるならば接触を意識することは可能です。入来らは，サルが対象との接触に特別に注意を向けた時にのみ皮膚

の刺激に反応するニューロン，あるいは接触に先行して発火するニューロン，さらに抑制されるニューロンを見つけました（図7-2）[14,15]。この実験では注意の指標として散瞳の度合いを計測しました。散瞳は接触に先行しており，この散瞳に並行して発火するニューロン，発火が散瞳の程度すなわち注意の強さと相関するニューロンなどがありました。

　これまで，注意によって反応性が向上することは第二体性感覚野（SII）ニューロンでのみ観察されていて[16〜18]，第一体性感覚野（SI）では入来らがはじめてでしたが，最近，注意の影響を受けるニューロンがSIに存在することが確認されています[19]。

　ヒトのMEGやPETでの実験でもSIIのほうが注意の影響を受けやすいとなっていました[20,21]が，最近の実験でSIでもSIIでも，足先に加えられた触刺激のfMRI反応が，注意によって大きくなることが報告されました[22]。SIIでは反応は両側性でした。手へのタップ刺激でもたしかにSI, SIIとも刺激への注意によって反応が大きくなりました[23]。SIIのほうが，効果が大でしたが，SIでは逆に反応が減少することもあったためでした。この減少は上に述べた我々の結果と合います。すなわちサルのSIには注意によって活動が抑えられるニューロンが多数ありました[24]。ちなみにSIIでは触刺激の反応は常に両側性でしたがSIでも同側にも反応がでることがありました。これも我々の結果と合います。

　第3章（88頁）で述べましたが，右あるいは左の空間への注意のシフトによって指の再現地図が変化することが報告されています[25]。

　受容野が注意によって変化する背景には，アセチルコリンの関与があると推定されています。アセチルコリンの局所投与により，ニューロンの体性感覚刺激に対する，比較的持続の長い反応性の増強が認められるからです[26]。アセチルコリンのシステムは前脳基底部に発し，体性感覚野にかぎらず広く大脳の働きを調節する系です[27〜29]。入来らがみた結果は注意に対応して受容野が変化するニューロンとしないニューロンとがあり，選択性の強いものでしたから，このような広汎な系ではない何か違うメカニズムを考えなければなりません。たとえば体性感覚野に逆投射している運動

野，運動前野，あるいは頭頂連合野などからトップダウンの指令がきて，感覚情報を選択しているという可能性です．もしそうならこれは第6章（149頁）で述べた，能動的触覚にかかわる運動指令の問題かもしれません．

3) 体性感覚野，運動野における同期，振動現象（oscillation）と注意

主として視覚関連領野で，ニューロン活動の振動（同期，共鳴）現象が論じられてきました[30]．この現象が認識の背景にあるバインディングに関係するという主張があります．バインディングとは知覚対象の認識が成立するにはその対象のもついろいろな属性が統合されねばならないという考えですが，ここではこの問題には触れません．

体性感覚野，運動野でも振動現象が記述されています．その一つは，ネコの体性運動皮質で記録される12～16 Hzの脳波リズムで，睡眠時にみられる紡錘波によく似ています．これが行動上のリラクゼーションや無動に対応していることが報告されています[31,32]．

たとえばネコが報酬のミルクを待つ時，たくまずして不動の姿勢をとりますが，この時自発的にこの波が発生します（図7-3）．ミルクで強化してやることにより，ネコはこの脳波を積極的に出すようになります[33]．この波の起源は視床後腹側核であることが分かっています．

サル[34]，ヒヒ，リスザル[35]およびヒト[36]で類似のリズムの存在が報告され，いずれの動物でもこれらの波は，強い注意集中により身体が不動となっている時に出現し，体動により消失することが観察されています．バイオフィードバックの技術により，てんかん患者にこのリズムを出すよう訓練したところ，大発作が抑制されたといいます[39]．

この波は，昔Gastautら[40]が記述したmu（ミュー）リズムと同じです．また後頭葉のαリズムがこれに類似しています．αリズムとの類似性から，muリズムは体性感覚運動皮質のアイドリング状態を表すという考え方が提出されました．運動が始まるとこの波がブロックされ脱同期化するからです．手の領域で記録されるmuリズムは，手の動きでブロックさ

A

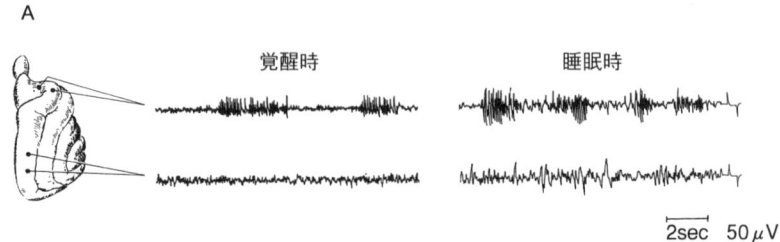

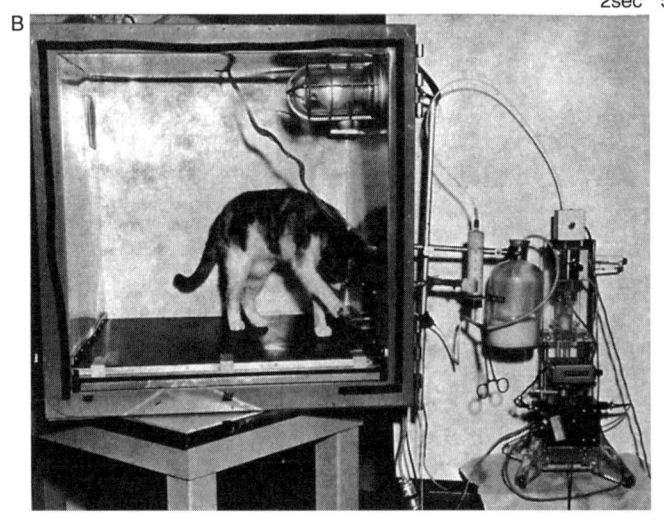

覚醒時　　　　　　　　　　　睡眠時

2sec 50μV

B

図7-3 ネコ体性感覚運動野で記録された脳波リズム（12〜20 Hz）
A左：ネコが報酬（ミルク）を得るため不動の姿勢をとっている時（B）（強い覚醒状態）
A右：睡眠時（Stermanら1970[37]，およびClementeら1964[38]より改変）

れますが，足の動きでは逆に同期化が強まることが観察されています[41]。

　手の運動に約1秒先行して，α帯域の脱同期化が起こります。この時，同時に30〜40 Hz（γ）帯域では逆に同期化が起こっています[42]。この同期化は限局性で，身体の部位が左右のどちらか，手か足か，舌かによって，その最大となる焦点が異なるので，この波を記録すると被験者が動かそうとしている体部位が予測可能になります。すなわちこの同期化は運動のプランに関係しているとも考えられます。

　頭頂葉で記録された類似の波は，ネコが目標を凝視している時に大きく

なることが報告されました[43]。また，サルの体性感覚運動野で，中心溝をはさんで，14ミリの広い範囲で25〜35 HZ の波が同期しているのが観察されました[44]。この振動はサルが注意を集中して，エサをつまむ指運動をすることが要求された時に大きくなりました。またサルの運動野では運動の準備状態で 40 Hz の振動が観察されました[45]。ヒトでは右手の運動にさいして，左側の中心領域で 40 Hz のリズムが観察され，一側に注意を向けたことに対応していると考えられました[46]。これらの報告は，振動あるいは同期現象は注意集中に関係あることを示していますが，知覚と直接関係するという結論はでませんでした。

D．自己意識

意識の対象が自分自身である場合には，自己意識（self awareness）が成立します。これは自分とは何かという哲学的問題も含みますが，ここでは自分の身体についての意識だけを問題にします。

1）自己意識と身体像

自分を意識するとき，意識のしかたにはいろいろあり，五感のすべてがこれにかかわるのですが，なかでも視覚と体性感覚それに聴覚が重要です。鏡に写った自分の像，目に入る自分の身体の一部，動いて生活する自分，痛み，暑さ寒さを感じる自分，自分の声などが自分を意識させます。自己意識とは結局，物理的な存在としての自分，つまり自分の身体を認識することです。

身体認識の基礎となるものは身体図式あるいは身体像の成立であるとされています。これを提案したのは Head と Holmes（1911）で，彼らは身体の運動や体位の変化そしてそれらの発達や学習を通じて，恒常的な自分自身の身体像（body schema, body image）が形成されるとしました。その役割は姿勢の原モデルであり，これをよりどころとして，次々に起こる

姿勢の変化が無意識に計測されるというのです。

このような身体像成立の基盤は，姿勢や関節位置の認知です。第2章で詳しく述べたように，位置感覚成立には筋紡錘が主役で，関節受容器や皮膚受容器が脇役，そして，視覚や平衡感覚も貢献します。視覚はイメージ形成という点では主役ということになりますが，実は視覚的自己像は，鏡あるいは写真を見ることによって形成される虚像です。鏡により，自分の顔を始めて見たヒトの戸惑いぶりは大変興味ある観察だったといいます。ヒトにかぎらず，チンパンジーも鏡で自分を認識できるようになるそうです[47]。

Gerstmannによれば身体像は，普段は慣れによって意識の中心からずれている，すなわち知らず知らずにもっているもので，身体の全体あるいは部分の像で空間的位置関係を示すものです。身体像は左右，前後，上下の方向をもち，動的に変化し，これによって身体の方位を決めるあるいは定位が可能になるし，環境や周囲の事物との関係で，目的行動をとることが可能になります。このような身体像は，自分を中心にした空間の認識と共通です。なにも自分の顔が見えなくても構わないわけです。ヒト，動物を通じて，自己認識の基本はやはり体性感覚なのです。

では身体像の方向を決める座標の原点はどこなのでしょうか。これはいい方を変えれば自己の中心はどこなのか，自己意識あるいは自我は身体のどこにあるのかという奇妙な疑問なのです。E. Claparede (1924) は眉間にあるとし，J. Uexkull (1934) は鼻中線，眼高線，耳孔線の交わるところにあるとしたそうです[48]。

硫酸マグネシウム入りの感覚遮断水槽にはだかで浮かび，視覚，聴覚，体性感覚が遮断されると自己意識がどうなるかを体験した人によれば[49]，自我はもともと身体の中心にあり，水槽に浮かんでいるとこれが正中線からずれ，やがて体外に抜け出すそうです。被験者が単にある種の幻覚を体験したのかもしれませんが，もし自己意識が感覚入力なかでも体性感覚に依存しており，それによって構築されている身体座標がゆらいだということだとすれば面白いと思います。

D. 自己意識　181

2) 自己認識の発達

　新生児はよく泣きます。その泣き声は聴覚刺激ですが，泣くという行為にともなって，運動感覚，固有感覚がフィードバックされます。咳，あるいは満足した時に出る言語のような音声も同様です。他人が泣いている時，あるいは他の対象物が発する音には固有感覚のフィードバックはありませんから，聴覚と固有感覚とが統合されることが，自己の身体の特定，同定に役立つと考えられます。

　新生児は手を顔や口に持っていく動作が特徴的です。起きている時間の20%をこれに費やすといわれています。これも自己の身体を認識するための知覚的基盤となる行為です。すなわち，手で顔にさわるという，感覚運動的体験と知覚体験によって，身体の同定が可能になるはずです。しかも知覚体験は手と顔の皮膚の両方に起こるのです。これは他の物体に触れる時には起こらないことです。このような体験が蓄積していくことが自己認識に役立つと考えられます。

　生後2～3カ月になると赤ん坊は自分の身体にさわったり，動かしたりしてさかんに自己の身体そのもの，あるいは身体と周囲の環境とのかかわりを知ろうとしているように見えます。Jean Piagetは手を動かしてみることによる自己探求は3カ月までに始まるとしています。これは後に行われた詳しい観察で確かめられています[50]。

　生後のいつごろ自己の身体の識別あるいは同定が可能になるのかを知る手がかりを得るための実験として行われているのが，新生児に鏡に写る自己像を見せてそのふるまいを観察することです。新生児は3～12カ月の間は，自己の動きをよく観察し，鏡に映る像を手がかりに自己の身体を探索する気配を見せるそうです。しかし14カ月までには興味が減退し，20カ月までにはそれを嫌がるようになるそうです。すなわちこの種の自己探求は生後1年目に特異的なことらしいのです。一方鏡に写った自己像の客観的認識は生後2年目にやっと可能になるそうです。

　新生児は自分が写っているビデオをより選択的に好むとされています。

6カ月までにこれが起こるそうです。この場合，あらかじめ録画された自己の像や他人の像と，リアルタイムの自己の像とを見せると，5カ月の新生児は録画像を好んだそうです。これは重要な観察です。なぜならこのような自己に対する選択的関心あるいは興味が起こるということは，視覚と身体の部分の動きによって生じる固有感覚の対応に興味があることを意味するからです。

新生児は生後3カ月で，自己の足の動く方向から正画像（自分が見てい

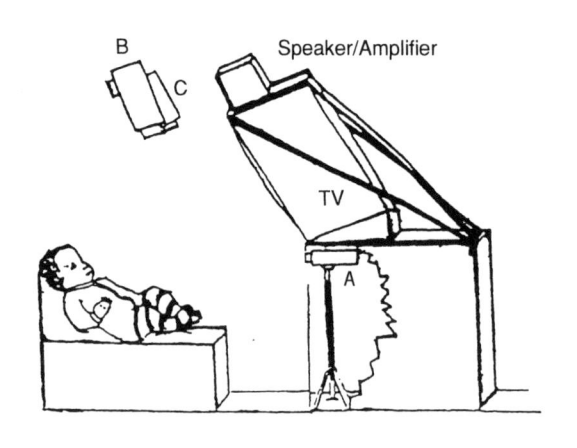

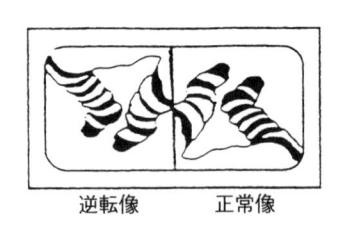

図7-4 自分の脚を認識しているかどうかをテストするしかけ[50]

縞模様のタイツをはかせた乳児の前に3台のカメラA，B，Cを置き，B，Cにて左右の脚を2分割したTV画面に写す。右画面は常に乳児が自分の脚を見ている時の像（正常）とし，左画面は正常の他に左右，上下と逆転させて写し，カメラAにて赤ん坊の反応（表情）を観察する。

D. 自己意識　183

るのと同じ像）と観察者の見る像（上下左右逆転）と，あるいは正画像と左右だけを逆転した画像とを区別できるそうです（図7-4）[50]。このような区別は，視覚と固有感覚の手がかりによっています。つまり異種感覚間（固有感覚と視覚あるいは聴覚）の整合性を手がかりにした自己認識（環境のなかの自己）は生後すぐかすくなくとも数カ月のあいだに発達し始めると思われます。そしてこれは後の自己意識成立に役立ち，その根底をなすものであると考えられています。

3）　動作イメージの生成と発達

　赤ん坊で表情の模倣能力の発達を調べた人がいます。大人の顔の真似をさせてみるとずいぶん早くから，生後数週間でもう模倣が可能であると報告しました（図7-5）[51]。舌を突き出すとか口を開ける，あるいは口をとがらす，そういう動作を真似ることがずいぶん早くから，たとえば生後一

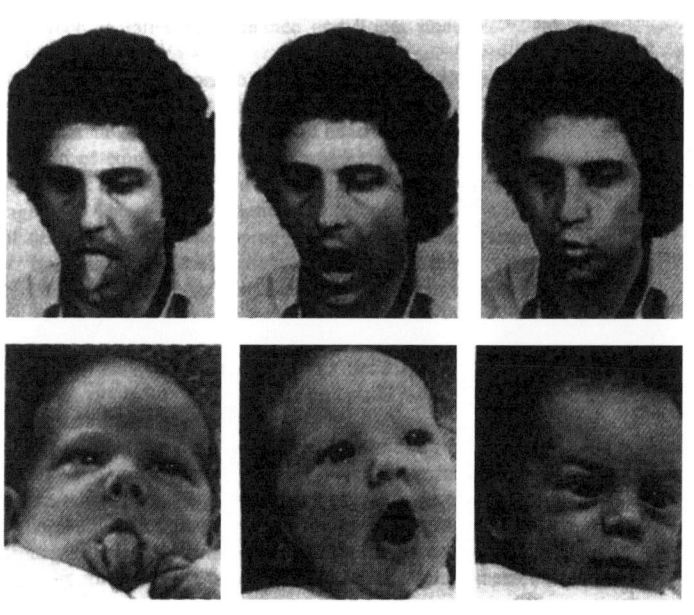

図7-5　生後2〜3カ月の幼児が表情をまねる様子[51]

時間でもうできるというのです。ただしたとえばアカンベーをすると，大人がやるようにたちどころにアカンベーという反応が返ってくるのではなくて，何分もかかって，試行錯誤の末やっとできるようになるのです。

　このような模倣が可能になるためには，まず知覚性の身体イメージがなければなりません。これは頭頂葉での視覚と体性感覚の統合にもとづくはずです。これがずいぶん早くからでき上がっていることになります。また知覚性の身体イメージが運動のイメージに置き換えられてはじめて模倣行為になるわけですから，運動のイメージの成立も，発達のごく早期に起こっているということであり，身体イメージを運動イメージに置き換えるために必要な神経回路も当然早い時期からできていなければならないわけです。

　これまで一般に連合野というのは感覚野より高次の機能を遂行する場であり，発達が遅いところだといわれていました。しかし，このように早期に動作の模倣が可能となると，違った感覚の種類を組み合わせる，統合する，そしてこれを運動のイメージに置き換える，というような頭頂葉や前頭葉の連合野の機能も，比較的早い時期から備わっているのではないかということが示唆されました。

4）　身体意識と体部位再現地図

　身体像あるいは身体図式はあくまで仮定の概念であります。「身体についての意識」のほうは記述的な用語であり，この方がなじみやすいかもしれません。

　ところで「身体についての意識」の成立に関係ありそうな具体的な神経学的事実は何でしょうか。いわゆる体部位再現地図がこれに関係あるでしょうか。第3章（62頁）で述べたように，小人間像（ホムンクルス）が大脳皮質に再現された形でよく知られています。これはヒトでは大脳皮質直接刺激による主観的体験を手がかりに，動物では末梢刺激による誘発電位の記録により描かれた，末梢と中枢の対応関係の図式です。主観的体験にもとづいているということから，我々が自己の身体を同定する時，この

地図に頼る可能性がありそうです。

　描かれた地図は，顔，手，腕，胴といったいくつかの体部位に区分されていますが，第3章（62頁）で詳しく述べたようにこの区分はいわば観念的あるいは視覚的なもので，体性感覚的にみて意味があるかどうかは別の話です。つまり，我々が自己の身体を体性感覚的にどう区分し，どう意識しているかということ，いいかえれば体性感覚的な身体の意識が大脳皮質にどう表現されているかを必ずしも表してはいないかも知れません。この問題は，身体の感覚を言語化して他人に伝えるのが難しいことと関係がありそうです。

5) 身体認識と体性感覚野ニューロンの受容野

　大脳皮質体性感覚野はヒトやサルでは2カ所，ネコでは5カ所にあるといわれ（第3章 65頁），それぞれの体性感覚野に体部位再現地図が描かれています。誘発電位記録では体部位のおおまかな配列のようすしか分かりませんが，単一ニューロン活動を記録してここのニューロンの受容野をみると非常に多様です。これこそ身体認識のしかたの多様性と関係ある所見だと考えられます。

　ネコでは体性感覚野が5つ以上あるといいましたが，それぞれの部位で皮膚ニューロンの受容野の形と大きさに特徴があり，意味ありげです。それぞれ違う行動に対応する情報を担っているものと思えます。つまりネコで多数の体性感覚野が並列的におかれているのは，そのステレオタイプな行動のレパートリーに対応しているようです。

　想像をたくましくすれば，たとえば第一体性感覚野の手先のこまかい受容野は手先での捕食などに使い，上肢前腕や上腕を含むやや大きいものは，どのネコにもみられる寝そべったり，顔を洗ったりといった立ち居振舞いに関係しているようです（第3章 図3-18 80頁）。第五感覚野では背中を含む大きな受容野が多く，これはネコが穴をうまくすり抜けることに関係するといった具合です。

　ヒトやサルでは2つの体性感覚野があります。2つの領野の違いについ

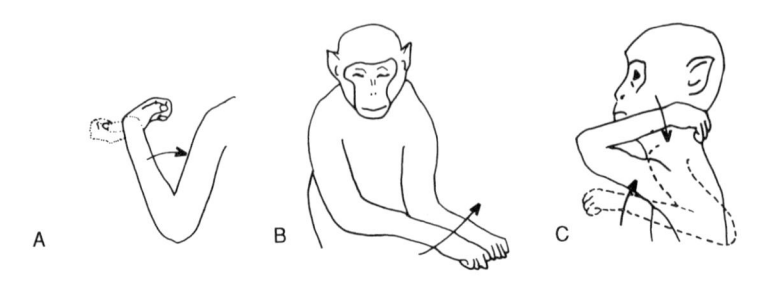

図7-6　5野で記録された関節組合せニューロン[52,53]

てはすでに述べましたが，ネコよりはるかに複雑な行動パタンと認識様式をもつサルやヒトでは，2つの領野は並列でなく直列になっていて，階層的な情報処理をしています。第二体性感覚野のニューロンは受容野が大きく，しかもしばしば両側性です。なかには全身をおおうものもみられます（第4章 図4-2 96頁）。これらが自己意識成立にどうかかわっているかその意義はほとんど不明ですが，この領域が投射する周辺の頭頂連合野や島の機能から考えれば，前者では近づいてくる3次元物体による自己近接空間の認識，後者では他の個体との接触による自己認識などです。

またサルの第一体性感覚野に存在する，関節の動きや筋の伸長など深部刺激に応答するニューロンの受容野は，多関節の組合わせなどしばしば複雑で，両側性のものもあります。これらはまさにある姿勢の体性感覚的イメージを符号化しているわけです[52〜55]（図7-6）。

6) 自己と対象を区別する体性感覚野ニューロン

アクティヴタッチの神経機構（第6章 148頁）のところで述べましたが，体性感覚野の触覚特徴抽出ニューロンの中に，対象の形，材質，動くかどうかといった触覚でのみ知りうる属性にかかわるものがありました。これらのニューロンのいくつかが，サルの手が自己の身体に触れても発火しませんでした[56]（図7-7）。これらのニューロンが触対象の特徴を捉えるとき，似た特徴をもつ自己の身体を他と区別する必要があることは当然だと考えざるをえません。また自己の身体に反応しない性質をもったニュー

D. 自己意識　187

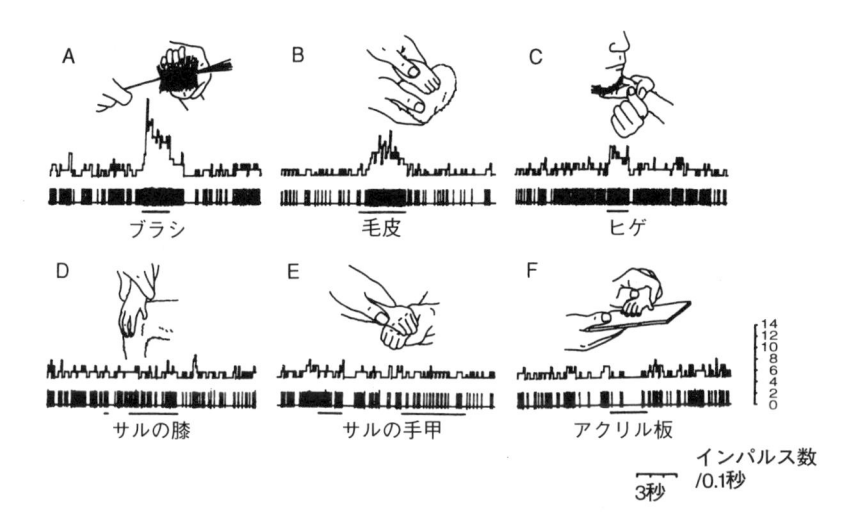

図7-7　ブラシ(A)，毛皮(B)，ヒゲ(C)など毛あしとの接触で興奮するサル頭頂間溝ニューロン。自分の膝や手背への接触は無効(D, E)。表面が固いアクリル(F)には応答しない[56]。

ロンは側頭葉にも見出されています[57]。これらはなじみのあるものとないものを区別することにかかわっているようです。これらのニューロンが自己意識の成立にどう貢献しているのかは今後の研究に待たねばなりませんが，大変興味深い観察です。

　図7-8のニューロンも大変ユニークなものです。右手を使用した時あるいは右手が主役を演じている時興奮し，左手では活動が抑制されます。身体の一部としての右手を認識し，左手と区別することにかかわっているのだと解釈します。

7) 自己近接空間の認知にかかわる頭頂連合野ニューロン

　我々は自分を取り巻く空間は無限に広がっていることを知っていますが，この世は自己を中心に存在しているというのが実感です。空間の広がりは無限でも，自分の手の届く範囲（自己近接空間）が生存にとって最も重要なのです。

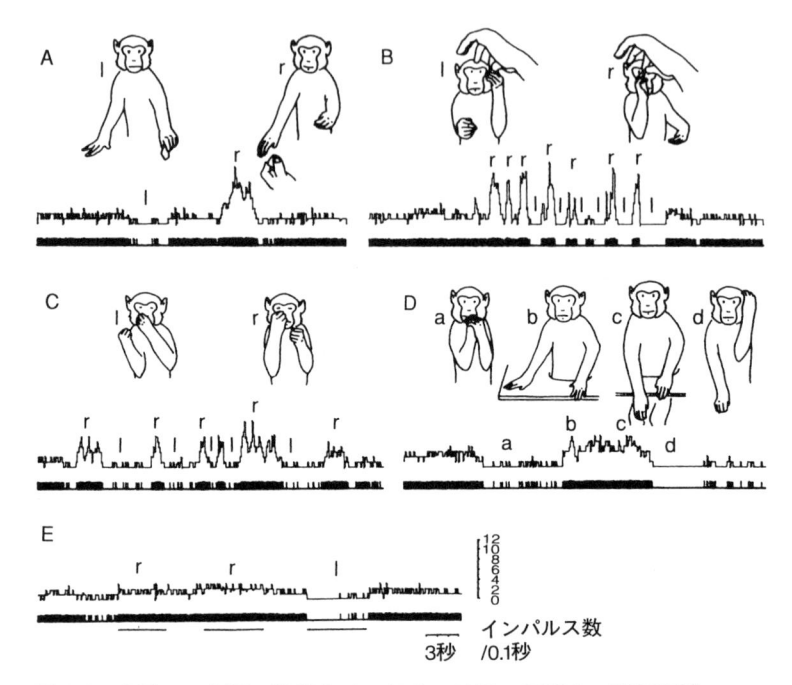

図7-8 右手への刺激，注意あるいはその使用で興奮する頭頂間溝ニューロン[58]

左手では逆に抑制となる。A：エサへのリーチ，B：エサをつまむ，C：鼻についたバナナをとる，D：一連の無目的な動作，a.左手でにぎった右手のつめをかむ，b.右手でテーブル表面をなでる，c.右手で右膝をなでる，d.左手で頭をなでる，E：実験者による右手あるいは左手への皮膚刺激

よく自分の身体からどのくらいの範囲にまで他者が入ってくるのを許せるかということが問題になります。それには民族性があって，たとえばアメリカ人とアラブ人とは違うなどといわれています。この自己近接空間というのは自分の空間であり，遠くの空間とは意味が違うのです。もしかして相手に危害を加えられるかもしれないような空間でもあります。そういった判断のもとになるのは体性感覚と視覚，聴覚です。

我々が空間を認識するという時，遠いところは視覚情報のみあるいは視覚と聴覚情報に頼ります。これに対して自己近接空間では，体性感覚と視

覚の両方の情報，あるいは体性感覚と聴覚の情報が統合されます。さらにその3つのすべての感覚情報が統合されます。その統合の場は頭頂葉後部です。まさにここに自己を中心とする3次元空間の認識にかかわる機能が宿っています。

無麻酔サルの頭頂葉（7b野）に電極を刺入して，単一ニューロン活動を記録すると，体性感覚と視覚の両方に応答するものがあることが知られていました。これらニューロンの受容野は，腕，背中など概して大きく，しばしば両側性，また刺激に方向選択性がありました[59]。一方，視覚のほうは皮膚表面に沿って動く刺激，身体に向かってくるあるいは遠ざかる刺激などが有効でした。類似のニューロン活動は5野[53]や頭頂間溝底部でも記録されました[60]。これらは顔面か頭部に体性感覚受容野があり，その近くで動く視覚刺激が有効でした。

最近我々は，頭頂間溝背側壁のかなり広い範囲で，顔面，腕，手，体幹などに受容野があり，その近傍の空間に与えられた視覚刺激に応答するニューロンを見つけました（図7-9）。この領域は第一体性感覚野に続く2，5野であり，最も体性感覚野に近い頭頂連合野あるいは，体性感覚野の一部です。あとで述べますが，ここに身体イメージの宿る可能性がありそうです（195頁）。

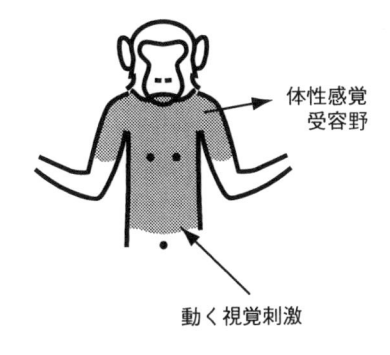

図7-9 体幹皮膚への触刺激に応じ，かつ体幹に接近してくる視覚刺激に応答する頭頂間溝ニューロン
（Iwamuraら　未発表）

8) 手のイメージ，道具のイメージ

アフリカのチンパンジーが石で椰子の実を割るという行動が観察されています。一方でカラスや椋鳥のような鳥類でも木の枝を使って虫をほじくり出すとか，クルミの実を落として割るといった行動が観察されています。したがっていわゆる道具使用が高等霊長類だけのものとはいえないようです。

Iriki ら[61]はニホンザルに道具を使わせた時，頭頂連合野のニューロン活動がどう変わるかをみる実験を行いました。ニホンザルに熊手の形をした棒を持たせて，手の届かないところにあるエサを手元に引き寄せて取らせる訓練をしました（図7-10）。サルが熊手を手にもって使う時には，熊手の先が手の先の代わりになっているわけで，この時に頭頂葉のニューロン活動がどうなっているのかということに興味をもったのです。

Iriki らが調べたのは，前節で述べた手の体性感覚刺激に反応し，視覚の刺激にも反応するニューロンです。視覚と体性感覚の両方に応答するニューロンは，自分の身体の表面に触れる触刺激と，それから身体のすぐ近傍の空間での視覚刺激に反応します。すなわちサルに向かって何か物体が

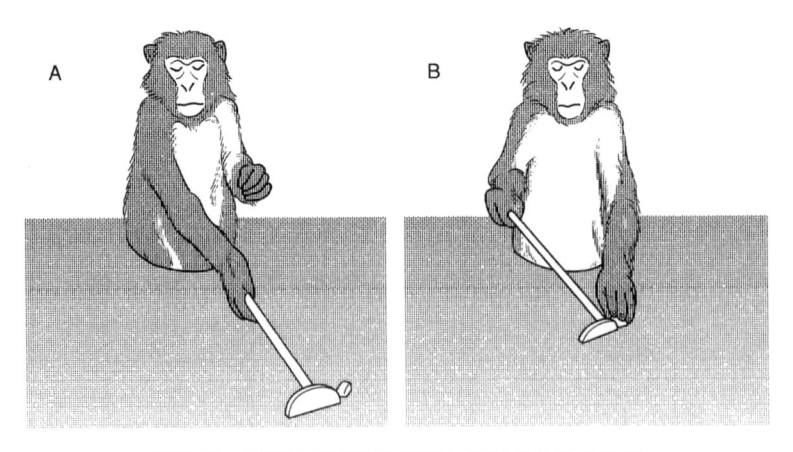

図7-10　熊手様の道具を使用しエサをとるサル[61]

近づいてきて，触刺激が有効な体部位（受容野）に近接する空間にその物体が入るのをサルが見ると，ニューロンが興奮します。

そのようなニューロンのなかで，触覚受容野が手にあるものに着目しました。視覚に応答する範囲（視覚の受容野）は，熊手を使う前は手の上に限局していたのが，熊手をしばらく使ったあとは熊手の先までずっとのびて長くなるものがありました。熊手を使うのをやめて数分しますと，またもとに戻ってしまいました。

肩の皮膚に触覚受容野があるニューロンも観察しました。視覚受容野ははじめ，肩前方の手の届く空間にあったのですが，熊手を使ったあと熊手の届く範囲まで拡大し，終ると数分して元の大きさに戻りました。こういうニューロンがあるということは，熊手の先に手あるいは腕のイメージが延長したことの客観的証拠だと Iriki らは結論しました。

ごく最近イタリアの神経心理学のグループが，Iriki らの結果を裏づける実験をヒトで行なっています[62]。彼らは，異種感覚間の消去現象を使いました。両手に同時に触刺激を与えた場合，正常なら両方が認識されるのですが，右頭頂葉に損傷がある患者では，損傷とは反対側，つまり左手に加えられた刺激が知覚されないことがあり，消去現象（extinction）と呼ばれています。

消去は触覚と視覚の間でも起こります。たとえばある頭頂葉損傷患者では，視覚刺激が右手の近く（5 cm 以内）に与えられると左手への触覚刺激が知覚されませんでした。この消去は視覚刺激と右手との距離が 30 cm 以上の時には弱く，逆に 5 cm 以内だと強いのです。この患者に長さ 38 cm の熊手を右手に持ってもらいその熊手の先に視覚刺激を与えました。この条件では左手への触刺激検出の確率が 69% でした。ところがしばらく熊手を使って遠くの物体をとる仕事をしたあとではこれが 53% に減少しました。つまり，熊手使用直後には視覚による消去がより強くなることが分かったのです。

E. 身体認識の変容

ここではいろいろな原因で起こる，身体認識の変化について述べます。

1) 筋の振動刺激で関節位置の錯覚が起こる

第2章（35頁）で述べたように，筋や腱への振動刺激が筋紡錘を興奮させ，関節位置の錯覚を起こさせることが1972年にGoodwinら[63]によって報告され，筋紡錘の運動感覚への役割があきらかになるきっかけとなりました。筋に頻度20 Hz以上の弱い振動刺激をあたえると関節の動きの感覚を起こすことができます。振動刺激は筋紡錘を効率よく刺激するからです。

この場合，振動刺激された筋が伸展されたと感じる方向に関節が動く錯覚を起こします。錯覚は短い潜時で起こり，刺激が続くかぎり持続し，やがて関節が物理的に不可能な位置にまで到達します。この錯覚が起こる速さは刺激の頻度に応じて増大し，やがて頭打ちになります。

筋に振動刺激を与えると，実は刺激された筋は反射的に収縮を起こしています（緊張性振動反射 tonic vibration reflex）。この時，当該筋の収縮を妨害すると，あたかもその筋が伸展されたかのように感じ，同時に関節の位置感覚が狂います。この状況で筋をさらに伸展すると，被験者はあたかもその関節が過伸展されたかのように感じます。すなわち，実際にはありえない関節位置にあるかのような錯覚を起こすのです[65]。

たとえば，肘関節の屈筋を100 Hzで刺激すると関節角度の判断が10度狂います。指先で自分の鼻頭に触れている時，肘の屈筋を振動刺激すると鼻が伸びたような錯覚を起こします（図7-11）。図に示したようにこのほかにもいろいろな例があります。振動刺激による錯覚は随意収縮により減少あるいは消失します[66]。

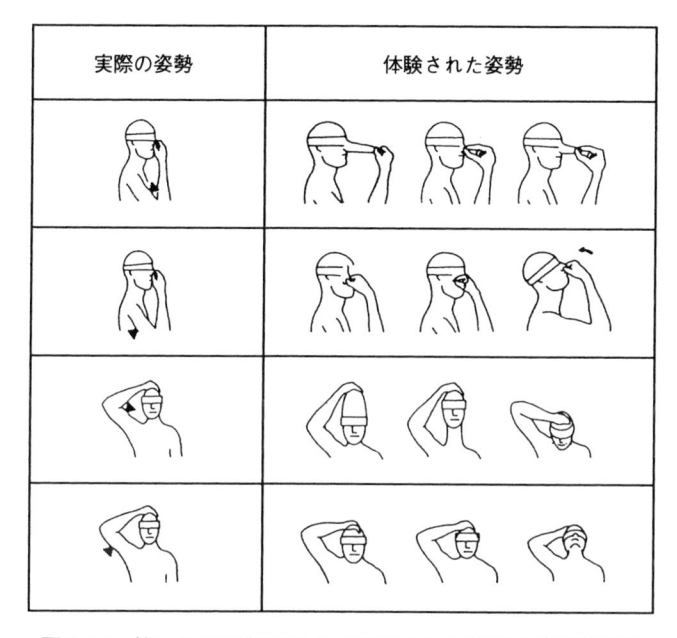

図7-11 筋への振動刺激により誘発される姿勢の変容体験[65]
黒の三角は振動刺激を与えた部位を示す。

2) 麻酔によって指と唇のサイズが大きくなる

外科や歯科治療に際して局所麻酔を受けたことがあります。麻酔された局所が，感覚が消失しただけでなく妙に腫れぼったい感覚がしたのを憶えています。麻酔により，拇指や唇の主観的なサイズが大きくなるという報告があります[66]。大きさの評価はサンプルから選ばせるのと，自分で絵を描かせる方法とで行っています。不思議なのは拇指の麻酔で唇が大きくなることです（図7-12）。

麻酔とは逆に拇指神経あるいは示指神経を電気刺激したところ，それぞれ15, 25%ほど大きく感じられました。さらに拇指を冷却したところやはり10%ほど大きく感じられました。

なぜどの操作を加えてもサイズが大きくなるのか理由はよく分かりませ

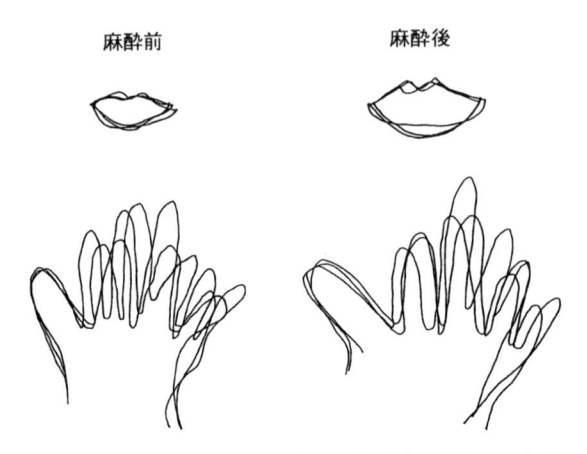

図7-12 拇指の局所麻酔前後に被験者の描いた自分の手と唇の印象[66]
麻酔後に唇と拇指が大きく感じられたことを示す。

ん。第3章（85頁）で述べたように，末梢神経あるいは指の切断後，大脳皮質ではその体部位が投射していた皮質部位のニューロンは隣の体部位の刺激に応じるようになるといわれています。しかしそれが主観的な大きさの増大の理由にはなりそうにもありません。拇指の麻酔で，唇のサイズが増大したことは，大脳皮質の体部位再現地図で両者が隣り合っていることと関係があるのでしょうか。カプサイシン投与により，末梢神経のなかの痛みを伝える無髄線維だけを取り除くと，大脳皮質の触覚に応じるニューロンの受容野が大きくなるという報告もありますが[67]，これが説明になるでしょうか。

3） 頭頂葉損傷後に起こる身体イメージの変容

頭頂葉は，傷つくといろいろな症状がでる場所ですが，ここでは身体認識の障害について述べます。これはまさに臨床神経心理学の問題ですが，このような症状の観察がもとにあって，前節で述べた身体イメージの概念が生まれたのです。その詳細は他書にゆずります[68]。

症状の一つは半側空間無視（hemispatial neglect），すなわち空間の半

分が分からなくなる，無視するというものです．もう一つは，半身無視といって自分の身体の半側に注意を向けない，身体があるとは思わない，自分の身体だと思わない，使用しないという症状であります．半身性でなく，自分の身体の一部だけが分からなくなる場合もあります（自己身体部位失認）．自分の膝を指してくださいと言われても分からない．

面白いのは，たとえば自分の左腕を自分のものだと思わないだけでなく，その左手につけている結婚指輪も自分のものではないというふうに誤認する症例が報告されたことです[69]．これは長い間，肌身につけていた結婚指輪で，自分のものだということはよく分かっているはずなのです．それなのにこういった奇妙なことが起こる．ところがその指輪を右手につけかえると，これは自分のものだとたちどころに分かる．また左手と関係のない持ち物についてはこのような誤認はしないのです．

これらの症状の背景にあるのは，身体イメージの障害だと解釈されています．指輪や道具などいつも身につけているもののイメージは，身体イメージと一体化しているのでこうなるのだという説明です．かつて Head と Holms が，女性がかぶる帽子の先についた羽根かざりの先までが，身体イメージに取り込まれているといった逸話が有名です．また前節で述べた道具のイメージが手のイメージと一体化する Iriki らの観察とも通ずるところがあり，興味深いことです．

頭頂葉が大きく壊れると多くの場合，手足が動かない動かしにくいといった麻痺症状が一時期起こります．ところが手足が不自由であることを認めない症状があります．片麻痺否認といって病態否認の一つです．また病態を認めないだけでなく，使えない腕が見えても，それは自分の腕ではないと言ったり，他人の腕ですと言ったり，あるいはそんなものは大嫌いと嫌悪したりするのが半身パラフレニーです．片麻痺無視，片麻痺否認は，右半球が傷害された時に圧倒的に多いそうです．

4） 身体イメージの宿る皮質領域はどこか

身体イメージの異常は，体性感覚と視覚が統合される頭頂連合野の傷害

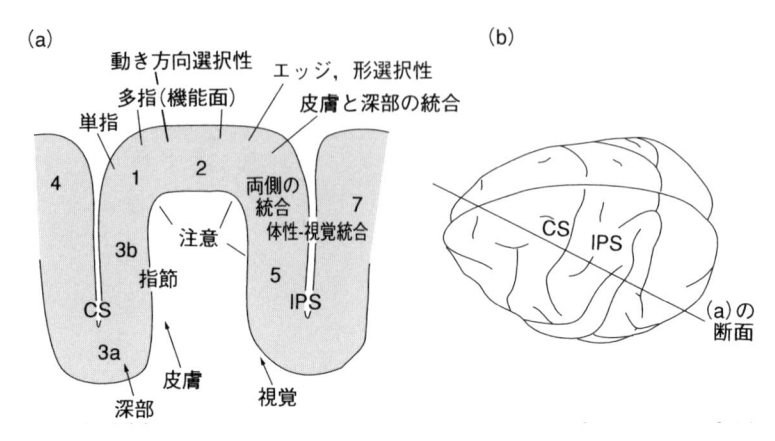

図 7-13 中心後回で行われる情報処理の内容と階層性[72]
CS：中心溝，IPS：頭頂間溝

で起こるとされています。視覚野や体性感覚野の傷害では起こりません。最近のヒトでの PET による研究で，イメージ的に身体の位置を変える操作を行うと，上頭頂葉，頭頂間溝，下頭頂葉などが活動することが示されました[70]。一方，島も情動的な身体イメージにかかわるといわれています。ここの傷害で身体的な幻覚が起こり[71]，その電気刺激で体部位の変化や，自分が身体から抜け出すといった体験を起こすからです(Penfield)。これらの領域は我々がサルで視覚と体性感覚の両方に応答するニューロンを見つけた領域とその後方のかなり広い領域に対応しています（図 7-13）。

F．幻肢

1) いろいろな幻肢

幻肢（phantom limb）は四肢切断後 95％以上の症例に現れる，ないはずの身体の部分をあると感じる不思議な体験です。実物と変わらず，しか

るべき空間にはっきりした存在感をもち，歩いたり，立ったり，座ったり，のばしたりする時その部分が動くのです[73,74]。それとは違ってまったく動かないで麻痺した状態でいることもあります。

四肢切断直後は大きさや存在感がリアルですが，時間経過とともに縮小し，形の変容が起こり，存在が不明確になります。空中にぶらさがっているように，あるいは腕の肘から下を失うと，上腕の部分に手がめりこんでいるような感じ（telescoping）がしたりするそうです。幻肢は痒み，痛み（幻肢痛）などの異常感覚をともなうことが多いのですが，この時には，telescoping は起こらないといいます。また切断前に悩まされた痛みは切断により消失しないといいます。

オートバイ事故による脊髄損傷で，下半身が完全に麻痺してしまった患者に起こった幻肢の例があります。麻痺は両側性に起こっています。入院してベッドにあお向けに寝ているのですが，この症例で起こった幻肢は，腰の部分で両下肢が曲がって上のほうに持ちあがっている，あるいは場合によっては下肢が伸びた状態でした。これはつまりオートバイにまたがった状態を反映しているわけで，これが何カ月も続いたそうです。けがをした直前の状態が保存されているらしいということが分かります。直前の状態の情報が脳に残っているということです。

幻（phantom）は四肢にかぎらず，体幹から飛び出している顔面，ペニス，睾丸，乳房や，さらには内臓である膀胱，胃，直腸，子宮などにも起こるそうです。ただし，肝臓，腎臓などもともと感覚神経支配のない，したがって心的表現の存在しえない臓器には起こらないようです。脊髄切断後の幻肢はもっと複合的な体性感覚を起こし，その中には性的オーガズム，疲労感なども含まれるといいます。第4章（110頁）で述べたように，内臓感覚が大脳皮質に投射していることを考えると当然といえましょう。

2） 子どもの幻肢

かっては6，7歳に満たない子どもでは四肢切断後にも幻肢が起こらないとされていましたが[75]，やはり起こるようです。偏平足で対側より短い

先天的奇形の下肢を切断したある症例では，起こった幻肢がやはり偏平足だったそうです。義足を装着していたのですが，これをくすぐられるとくすぐったい感じがしたなどと述べています。また第二，第三の幻肢が生じたそうです[76]。

頻度は低いのですが，幻肢は生まれつき四肢の一部を欠く子どもにもみられるそうです。ただし先天性四肢欠損では症例の17%にしか起こりません。持続も短かく印象も鮮明ではありません。これに比べ，四肢切断後にはほぼ100%にみられます[77]。

これらのことから幻肢発生の根底にある身体図式というものが，成長の過程で形成されるものではなく生得的なものであり，また幻肢発生のメカニズムは次節で述べるように，多様であることが示唆されます。

3) 幻肢の誘発

ふだんは存在していない幻肢の体験が刺激により誘発されることもあります。たとえば手を失った人が，顔面にさわられるとないはずの指に感覚が起こったという報告があります[69]。顔の部分と手指の部分にいちいち対応関係があり，詳しく調べると，たとえば鼻のすぐ下のところ，唇の上のあたりは人差し指，下唇のところは小指，頬のあたりは親指というような具合です。さわられるたびに必ず起こる不思議な体験です。

他の報告では，逆に今度は顔の神経に損傷を受けている人で，顔の一部が麻痺していて，指にさわられると顔の感覚が起こるということもあります。下肢を膝からなくした人で，大腿部が刺激されると足が存在するような感じが起こったという報告もあります。さらに乳癌で片側の乳房を切除した人で，同側の背中，胸，あるいは肩のところにさわられると，乳房を感じたという報告があります。不思議なのは乳房と耳たぶとが関係があることで，耳たぶにさわられると乳首があるような感覚が起こる，あるいは乳首にさわられた感覚が起こるのです（図7-14）。

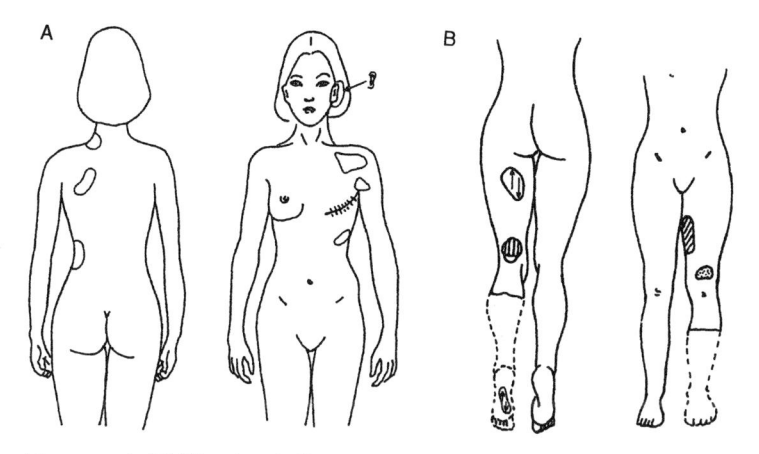

図7-14　**皮膚刺激による幻肢**[69]
A：左側体幹あるいは耳の刺激は左乳首の幻肢を誘発。
B：左側大腿皮膚の刺激は左足の幻肢を誘発。縦線の部位の刺激で左足底の幻肢が起こり，矢印の方向への動く刺激は足底を動く刺激として感じられた。斜線部と点部分への刺激はそれぞれ足背と親指の幻肢を誘発した。

4) 幻肢はなぜ起こるか

　幻肢は末梢神経の麻酔によって可逆的に起こすことができます。一方，四肢の一部をなくした人で切断端を麻酔すると消えることがあります。一度消失した幻肢が，切断端を刺激すると突如再現されることもあります。幻肢はたとえばこれが痒い時，ない足を掻くと痒みが止まることもあるそうです。

　一方，大脳皮質刺激で幻肢を起こすことも可能です。他方，幻肢を消失させるために体性感覚野の破壊が有効であったとの報告がありますが，まもなく症状が再現してしまったという報告もあります。これらのことから，幻肢の起こるメカニズムは基本的には中枢にあり，末梢神経からの入力が断たれることによりこれが起動し，また入力によりいろいろに修飾されると考えるのが妥当です。

　顔面にさわられると指に幻肢が起こる，逆に指にさわられると顔に幻肢

が起こる，下肢を膝からなくした患者が，大腿部を刺激されると足の幻肢が起こる，そして乳癌で片側の乳房を切除した人で，同側の背中，胸，あるいは肩のところにさわられると乳房を感じるということを前節で述べました。このようなことが起こるのはなぜでしょうか。幻肢が起こる時には，大脳皮質の体性感覚中枢が活動すると考えられます。たとえば，左の前腕切断直後から，同側の顔面，上腕，足の刺激で左手に幻肢が起こった患者でfMRIを記録したところ，右側の大脳皮質（第一，第二体性感覚野，前帯状回，補足運動野）に活動が起こっていたという報告があります[78]。

第3章（64頁）で述べた大脳皮質の体性感覚野の体部位再現地図をみますと，指の領域と顔の領域は隣り合っています。大腿と下腿とはもちろん隣り合っています。乳房と胸や肩のあたりも隣り合っていると思われます。つまり体部位再現地図で隣りにあるところの刺激で幻影が起こりやすいと考えられます。このルールに当てはまらないのは，耳たぶと乳首の関係です。

これも第3章（85頁）で述べましたが，最近の動物実験で，手足を切断したり末梢神経を切ったりすると，体性感覚野の体部位再現地図が変わるということが報告されました。たとえばある指が切断されると大脳皮質のその指の領域がなくなりますが，そこは空白にならずに代わりに隣の指あるいは顔面の領域になるというものです。

切断後時間が経つと，隣から神経線維が入り込んで空いた部分を支配するようになる。そうすると顔への刺激が指領域の神経細胞を興奮させるわけで，その結果として先ほど述べた幻肢が起こるという説明が可能です。あるいはもともと大脳皮質では異なる体部位からの投射は解剖学的にある程度重なり合っている，それが局所の神経回路の働きで互いに抑制をかけ合う結果，機能的には体部位の区分がはっきりしているのだともいわれています。一方が断たれると直ちに抑制がとれますから，切断後直ちに起こる幻肢の場合にはこの説明がよさそうです。

最近の実験ですが，幻肢の存在する患者の大脳皮質指領域を電気刺激し

ますと，指の感覚が起こる，つまり入力が絶たれて時間が経っても，指の領域はやはり指の領域のままであることが分かりました[79]。また別の実験では，神経切断後1〜2年，あるいは指切断後1カ月から98カ月の患者で，末梢神経に電極を挿入し微小電気刺激をして生起した感覚の分布を調べたところ，失った指にも感覚が生じていたそうです[80,81]。

つまり，切られた神経の中枢端の興奮による感覚はもとのままであることが示されたわけです[80]。このことは，神経切断後あるいは指喪失後，中枢には必ずしも機能的な変化が起こるとはいえないことを意味しています。幻肢の成因の説明は一筋縄ではいきません。もっともリハビリの立場からみれば，末梢神経切断後も中枢に変化がないほうが，神経再生による回復によりよい結果を期待できます。

幻肢の50〜80％が痛みをともないます。痛みをともなう幻肢では体性感覚野に可塑的な変化がみられますが，痛みのない幻肢ではこれがないという報告があります[82]。前者では幻肢を起こすもとが第一体性感覚野にあり，そこが可塑的な変化を起こしているのにたいし，後者ではこれがなく，もっと広い範囲の皮質が幻肢発現に関与しているという推定です[83]。さらに研究が必要です。

5) 幻肢は視覚でコントロールできる

すでに述べましたが，頭頂葉障害でみられる，実在する身体の一部の自己帰属感の消失あるいは無視は，身体図式（body schema）の障害によるとされています。これとは逆の，ないはずの自己の身体部分を存在するかのように体験する幻肢でも，四肢切断後，時間経過とともに次第に縮小したり，切断端に入り込むtelescoping体験などが起こり，身体図式に時間経過とともに変化が起こっていることを思わせます。

幻肢の起こる仕組みを考えるうえでの手がかりの一つとして，鏡を使った面白い実験があります[84]。上が開放された箱の左側内側面に鏡が張ってある仕掛けを，左手に幻肢のある患者に使ってもらいます。この患者は，「左手が勝手に動いて困る，気持ち悪くてしようがない，それから動くと

痛む，何とかしてほしい」という訴えで病院に来た患者です。正常な右手を入れますと鏡に手が映りますが，これが左手のように見えます。こうして視覚的に正常な左手があるかのような体験をさせます。静止した左手が見えるので，左手が勝手に動いている感じが起こっているのは間違いだ，動いていないではないか，というふうにこのイメージが修正されます。これを繰り返しているうちに，勝手に動くという困った状況がだんだん消えていったそうです。

このようにして幻肢が視覚的にコントロール可能であるということは，幻肢は体性感覚だけの体験ではなくて，幻肢の生起にもともと視覚が関与していた可能性を示しています。身体図式は頭頂葉で，体性感覚と視覚との統合にもとづいて形成されると考えられています。幻肢にも2つの感覚が関与していることが示唆されたわけです。幻肢は頭頂葉のどこかにあるニューロン集団が，適切な感覚入力を絶たれて現実性を失い異常に興奮した時に起こると考えられます。たまたま前から幻肢をもっていた患者で，頭頂葉に脳出血か梗塞を起こした後，幻肢が消失してしまったという報告があります[68]。

G．触覚認識の中枢はどこにあるか

手に触れたものを識別あるいは認識する能力は，末梢神経から体性感覚野までのどの部位の傷害でも失われます。SI（中心後回）の傷害後には，要素的感覚障害は回復することが多いのですが，2点識別，刺激の定位，手にしたものの重さ，粗さ，形の識別などのいわゆる高次触識別障害が持続するとされています[68,85]。

SIIとその周囲の島や頭頂側頭連合野に傷害がある場合には，要素的感覚障害や失語をともなわずに触覚による物品の認識障害（失認）が起こるという報告があります。ふつうは対側性ですが，まれに右側に大きい傷害があると両側性に起こるといいます[86]。

失認が感覚障害なしに，あるいは物品の命名障害なしに起こるか否かは古くから論争のまとでした。Dejerine は触識別障害が必ず軽い感覚障害をともなうとし，触識別能力を脳のどこかに限局した機能とすることに反対でしたが，Delay は頭頂葉障害で，テクスチャーや形の識別が感覚障害なしに起こるとしました。彼はまた触失象徴（tactile asymbolia）という言葉をつくり，これのみが純粋な触失認であるとしました。

正中神経あるいは指の刺激で誘発される皮質体性誘発電位（SEPs）を記録すると，触失認のある患者は必ず，SEP の早い成分，N 20 あるいは P 27 に異常があることが報告されています[87]。このことから純粋な触失認というものは脳梁離断でみられる命名障害以外にはありえないのではないかとこの著者は考え，上に述べた Caselli らの考えに反対しています。

視覚によらずに触覚だけで日常的な対象を認識することができるか，その中枢はどこにあるかという疑問に答えるべく，Reed ら[88]は fMRI を用いて調べたところ，右手による日常的な物品の触認識により，左の中心溝領域と，両側の SII 領域（SII，頭頂弁蓋，島）が活動しましたが，日常的な物品の触認識時の活動から，ナンセンスな物体に触らせた時に起こる活動を差し引くと両側の SII 領域だけが残り，SII 領域が物品の触認識に特異的であると結論しました。

Reed ら[89]は触覚認識が，空間知覚とは独立に損なわれた症例を報告しました。この患者は左側の 39 野と 40 野の一部とに損傷がありましたが，SII 領域は含まれていませんでした。脳の損傷側と対側の手による物品の形の認識ができなかったのですが，物品の長さの判定には障害はなくまた触探索運動にも異常はありませんでした。つまり空間知覚は正常でした。Reed らはそこで，視覚系との類似で，触覚系でも「どこ」と「なに」の系が分かれていると主張しました。

物品の触認識に関係する脳部位は広汎であることが fMRI で示されています[90]。すなわち視覚有線野，非有線野，下頭頂小葉，下前頭回，上前頭回などです。この結果から，触認識に際しては視覚系に蓄えられた物品の心象が利用されることがあらためて示唆されました。

右頭頂葉に損傷があった症例で，左手の触認識障害が観察されました[91]。もちろん要素的な感覚や運動障害はなく，触識別のための手がかりは分かっていたのですが，物品が手の上に置かれた時，そのものの性質が分からず，名前や用途が言えませんでした。これは触覚固有の表象の障害であり，視覚とのマッチングの障害によるものではないと推定されました。

SII を含む弁蓋部やその後方の島領域と，辺縁皮質で触覚の記憶が処理されている可能性が，PET により示されています[92]。この実験では針金を曲げたナンセンス物体を使い，前に憶えた形とのマッチングあるいは今出てきたものかどうかを判定するタスクを行いました。対照実験との比較からこのような記憶を要するタスクの場合に上記の脳部位が活動したのです。下側頭葉が視覚記憶に果たす役割との類似で，島領域が体性感覚経験の貯蔵場所であるという提案がなされました。

H．体性感覚と視覚野の活動

1) 点字を読んでいる時に視覚野が活動する

眼が不自由で点字読みに習熟した人では体性感覚野の指の再現に変化があるという報告を第3章（86頁）で紹介しました。面白いのは，盲人は点字を読む時，体性感覚野だけでなく視覚野を使っていることです。

幼少時に視覚を失った人について，点字読みタスクあるいは点字ではない触識別テスト遂行中に，PET により視覚野の活動を測定したところ，両側の一次，二次視覚野で血流増加がみられました[93]。点字読みタスク遂行時のほうが強い血流増加がみられましたが，刺激がより複雑で難しいせいでしょう。識別をともなわない単なる触刺激では，視覚野は活動しませんでした。

点字を読んでいる時，視覚イメージが浮かんだという説明はあたらないようです。なぜならこれらの大部分の被験者は早期に視覚を失っています

し，なかには先天盲の人も含まれていて，同じ結果が得られたからです。盲人の視覚野が体性感覚刺激で興奮するという報告はこのほかにもあります。

ところで磁気による皮質の直接刺激は刺激された部位の機能を可逆的にブロックするので，局所の機能を推定する手段として使われています。視覚野を直接磁気刺激すると，早期に視覚を失った人では点字読みあるいは触識別が障害されました[94]。やはり盲人では視覚野が体性感覚の情報処理に一役かっていることを示唆するものです。当然ながら晴眼者では触識別の障害は起こらず，視覚のタスク遂行にのみ障害がでました。

盲人が点字を読む時に活動する脳部位を調べた報告があります[95]。当然広範囲にわたっていますが，点字読みを習得した盲人では，晴眼者で視覚の形状識別に使われる腹側後頭領域（一次視覚野，紡錘状回などを含む）が点字読みその他の触識別に使われること，また晴眼者で活動する第二体性感覚野は活動しないことが指摘されています。

点字を読む時，体性感覚野に加えて視覚野までを触覚に使うことが，盲人が晴眼者より触識別能力が高いといわれる理由かも知れません。もっとも，これは必ずしもそうではない，あるいは晴眼者でも練習により触識別能力が盲人と同じレベルに達するという報告もあります[96]。

2） 体性感覚情報はどの経路で視覚領域に到達するのか

体性感覚情報がどんな経路で視覚領域に到達するのかが興味あるところです。古い実験ですが，早期に眼球を摘出して視覚を失わせたサルの高次視覚野（19野）や頭頂連合野（7野）には，正常では存在しないはずの体性感覚刺激に応答するニューロンがあることが報告されていました[97]。盲人でも点字読みに習熟する過程でこのような活動が生じ，ここから一次視覚野に体性感覚情報が送られている可能性があります。

最近頭頂連合野から視覚野への神経投射の存在が組織学的に証明されました。

なおこのほかにサルの視覚連合野の一部であるＶ６Ａ野に，体性感覚

刺激に応答するニューロンがあることが報告されています[98]。

3) 触識別にかかわる視覚心象の宿る場所

　晴眼者がものに触れてこれを識別する時には，あらかじめ形成されているそのものの視覚心象，つまり視覚的なものの形，大きさ，向き，などを手がかりにするのが普通です。晴眼者で，幅1mmほどの溝を切ったドーム状の検体を指先に押し付け，縦縞か横縞かを当てさせる時，上頭頂回―上後頭回領域のある狭い部分（7，19野あるいはOPE）の血流が増加することがPET実験であきらかになりました。ここは上に述べた体性感覚ニューロンが記録された視覚連合野に一致しています。おそらくここが視覚空間パタンの認識あるいは触―視統合にかかわる心象の座ではないかとこの論文の著者たちは推測しています[99]。

　晴眼者の視覚野に磁気刺激を加えると上に述べたテストの成績が悪くなることが示されました。この刺激は純粋に触覚的なテクスチャーの識別や，単純な刺激の検出の成績には影響しませんでした。もちろん体性感覚野の磁気刺激では結果がどちらのテストも成績が悪くなりました[100]。

　ものの形の心象は体性感覚，視覚それぞれに生じ，それぞれの特殊領域（体性感覚では左側のみ，視覚では両側）に蓄えられると考えられますが，体性感覚と視覚の間でこの情報を交換する時に働く脳の部位は，島と前障（claustrum）とくに後者が重要であるというPETでの報告があります[101]。

第8章
体性感覚系の基礎知識

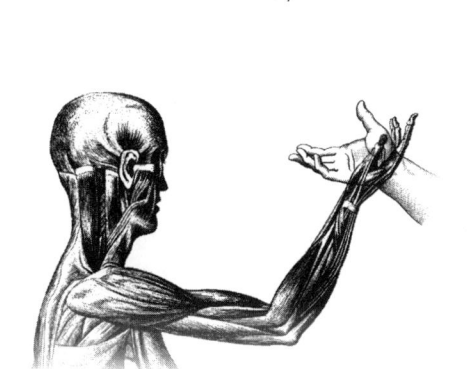

この章では，第1〜7章で必要ではあるものの話の流れが滞るのを避けるために，あえて記述を省略した体性感覚系の基礎知識についてまとめておきます[1]。

A．皮膚感覚受容器と末梢神経

1) 皮膚感覚受容器の分類

a) 適刺激による分類

　機械受容器（mechanoreceptor）：外部の物体との接触による，あるいは自分の運動や姿勢の変化にともなって起こる，圧迫，伸展などの組織の機械的変形を検出するもの。

　温度受容器（thermoreceptor）：組織局所の温度とその変化を捉える受容器で，温・冷受容器があります（後述）。

　侵害受容器（nociceptor）：痛覚受容器ともいいますが，痛みという語は情動をともなう主観的な体験なので客観的でありません。痛みを起こす刺激は必ず組織を損傷するのでSherringtonはこの語を作りました。機械的刺激にのみ応答するもの（機械侵害受容器）と，機械的，化学的，熱などすべての侵害刺激に応答するポリモーダル（polymodal）受容器とがあります。組織の傷害が直接，あるいは傷害により遊離する発痛物質が刺激となります。

b) 形態による分類

　皮膚，粘膜などにある表在性受容器（図8-1）はその構造，形態から2種類に大別できます。
- 触，圧覚，振動覚にかかわるマイスナー小体（真皮の最外層にある），メルケル盤（表皮の最深部に存在），パチニ小体，ルフィニ終末（いずれも皮膚深層にある）など，カプセルあるいは受容細胞構造の明確なも

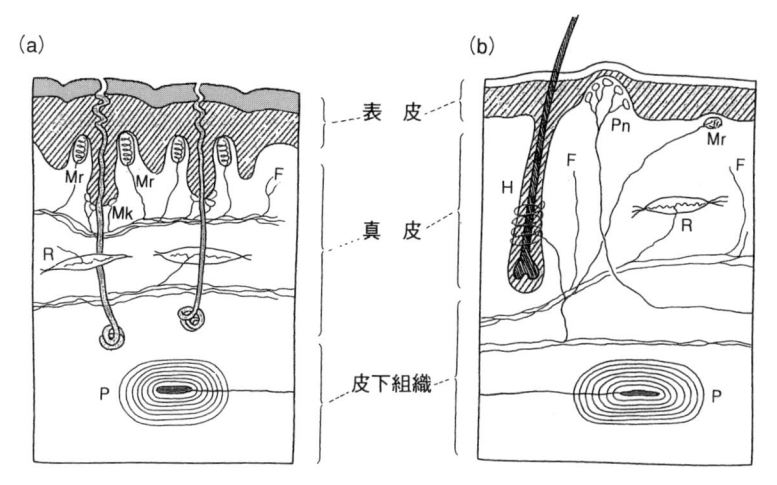

図 8-1　皮膚断面と皮膚感覚受容器[1]
（a）：無毛部，（b）：有毛部。Mr：マイスナー小体，Mk：メルケル盤，R：ルフィニ終末，P：パチニ小体，Pn：ピンカスの毛盤（触覚盤），H：毛包受容器，F：自由神経終末

の（図 8-2 A～D）。
・主として温度覚や痛覚を伝え，受容器としての特別な構造をもたない自由神経終末。

　体毛は自由終末に似た神経が毛にからみついた触受容器です。動物のヒゲや，肢に生えたひときわ長い毛は洞毛と呼ばれ，自由神経終末，メルケル盤など複数の受容器をもっています。

c）順応による分類

　持続する刺激への，受容器の応答の慣れを順応（adaptation）といいます。皮膚の触覚受容器は，機械刺激に対する神経応答の順応の速さにより，速い（rapidly adapting：RA），遅い（slowly adapting：SA）の 2 型に，あるいは非常に速い（very rapid），速い（rapid），遅い（slow）の 3 型に分類されます。後者は，機能的分類である，振動（加速度）検出型（accerelation detector），触（速度）検出型（velocity detector），圧

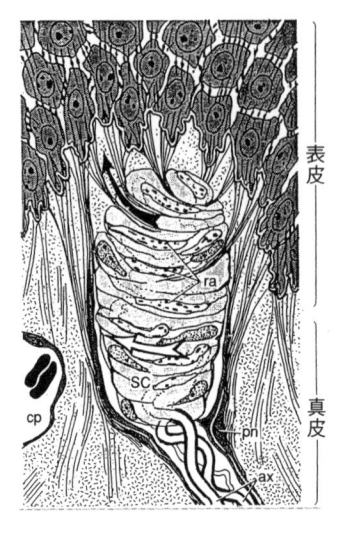

図 8-2 A　マイスナー小体の構造[2)]
黒い矢印：表皮と結合するコラゲン線維により神経軸索が刺激される方向を示す。白い矢印：小体の下半分の動きの方向を示す。ax：軸索（有髄），ra：受容器内軸索（無髄），SC：シュワン細胞，pn：神経周囲細胞，cp：毛細血管

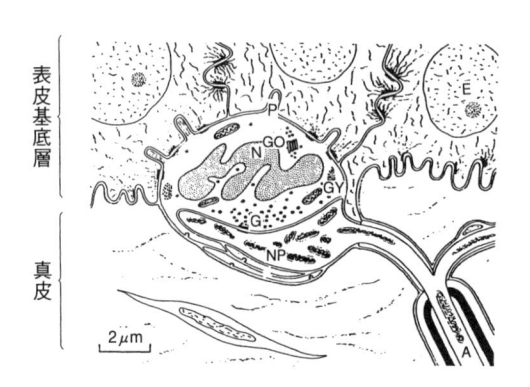

図 8-2 B　メルケル盤の構造[3)]
A：神経軸索の有髄部分，NP：神経の終末，盤状となり，メルケル細胞に接している。メルケル細胞は核(N)，顆粒胞(G)，グリコゲン(GY)，ゴルジ装置(GO)などを含む。綱胞の突起(P)が表皮基底層に突入している。

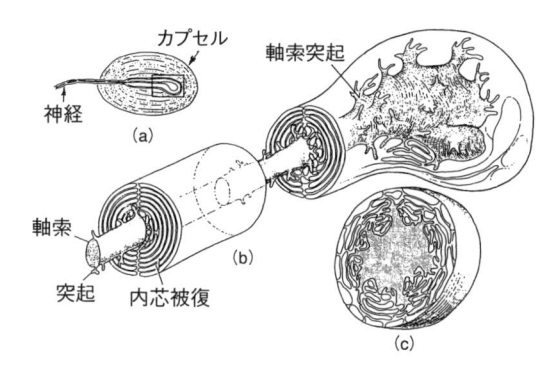

図8-2C　パチニ小体の構造[4]
（a）：全体図，（b）：（a）図において，四角で囲った部分を拡大したもの，（c）：（b）図の終末部の断面

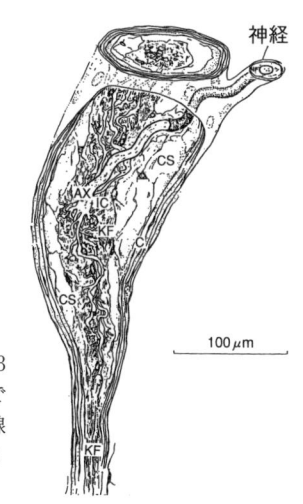

図8-2D　ルフィニ終末の構造[5]
全長約0.5 mmのルフィニ終末の約2/3を示す。AX：神経軸索，これより先で無髄となり分枝する。KF：コラゲン線維，IC：内芯，CS：結合組織間隙，C：カプセル

(皮膚変位の大きさ) 検出型 (position detector) に対応します。痛みを起こす侵害受容器は順応しないのが特徴です。

2) 受容器の興奮を伝える末梢神経と伝導速度

体性感覚受容器の興奮を伝える末梢神経は，後根神経節に細胞体のある偽単極型神経細胞の軸索です。有髄と無髄とがあり，有髄神経では太い神経ほど伝導速度が速く，直径に6をかけると伝導速度になります (Harsh の係数)。太い有髄線維は，Gasser の分類では Aα, Aβ 線維，Lloyd の分類では group I, II 線維 (直径 10～20 ミクロン，伝導速度 60～120 m/sec)，細い有髄線維は，Gasser の分類では Aδ 線維，Lloyd の分類では group III 線維 (直径5ミクロン以下，伝導速度 30 m/sec 以下)，さらに無髄線維は Gasser の分類では C 線維，Lloyd の分類では group IV 線維 (直径 1.5 ミクロン以下，伝導速度 2 m/sec 以下) です。ヒトで表面電極を用いて測定した伝導速度は上記の動物で測定したものより遅く，正中神経で 40～70 m/sec です。伝導速度は年齢によりやや異なり，また測定時，神経近傍組織の温度の影響を受けるためです。表 8-1 A～C に受容器と神経の対応関係がまとめてあります。

表 8-1 A　末梢神経線維の分類

分類		種類	直径 (μm)	伝導速度 (m/s)	機能 (例)
Aα		有髄	15 (13～22)	100 (70～120)	求心性 (筋，腱)，遠心性 (骨格筋)
β		有髄	8 (8～13)	50 (40～70)	求心性 (皮膚触覚，圧覚)
γ		有髄	5 (4～8)	20 (15～40)	遠心性 (錘内筋)
δ		有髄	3 (1～4)	15 (5～15)	求心性 (皮膚温度覚，痛覚)
B		有髄	3 (1～3)	7 (3～14)	自律性 (交感神経節前線維)
C	s.C	無髄	0.5 (0.2～1.0)	1 (0.2～2)	自律性 (交感神経節後線維)
	dr.C	無髄	0.5 (<1)	1 (0.5～2)	求心性 (皮膚痛覚)

C 線維の s., dr. はそれぞれ sympathetic (交感神経性)，dorsal root (脊髄後根) の略。(Erlanger と Gasser より，ただし上記の平均値は Schmidt による。)

表 8-1 B　求心性神経線維の分類

分類	種類	直径 (μm)	伝導速度 (m/s)	機能（例）
Ia	有髄	15 (15～20)	100 (72～120)	筋紡錘の環らせん終末
Ib	有髄	15 (15～20)	100 (72～120)	腱器官
II	有髄	9 (6～12)	50 (36～72)	筋紡錘の散形終末, 皮膚触圧覚
III	有髄	3 (1～6)	20 (6～36)	温度覚, 痛覚
IV	無髄	0.5 (<1)	1 (0.5～2)	痛覚

〔Lloyd と Hunt より。(　)内は Willis と Grossman より〕

表 8-1 C　慣用名の対照表[1]

	主な使用例	他の分類との対応
求心性	Ia, Ib	Aα
	II	Aβ
	IV	dr. C
遠心性	α	Aα
	γ	Aγ
自律性	B, C	—

3) 温度受容器

　末梢神経活動電位の記録により, 温度感覚に特異的な神経, 温線維と冷線維とがあることが確認されたのは比較的最近のことです[6]。

　哺乳類をはじめ, 動物の皮膚で確認された, 温度に特異的な受容器の特徴は, ①一定皮膚温で, 温度に比例する持続的放電（静的反応）がある, ②皮膚温の変化により, 一過性の放電の増加あるいは減少が起こる（動的反応）, ③温度刺激以外には反応しない, ④受容器興奮の閾値は温度感覚の閾値と一致する, ⑤１個あるいは数個の冷あるいは温点に対応する受容野がある, ⑥求心性神経線維の伝導速度は 20 m/sec 以下（A-δ 線維）あるいは 0.4 m/sec 以下（C 線維）などです。冷受容器は 20°C から 40°C の範囲で, 30°C 付近にピークをもつ釣鐘型の刺激反応曲線を示します。一方温受容器の反応曲線も釣鐘型ですが 35°C 付近から立ち上がり, 43°C あた

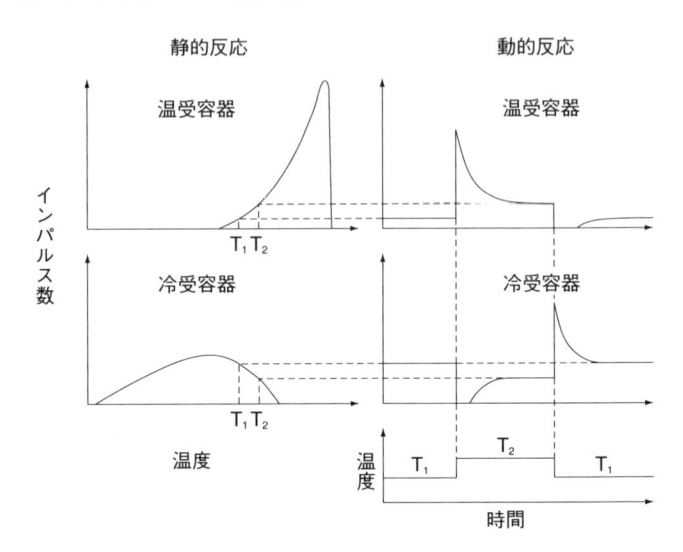

図 8-3　皮膚温冷受容器の温度変化に対する反応[6]

りでピークとなり 45℃以上で急激に反応しなくなります（図 8-3）。

B．深部受容器の構造とはたらき

1) 筋紡錘

　人体は約 400 個の骨格筋があり，各筋は筋膜に包まれた多数の横紋筋線維からなります。骨格筋にはこれら通常の筋線維（錘外筋線維）にまじってこれらと並行に走る筋紡錘（muscle spindle）があります（図 8-4）。筋紡錘は指など，こまかい運動に関する小さい筋に多く，体幹の大きい筋では少ないのです。たとえば母指外転筋（abductor pollicis）では筋 1 g 当たり 29 個ですが，闊背筋（latissmus dorsi）では 1.4 個です[7]。

　筋紡錘は被膜に包まれた 2〜12 本の錘内筋線維と，これを支配する感覚性および運動性の神経とからなり，全体として長さ 6〜8 mm の紡錘形をしています。錘内筋線維には 2 種類あり，それぞれ核袋線維，核鎖線維と

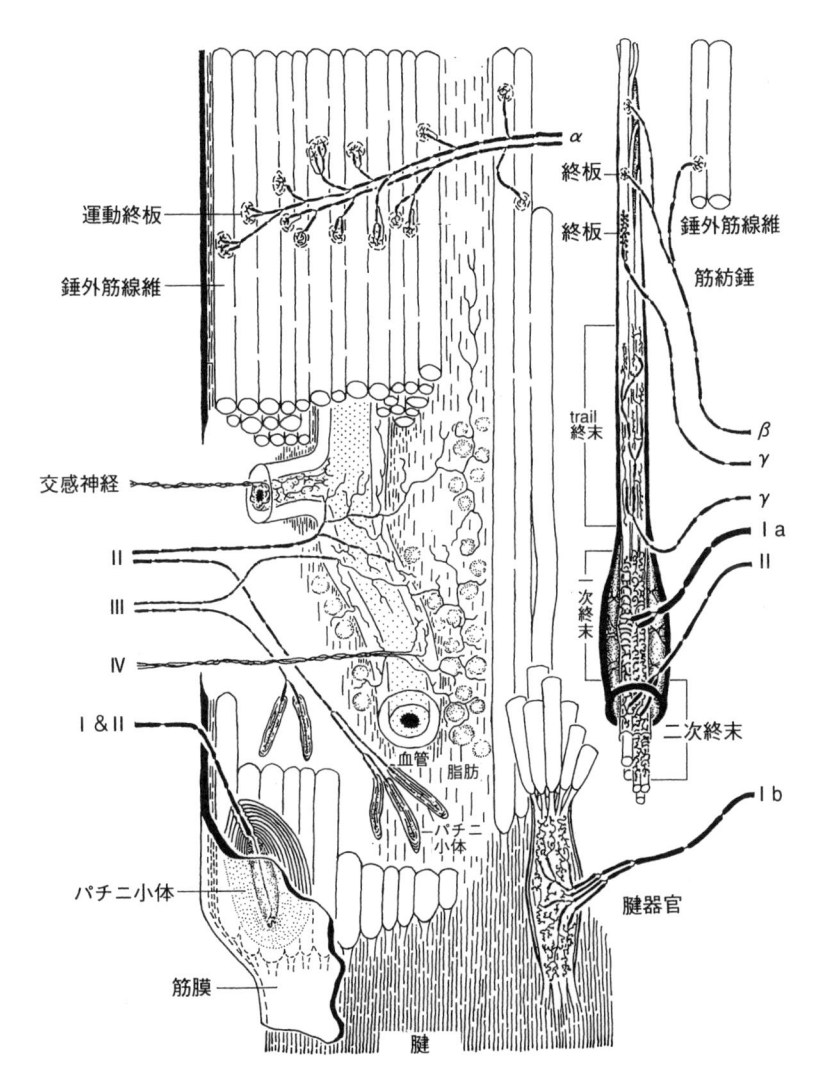

図 8-4 骨格筋の神経支配[8)]
図の右側は筋または腱を支配する運動神経（ギリシャ文字），あるいは感覚神経（ローマ数字，Lloyd の分類に対応）。図の左側は筋，腱以外の構造を支配する感覚神経（ローマ数字，Lloyd の分類に対応）。

呼ばれます。筋の伸展と収縮の両方で興奮します。いずれの線維もその中央部は収縮せず，両端の収縮によって引っ張られて変形が起こることにより，中央部に存在する感覚終末が興奮します。筋紡錘を支配する感覚線維には group Ia と group II の 2 種類あり，前者は核袋線維，核鎖線維の両方に（一次終末），後者は主として核鎖線維（二次終末）に終っています。両者は伝導速度の違いで区別できます。

　筋が伸張して筋紡錘が引っ張られると，一次，二次終末ともに興奮しインパルスを発射します。一次終末は，筋の長さが変化する時に強く興奮し（動的反応），伸ばされた筋が一定の長さに保たれる時に一定の発射を続けます（静的反応）。二次終末では，動的反応はほとんどみられません。動的反応は，筋の長さの変化が比較的小さく急な時強い，たとえば，筋腹を指先でかるく叩くなどの刺激によく反応します。筋紡錘は振動刺激にもよく反応しますが，筋伸張時には振動刺激にたいする反応性が増します。

　筋紡錘には遠心性の神経支配があって，中枢性に筋紡錘の筋伸展への反応の感度調節が行われています。錘外筋線維を収縮させる運動神経は太いアルファ（α）線維であるのにたいし，錘内筋線維を収縮させる運動神経はより細いガンマ（γ）線維です。このほかに錘外，錘内筋線維の両方を支配する運動神経がありベータ（β）線維と呼ばれます。

　ガンマ運動線維を介して，筋紡錘の感受性がコントロールされます。すなわち，同神経の支配（ガンマバイアス）は錘内筋線維を収縮させ，これにより求心性インパルスが増します。ヒトの筋神経から神経活動を記録して調べた結果，安静時，筋の弛緩時には，求心性インパルスが少ないことが分かっています[9]。骨格筋にはこのほかに，筋膜，筋の栄養血管，脂肪組織に自由神経終末やパチニ小体などが存在しています（図 8-4）。

2）ゴルジ腱器官

　骨格筋の両端は腱となって骨に付着しています。腱は鞘に入った線維の束です。筋と腱の移行部にこまかく枝分かれした神経終末が存在し，腱線維とからみあっています（図 8-4）。これをゴルジ（Golgi）腱器官といい

ます。

　ゴルジ腱器官は，長さ約 1 mm，直径 0.2 mm の紡錘形をなすカプセルに包まれた受容器で，太い有髄線維（group Ib）により支配されています。その 90％が筋と腱の接合部にあり，残りが腱の中に存在します。後者は筋全体にかかる力を検出することができます。この受容器は少数の筋線維に直列に，その周囲の大部分の筋線維に並列に配置されています。

　ゴルジ腱器官は外力や筋自身の収縮により腱が引っ張られることにより興奮する張力受容器で，筋収縮のレベルをモニターしていると考えられます。適当刺激は閾値の違いからみて，受動的な伸展よりは筋の収縮力と思われます。もちろん筋が収縮を始めれば，腱器官にとって両者の区別はつきません。筋同様，振動刺激によっても興奮しますが，筋が弛緩した状態では筋の振動刺激に応じません。これらのことからこの受容器は筋紡錘と同様に筋に発生する静的，動的な力を検出すると考えられます。

3) 関節受容器

　関節を包む関節嚢あるいはその一部が強くなった靱帯や，円板，半月板など関節内腔の構造物には神経支配があります。このなかに特殊化した受容器があり，関節の動きによって刺激されます。たとえば関節嚢にはルフィニ終末とパチニ小体が，靱帯にはゴルジ腱器官に似たゴルジ終末，またはゴルジ・マッツオニ（Golgi-Mazzoni）小体があります。関節嚢にはこのほかに多数の自由神経終末があります。ゴルジ終末，ルフィニ終末類似の受容器は遅順応型，パチニ小体は速順応型です。ゴルジ終末は関節嚢表面に垂直方向への圧迫に，ルフィニ終末は正接方向の力に応答します。関節受容器からの神経を実験中に確実に同定するのは必ずしも容易でなく，またその走行が短く筋神経線維，皮膚神経線維との区別が困難です。

4) 深部組織にある侵害受容器

　筋の血管の周囲や，関節嚢には数多くの無髄線維の終末がありますが，これらの線維は約半数が交感神経で，残りは痛みに関係するものです。関

節の無髄線維のなかには，正常では機械刺激にはなんら応答しないのに，関節が炎症を起こすと応答するようになるものが多く存在し，関節痛を引き起こします．

C．体性感覚の伝導路

末梢神経は後根となって脊髄に入り伝導路を形成します（図8-5）．伝導路の途中の中継核でニューロンが交代するたびに神経要素の数が増えます．また中継核では，入力同士のあるいは皮質からの下降性の，興奮性あるいは抑制性干渉があり，信号の修飾や選択が行われます．

1） 後索

触，圧覚，振動覚，深部感覚を伝えます．脊髄に入ったあと同側の後索を上行し，延髄の後索核でニューロンを替え，交差して内側毛帯となり，視床腹側後外側核に終わります．内側毛帯系の傷害で起こる主要症状は，探索識別，物品の操作など，能動的な手の使用の障害であることから，後索内側毛帯系は能動的触知覚のために発達した系であるともいわれています．このことについては第5章（125頁）で詳しく述べました．

2） 脊髄視床路

温度覚，痛覚，一部の触覚を伝えます．脊髄に入った後，後角でニューロンを替え，その後交差して反対側の前側索を上行し，視床の，①後腹外側核，②後核群，③髄板内核群などに終わります．

3） 三叉神経伝導路

顔面，口腔，舌の感覚は三叉神経により伝えられます．三叉神経核は主知覚核と脊髄路核に分かれています．前者は後索核に相当し，視床腹側基底核群の後内腹側核に投射します．脊髄路核は脊髄後角に相当し，後腹内

C. 体性感覚の伝導路　219

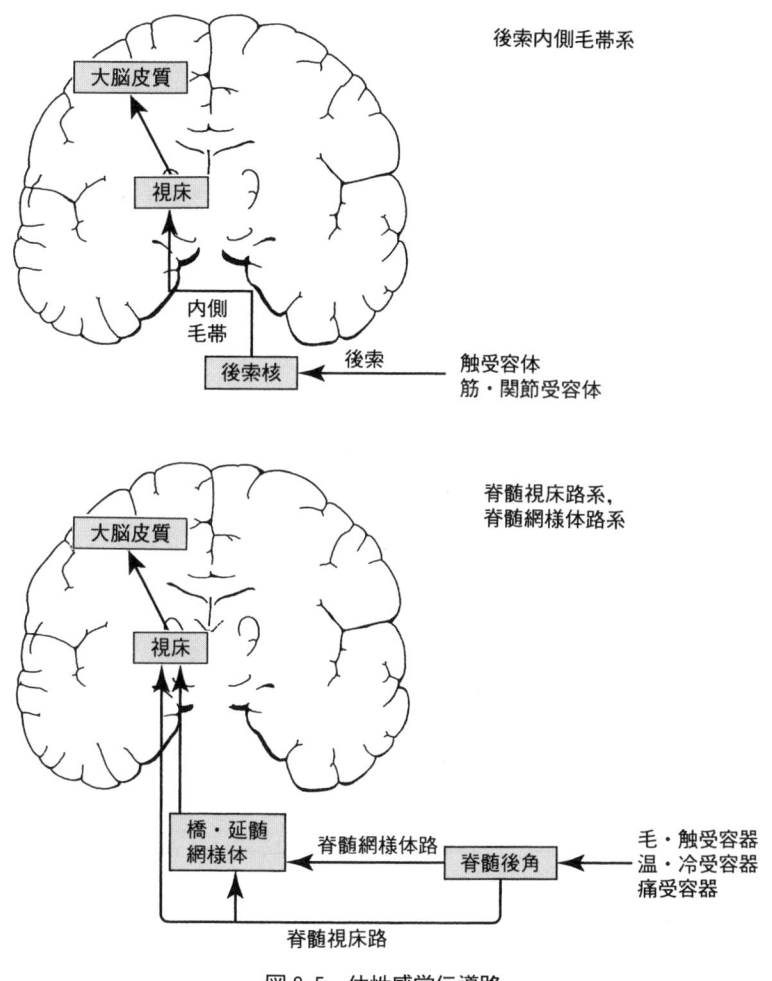

図 8-5　体性感覚伝導路

側核や髄板内核群などに投射します。

4）脊髄小脳路・脊髄網様体路

体性感覚情報は大脳皮質以外にも脳のいろいろな部位に投射します。たとえば脊髄小脳路は深部感覚を脊髄から直接小脳に伝え，姿勢や運動の調

節に役立ちます。脊髄網様体路は，触覚，痛覚，温度覚などを脳幹網様体に送り，睡眠，覚醒など意識水準の維持，調節，姿勢の維持や歩行など自動運動の調節にかかわり，さらに脳幹から視床下部へ，あるいは視床を経て辺縁皮質に到達して，怒り，恐れなど情動行動の引金となり，自律系の活動に大きな影響をおよぼします。

D．視床

1) 体性感覚入力をうける視床核

視床は多数の核からなります（表8-2)(図8-6)。これらは大きく前部，後部，外側部，内側部，あるいは背側部，腹側部とに分けられます。このうち，内側部と外側部の境界をなすのは髄板と呼ばれる前後に走る白質です。以下，体性感覚入力を受ける核にかぎって話をすすめます。外側部は内芯部（core）と外殻部（shell）とからなります。内芯部は腹後外側核（VPL）・腹後内側核（VPM）からなる腹側基底複合（VB complex）であり，外殻部はこれをとりかこむ後核（PO）・腹後下核（VPI），および腹側基底複合と腹外側核（VL）との境界部などです。外側部ではこのほかに，内側膝状体の大細胞部（MGNm）と不確帯（ZI）も体性感覚の投射をうけます。内側部はいわゆる髄板内核群（ILN）〔外側中心核（CL）・内側中心核（Cem）・束傍核（Pf）など〕や正中中心核（CM）などです。

2) 視床への体性感覚入力

すでに述べたように脊髄から視床への主要伝導路は2つあります。①後索—内側毛帯系（dorsal column-medial lemniscal system：DC-LM)，②前あるいは外側脊髄視床路（anterior or lateral spinothalamic tract：ST）です。このほかに外側頸髄核路—内側毛帯系（lateral cervical nuclei tract-medial lemniscus system：LCNT）もありますが，ヒトでは

表 8-2 視床の区分と核の分類[10]

視床上部 Epithalamus		内側および外側手綱核 　N. habenularis, medialis and lateralis（Hb） 前および後室旁核 　N. paraventricularis, anterior and posterior（Pv） 視蓋前域　Regio pretectalis（PT）
背側視床 Dorsal thalamus	前核群 Anterior nuclei	内側前核　N. anteromedialis（AM） 腹側前核　N. anteroventralis（AV） 背側前核　N. anterodorsalis（AD）
	腹側核群 Ventral nuclei	前腹側核　N. ventralis anterior（VA） 外腹側核　N. ventralis lateralis（VL） 後腹側核　N. ventralis posterior（VP） 　後外側腹側核 　　N. ventralis posterolateralis（VPL）⎫ 　後内側腹側核　　　　　　　　　　　　　⎬（VB） 　　N. ventralis posteromedialis（VPM）⎭ 　　同小細胞部　N. ventralis posteromedialis 　　　　　　　parvicellularis（VPMpc） 　後下腹側核　N. ventralis posteroinferior（VPI）
	外側核群 Lateral nuclei	背外側核　N. lateralis dorsalis（LD） 後外側核　N. lateralis posterior（LP） 視床枕核　Pulvinar（Pul）
	後部視床 Metathal- amus	内側膝状体核　N. geniculatus medialis（GM） 背側外側膝状体核 　N. geniculatus lateralis dorsalis（GLd）
	内側核群 Medial nuclei	背内側核　N. medialis dorsalis（MD） 正中核群　Nuclei of the midline 結合核　N. reuniens（Re） 紐旁核　N. paratenialis（Pt） 中間質　Massa intermedia（MI）
	髄板内核群 Intralami- nar nuclei	内側中心核　N. centralis medialis（Cm） 中心旁核　N. paracentralis（Pc） 外側中心核　N. centralis lateralis（CL） 正中中心核　N. centrum medianum（CM） 束旁核　N. parafascicularis（Pf） 膝上核　N. suprageniculatus（Sg） 境界核　N. limitans（Li）
腹側視床 Ventral thalamus		網様核　N. reticularis（R） 腹側外側膝状体核 　N. geniculatus lateralis ventralis（GLv）

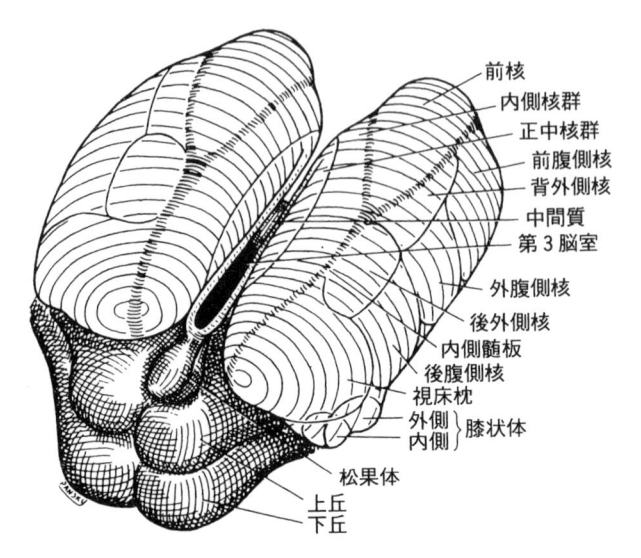

図8-6 背側後方よりみた視床[11]

目立ちません。体性感覚はこのほか，小脳核・脳幹網様体・前庭複合体やZ核などを介しても視床に到達します。

　Berkley[12,13]は，サルで，二重標識法を用いて，一度に2つの伝導路を標識し視床投射の分布を比較する方法で，後索核（DCN）・外側頸髄核（LCN）・脊髄視床路（ST）の視床における分布を比較しました。後索核の投射はVPLの尾部（VPLc）の中心部に限局していましたが，外側頸髄核と脊髄視床路の投射はVPLcの周辺部に多く，またVPLc内のみならず，そのまわりのVPL吻部（VPLo）またはVimおよびVPI・ZI・PO・SG・MGNmさらに内側部（CLなど）に広く分布していました。

　さらに同じ方法で，サルのVPLとそのまわりへの小脳核（CB）からの投射と，上記の3大伝導路の投射を比較したところ，互いに混じりあわず分画されていました。由来のことなる入力が混ざらず，互いに独立しているのは他の核でもみられ，視床の特徴であるといえます。

3) 体性感覚に関係する視床核の機能

a) 腹側基底複合

　腹側基底複合（VB　complex）は，腹後外側核（VPL）と腹後内側核（VPM）からなります。腹後外側核（VPL）の尾部（VPLc）は内側毛帯の主要な投射先であり，体部位の局在的再現がみられます。大部分のニューロンが手指・足・顔面のいずれかの投射をうけ，触・圧・振動などの軽い機械的刺激により興奮し，ごく限局した末梢部位の，しかも1種類の感覚受容器からの情報をうけています。腹後外側核吻部（VPLo）と尾部（VPLc）の境界部には，筋・関節などの深部感覚や，前庭からの感覚入力が投射しています（図8-7）。

　ネコやサルのVPLの周辺部やVPLとVLの境界部に，皮膚あるいは深部とくに筋の侵害受容性刺激に応じるニューロンがあることが報告されています[15,16]。これらの侵害受容ニューロンの数はけっして多くありませ

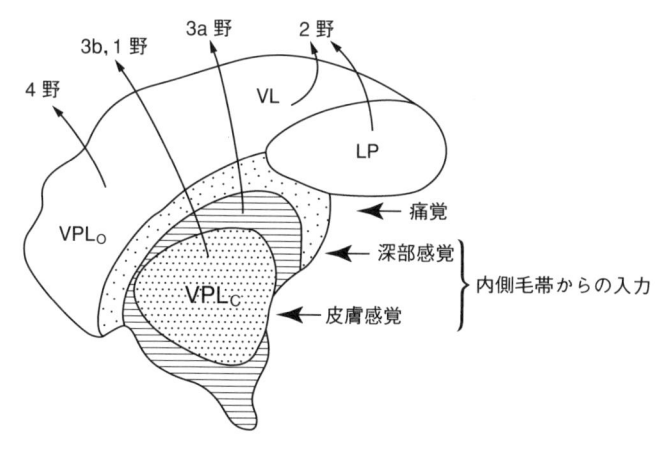

図8-7　腹後外側核が中継する体性感覚入力[14]
VPLo：腹後外側核吻部，VPLc：腹後外側核尾部
VL：腹外側核，LP：後外側核

ん。それはこの部分が薄い殻状であるためと，ニューロン密度が低いためと考えられます。

いわゆる視床症候群またはDejerine-Roussy症候群は，VPLを中心とする外側視床の損傷で起こるものが多いのですが，その症状のうち，痛覚過敏，自発痛が皮膚や深部の感覚障害と一緒に起こることが知られています。これは外側核中心部の損傷が感覚障害を起こしながら，そのすぐ周囲の痛覚を伝える部分にもおよんでいるか，あるいは逆にそこを刺激するためと考えるとよく説明できます。またこれに関連して，VPLとVPMの間に生じた病変によって起こる知覚障害は手掌口症候群として知られますが，この中には痛，温覚だけが傷害される症例があるという報告があり[17]，大変興味深いことです。

b) 後核群

後核群（PO）は，VPLのように細胞構築学的境界があきらかでありません。また体性感覚の投射は体部位局在的ではありません。古くから後核群と視床枕（pulvinar）の一部とは脊髄視床路の投射先として知られています。ここに侵害性感覚が投射し，VPLに非侵害性感覚が投射するという二元論が提唱されたこともあります[18]。しかし後核群ニューロンへの入力として，侵害性刺激が必ずしもいつも優勢というわけではありません。この核や視床枕の局所破壊により中枢性頑痛を減らすことができるとされましたが，効果は一時的で痛みを認識する能力は障害されず，したがってここが痛覚に欠くべからざる部位であるとはいえません。

c) 髄板内核群その他の内側核

髄板内核群（intralaminar nuclei）は，脊髄視床路の有力な投射先です。髄板内核群を刺激すると痛覚が起こり，破壊すると頑痛（intractable pain）が消失することが臨床的に知られています。動物ではここに侵害刺激に応答するニューロンがあることと，侵害刺激による逃避行動がこの核群の破壊により消失することが報告されています。侵害受容ニュー

ロンが存在するのは束傍核（Pf, subPf）・外側中心核（CL）・正中中心核（CM）などです。正中中心核については報告者によって組織学的に疑問ありとするものもあります。このほか視床内側部にある nucl. submedius と呼ばれる小核が侵害受容に関係するという報告があります[19]。この核は脊髄後角の第Ⅰ層ニューロンの投射をうけ侵害受容特異的であり，眼窩前頭野に投射しているということです。髄板内核群の侵害受容ニューロンはSI，SII，帯状回などに投射します（第4章 図4-4 102頁）。また，この核群は互いに結合しあい，尾状核・淡蒼球・運動野に投射します。この核群には視覚刺激に応じたり，眼球運動に関係するニューロンも存在します。これらの所見は，この核群が侵害刺激にともなう怒り，恐れなどの情動行動に関係があることを示唆しています。

d） 腹外側核（VL）・腹後外側核前部（VPLo）

これらの核の投射先は感覚野ではなく運動野です。小脳・小脳核を経由した間接的な体性感覚情報をうけていますから，これらの核のニューロンは末梢の単純な感覚刺激には応じにくいのです。たとえば自発運動にともなってのみ発火するものが報告されています。なお VL 核の前部は視床前核群とともに，小脳ではなく大脳基底核からの情報をうけこれを運動野に伝えます。

E．大脳皮質

すでに第3章で述べたようにヒトやサルの体性感覚野は，中心溝に沿って内外方向に細長く位置する中心後回にある第一体性感覚野と，その外側，シルヴィウス裂あるいは外側溝の中，すなわち側頭頭頂弁蓋上，内壁から島におよぶ部分にある第二体性感覚野です。ここでは体性感覚野の解剖学的基礎知識を補足するにとどめます。

1) 体性感覚野の細胞構築

　大脳皮質の灰白質にはいろいろな型の細胞が存在しますが，その分布，配列，種類や性質，密度など（これを細胞構築と呼ぶ）は一様でなく，あきらかな6層構造が認められます（図8-8）。さらに詳細にみると，細胞構築は皮質の部位によって少しずつ異なっています。すなわち顆粒細胞と呼ばれる小型（4〜8 μ）円型の細胞が多い顆粒皮質または塵皮質（一次感覚野），これと反対に大型かつ太い尖頭樹状突起をもつ錐体細胞が多く，顆粒細胞が少ない無顆粒皮質（一次運動野），そして両者の中間に位置する前頭型，頭頂型，極型の各皮質が区別されています。

　図8-9に示すように，中心後回の前1/2，中心溝に沿った部分は顆粒皮

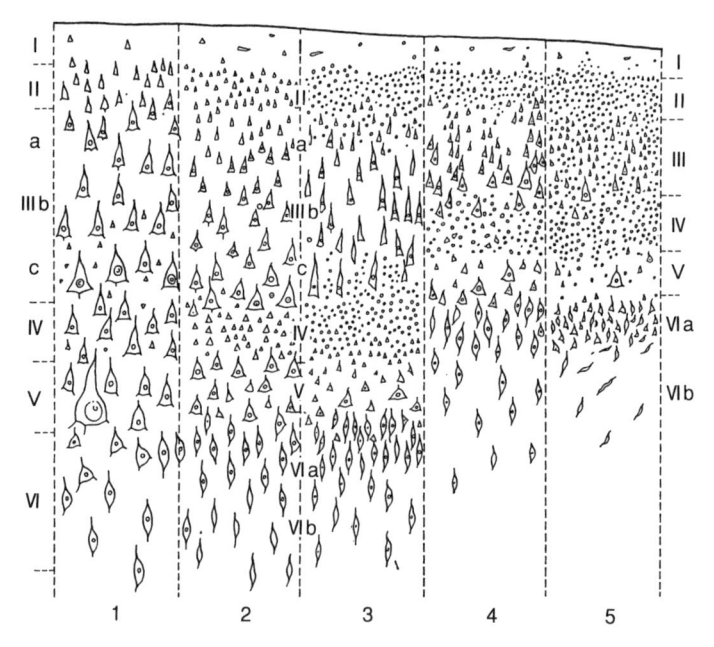

図8-8　大脳皮質の細胞構築学的基本型を示す，v. Economo (1929)の模型図
　1. 無顆粒型，2. 前頭型，3. 頭頂型，4. 極型，5. 顆粒型

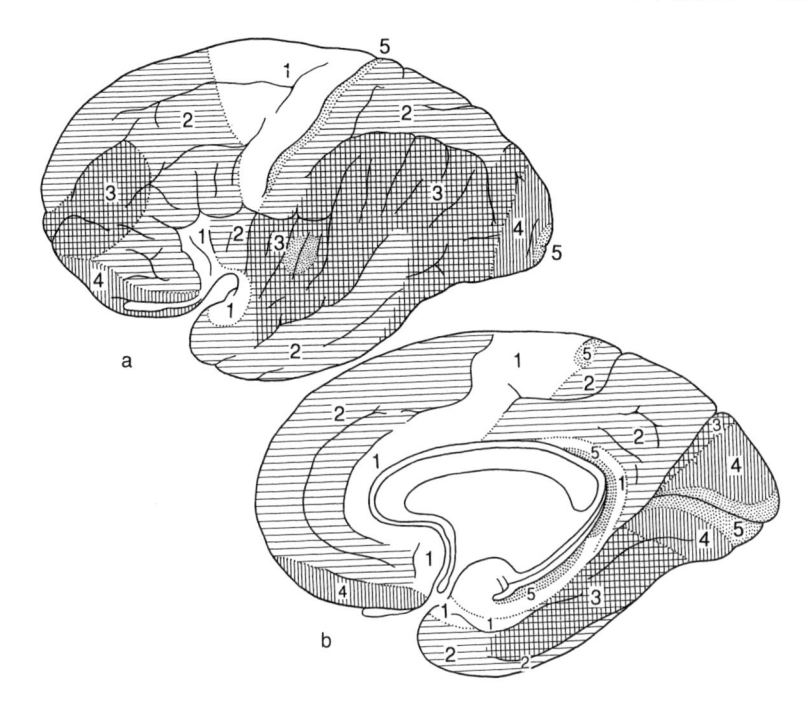

図 8-9 大脳皮質の上外側面(a)と内側面(b)における5つの基本型の分布模型図(v. Economo, 1929)
1. 無顆粒型, 2. 前頭型, 3. 頭頂型, 4. 極型, 5. 顆粒型

質ですが，後方部分は前頭型です。ブロードマン（Brodmann）の細胞構築学的分類では，中心後回は前方より3, 1, 2の各野からなります（第3章 図3-1 56頁）。ブロードマンの3野は典型的な小細胞性の顆粒皮質です。ここは現在は3b野と呼ばれ，前方の3a野と区別されます。3a野は，無顆粒皮質である運動野への移行型です。一方，1野と2野では，顆粒細胞が減り錐体細胞が増します。この傾向は，より後方の頭頂連合野すなわち5, 7野ではさらに著しく，大型の錐体細胞も出現します。このように，細胞構築像からみて中心後回は典型的な感覚皮質の部分と連合野的な部分とからなるのです。

　第二体性感覚野（SII）は，IV層が目立つ顆粒皮質（koniocortex）と

錐体細胞層が明確な頭頂型皮質の混合で，組織学的にこれと異なる7b野，島（insula），Ri（retroinsula）などの領野に囲まれています（第4章 図4-1 93頁）。

2) 視床からの投射

中心後回は主に視床感覚中継核である腹側基底複合（VB complex）から投射を受けます。この核群のうち，外側核（VPL）を例にとると，その外殻部は深部感覚を，中心部が皮膚感覚情報を中継します（図8-7）。前者は3a野と2野へ，後者は3b野と1野に投射します。図8-7はサルのVPLの尾部（VPLc）および吻部（VPLo）とその周辺から皮質への投射を示します。

前方から，VPLoは4野（運動野）に，VPLcは3b，1野に（その1部は2野に）投射します。4野と3b野の中間に位置する3a野へはVPLcとVPLoの境界領域から投射があります。2野は，体性感覚野の後方の頭頂連合野である5野，7野とともに，腹側基底核群とはまったく別の，視床連合核である後外側核（LP），視床枕前部（anterior pulvinar）ならびに腹外側核（VL）からも投射をうけています。

3) 皮質間結合

一般に大脳皮質第III層の神経細胞の軸索は，近傍あるいは少し離れた他の皮質領域に投射します。これを皮質間結合と呼びます。3a野は隣接する3b野，運動野（4野），1野に投射し，3b野は1野と2野へ，1野は2野へと投射します。2野は体性感覚野の外部すなわち前方の運動野と後方の頭頂連合野（5，7野）に投射します。このように第一体性感覚野のある中心後回内部の領野間と，さらにその周囲の皮質との間に，解剖学的な結合の階層構造が存在しています（第3章 図3-2 57頁）[20]。一般に感覚野は連合野と異なり，反対側半球への交連線維が少ないとされていますが，第一体性感覚野の場合，部位によってはかなりの交連線維が存在しています。

引用文献

第1章 タッチの感覚
1) アリストテレス（山本光雄訳）：霊魂論, 第2巻, 第11章, アリストテレス全集 6. pp 75-79, 岩波書店, 東京, 1976
2) McHenry LC（豊倉康夫監訳）：神経学の歴史；ヒポクラテスから近代まで. 医学書院, 東京, 1977
3) Sinclair D: Cutaneous sensation, London, Oxford Univ Press, 1967（市岡正道訳：皮膚感覚. pp 418, 医歯薬出版, 東京, 1969）
4) Weber EH: Der Tastsinn [Touch]. In Ross HE, Murray DJ (eds), Weber EH: The Sense of Touch. pp 139-264, Academic Press, New York, 1978
5) 梅津八三：身体感覚, 心理学事典 15版. pp 351-352, 平凡社, 東京, 1975
6) Stevens JC, Green BG: History of research on touch. In Kruger L (ed): Pain and Touch. pp 1-23, Academic Press, New York, 1996
7) Mountcastle VB: Neural mechanisms in somesthesia. In Mountcastle VB (ed): Medical Physiology, 3rd ed. pp 307-347, Mosby, St. Louis, 1974
8) Mountcastle VB: Central nervous mechanism in mechanoreceptive sensibility. In Brookhart JM, Mountcastle VB (eds): Handbook of Physiology, Section I, The Nervous System, Vol III, Sensory Processes, part 2. pp 789-878, American Physiological Society, Bethesda MD, 1984
9) Wall PD: The sensory and motor role of impulses traveling in the dorsal columns towards cerebral cortex. Brain 93: 505-524, 1970
10) Nafe JP: Toward the quantification of psychology. Psychol Rev 49: 1-18, 1942
11) Bishop GH: Neural mechanisms of cutaneous sense. Physiol Rev 26: 77-102, 1946
12) Weddell G: Somestheses and the chemical senses. Ann Rev Psychol 6: 119-136, 1955
13) Melzack R, Wall PD: On the nature of cutaneous sensory mechanisms. Brain 85: 331-356, 1962
14) Geldard FA: The perception of mechanical vibration I; History of a

controversy. J Gen Psychol 22 : 243-269, 1940
15) Geldard FA : The perception of mechanical vibration II ; The response of pressure receptors. J Gen Psychol 22 : 271-280, 1940
16) Geldard FA : The perception of mechanical vibration III ; The frequency function. J Gen Psychol 22 : 281-308, 1940
17) Verrillo RT : A duplex mechanism of mechanoreception. *In* Kenshalo DR (ed) : The Skin Senses. pp 139-159, Thomas, Springfield IL, 1968
18) Mountcastle VB, Talbot WH, Darian-Smith I, Kornhuber HH : Neural basis of the sense of flutter-vibration. Science 155 : 597-600, 1967
19) Talbot WH, Darian-Smith I, Kornhuber HH, Mountcastle VB : The sense of flutter-vibration ; Comparison of the human capacity with response patterns of mechanoreceptive afferents from the monkey hand. J Neurophysiol 31 : 301-334, 1968
20) Harrington T, Merzenich MM : Neural coding in the sense of touch. Exp Brain Res 10 : 251-254, 1970
21) Johansson RS, Vallbo AB : Tactile sensibility in the human hand ; Relative and absolute densities of four types of mechanoreceptive units in glabrous skin. J Physiol (Lond) 286 : 283-300, 1979
22) Bolanowski SJ, Gescheider GA, Verrillo RT, Checkosky CM : Four channels mediate the mechanical aspects of touch. J Acoust Soc Am 84 : 1680-1694, 1988
23) Iggo A : Electrophysiological and histological studies of cutaneous mechanoreceptors. *In* Kenshalo DR (ed) : The Skin Senses, pp 84-111, Thomas, Springfield IL, 1968
24) Weinstein S : Intensive and extensive aspects of tactile sensitivity as a function of body part, sex and laterality. *In* Kenshalo DR (ed) : The Skin Senses, pp 195-222, Thomas, Springfield IL, 1968
25) Stevens JC : Perceived roughness as a function of body locus. Percept Psychophys 47 : 298-304, 1990
26) Vierck CJ, Jones MB : Size discrimination on the skin. Science 163 : 488-489, 1969
27) Jones MB, Vierck CJ : Length discrimination on the skin. Am J Psychol 86 : 49-60, 1973
28) Loomis JM, Collins CC : Sensitivity to shifts of a point stimulus ; An instance of tactile hyperacuity. Percept Psychophys 24 : 487-492, 1978
29) Johnson KO, Phillips JR : Tactile spatial resolution I. Two-point dis-

crimination, gap detection, grating resolution, and letter recognition. J Neurophysiol 46 : 1177-1191, 1981
30) Katz D : Der Aufbau der Tastwelt. Barth, Leiptig, 1925 (LE Krueger (ed) : The world of touch. Erlbaum, Hillsdale, 1989)
31) Krueger LE : Tactual perception in historical perspective ; David Katz's world of touch. *In* Schiff W, Foulke E (eds) : Tactual Perception ; a sourcebook, pp 1-54, Cambridge Univ Press, Cambridge, 1982
32) Gibson JJ : Observations on active touch. Psychol Rev 69 : 477-490, 1962
33) Gibson JJ : The senses considered as perceptual systems. Houghton Mifflin, Boston, 1966
34) Heller MA, Rodgers GJ, Perry CL : Tactile pattern recognition with the Optacon ; Superior performance with active touch and the left hand. Neuropsychologia 28 : 1003-1006, 1990
35) Helminen R, Mnsikka H, Pertovaara A : Lowered or increased cutaneous sensitivity during movement depends on stimulus intensity. Percept Mot Skills 78 : 721-722, 1994
36) Chapman CE : Active versus passive touch ; Factors influencing the transmission of somatosensory signals to primary somatosensory cortex. Can J Physiol Pharmacol 72 : 558-570, 1994
37) Lederman SJ, Klatzky RL : Hand movements ; A window into haptic object recognition. Cognit Psychol 19 : 342-368, 1987
38) Klatzky RL, Lederman SJ : Stages of manual exploration in haptic object identification. Percept Psychophys 52 : 661-670, 1992
39) Bolanowski SJ, Verrillo RT, McGlone F : Passive, active and intraactive (self) touch. Somatosens Mot Res 16 : 304-311, 1999
40) Green BG, Cruz A : "Warmth-insensitive fields" ; Evidence of sparse and irregular innervation of human skin by the warmth sense. Somatosens Mot Res 15 : 269-275, 1998
41) Stevens JC, Marks LE, Simonson DC : Regional sensitivity and spatial summation in the warmth sense. Physiol Behav 13 : 825-836, 1974
42) Stevens JC : Thermal intensification of touch sensation ; Further extensions of the Weber phenomenon. Sensory Processes 3 : 240-248, 1979
43) Stevens JC, Green BG : Temperature-touch interaction ; Weber's phenomenon revisited. Sens Processes 2 : 206-219, 1978
44) Green BG : Localization of thermal sensation ; An illusion and synthetic heat. Percept Psychophys 22 : 331-337, 1977

45) Bekesy von G: Sensory inhibition. pp 265, Princeton Univ Press, Princeton NJ, 1967
46) Craig AD, Bushnell MC: The thermal grill illusion; Unmasking the burn of cold pain. Science 265: 252-255, 1994
47) Johnson RD, Kitchell RL: Mechanoreceptor response to mechanical and thermal stimuli in the glans penis of the dog. J Neurophysiol 57: 1813-1836, 1987
48) Konietzny F: Peripheral neural correlates of temperature sensations in man. Human Neurobiol 3: 21-32, 1984

第2章 タッチの生理学

1) Torebjdrk HE, Hallin RG: Identification of afferent C units in intact human skin nerves. Brain Res 67: 387-403, 1974
2) Vallbo AB, Hagburth KE: Impulses recorded with microelectrodes in human muscle nerves during stimulation of mechanoreceptors and voluntary contractions. EEG Clin Neurophysiol 23: 392, 1967
3) Johansson RS, Vallbo AB: Tactile sensibility in the human hand; Relative and absolute densities of four types of mechanoreceptive units in glabrous skin. J Physiol (Lond) 286: 282-300, 1979
4) Johansson RS, Westling G: Afferent signals during manipulative tasks in humans. In Franzen O, Westman J (eds): Information Processing in the Somatosensory System, pp 25-48, Wenner-Gren International Symposium Series 57, New York・Stockton, 1989
5) Konietzny F: Peripheral neural correlates of temperature sensations in man. Human Neurobiol 3: 21-32, 1984
6) Douglas WW, Ritchie JM: Mammalian nonmyelinated nerve fibers. Physiol Rev 42: 297-334, 1962
7) Schmidt R, Schmelz M, Foarster C, Ringkamp M, Torebjork HE, Handwerker HO: Novel classes of responsive and unresponsive C nociceptors in human skin. J Neurosci 15: 333-341, 1995
8) Johansson RS, Trulsson M, Olsson KA, Westberg KG: Mechanoreceptor activity from human face and oral mucosa. Exp Brain Res 72: 204-208, 1988
9) Nordin M: Low threshold mechanoreceptive and nociceptive units with unmyelinated (C) fibres in the human supraorbital nerve. J Physiol (Lond) 426: 229-240, 1990

10) Vallbo AB, Olausson H, Wessberg J : Unmyelinated afferents constitute a second system coding tactile stimuli of the human hairy skin. J Neurophysiol 81 : 2753-2763, 1999
11) Morin C, Olausson H, Lamarre Y, Bushnell MC : Tactile C afferents serve the sensation of touch in a patient without large myelinated fibers. Soc Neurosci Abstr 26 : 429, 2000
12) Schmidt R, Schmelz M, Torebjork HE, Handwerker HO : Mechano-insensitive nociceptors encode pain evoked by tonic pressure to human skin. Neuroscience 98 : 793-800, 2000
13) Schmelz M, Schmidt R, Bickel A, Handwerker HO, Torebjork HE : Specific C-receptors for itch in human skin. J Neurosci 17 : 8003-8008, 1997
14) McHenry LC（豊倉康夫監訳）：神経学の歴史；ヒポクラテスから近代まで. 医学書院, 東京, 1977
15) Gandevia SC : Kinesthesia ; Roles for afferent signals and motor commands. In Rowell LB, Shepherd JT (eds) : Handbook of Physiology, Section 12, Exercise ; Regulation and Integration of Multiple Systems. pp 128-172, Oxford Univ Press for Am Physiol Soc, New York, 1996
16) Goodwin GM, McCloskey DI, Matthews PBC : The contribution of muscle afferents to kinaesthesia shown by vibration induced illusions of movement and by the effects of paralyzing joint afferents. Brain 95 : 705-748, 1972
17) 山鳥　重：神経心理学入門. pp 410, 医学書院, 東京, 1985
18) Sherrington CS : The integrative action of the nervous system. pp 433, Yale Univ Press, New Haven, 1906 （1947再版）
19) Swett JE, Bourassa CM : Comparison of sensory discrimination threshold with muscle and cutaneous volleys in the cat. J Neurophysiol 30 : 530-545, 1967
20) Amassian VE, Berlin L : Early cortical projection of group I afferents in the forelimb muscle nerves. J Physiol (Lond) 143 : 61, 1958
21) McCloskey DI : Kinesthetic sensibility. Physiol Rev 58 : 763-820, 1978
22) Wiesendanger M, Miles TS : Ascending pathway of low-threshold muscle afferents to the cerebral cortex and its possible role in motor control. Physiol Rev 62 : 1234-1270, 1987
23) York DH : Somatosensory evoked potentials in man ; Differentiation of spinal pathways responsible for conduction from the forelimb vs hind-

limb. Prog Neurobiol 25 : 1-25, 1985
24) Andrew BL, Dodt E : The development of sensory nerve endings at the knee joint of the cat. Acta Physiol Scand 28 : 287-296, 1953
25) Boyd IA, Roberts TDM : Proprioceptive discharges from stretch receptors in the knee joint of the cat. J Physiol (Lond) 122 : 38-58, 1953
26) Skoglund S : Anatomical and physiological studies of knee joint innervation in the cat. Acta Physiol Scand 36 : Suppl 124, 1956
27) Rose JE, Mountcastle VB : Touch and kinesthesis. In Field J, Magoun HW (eds) : Handbook of physiology, Section 1, Neurophysiology, Vol 1. pp 387-429, American Physiological Society, Washington DC, 1959
28) Gandevia SC : Illusory movements produced by electrical stimulation of low-threshold muscle afferents from the hand. Brain 108 : 965-981, 1985
29) Horch KW, Clark FJ, Burgess PR : Awareness of knee joint angle under static conditions. J Neurophysiol 38 : 1436-1447, 1975
30) Matthews PBC, Simmonds A : Sensations of finger movement elicited by pulling upon flexor tendons in man. J Physiol (Lond) 239 : 27-28, 1974
31) McCloskey DI, Cross MJ, Honner R, Potter EK : Sensory effects of pulling or vibrating exposed tendons in man. Brain 106 : 21-37, 1983
32) Clark FJ, Horch KW, Bach SM, Larson GF : Contributions of cutaneous and joint receptors to static knee-position sense in man. J Neurophysiol 42 : 877-888, 1979
33) Cross MJ, McCloskey DI : Position sense following surgical removal of joints in man. Brain Res 55 : 443-445, 1973
34) Grigg P, Finerman GA, Riley LH : Joint position sense after total hip replacement. J Bone Joint Surg Am 55 : 1016-1025, 1973
35) Clark FJ, Burgess PR, Chapin JW, Lipscomb WT : Role of intramuscular receptors in the awareness of limb position. J Neurophysiol 54 : 1529-1540, 1985
36) Craske B : Perception of impossible limb positions induced by tendon vibration. Science 196 : 71-73, 1976
37) Burgess PR, Wei JY, Clark FJ, Simon J : Signaling of kinesthetic information by peripheral sensory receptors. Annu Rev Neurosci 5 : 171-187, 1982
38) Grigg P, Hoffman AH : Properties of Ruffini afferents revealed by stress analysis of isolated sections of cat knee capsule. J Neurophysiol 47 : 41-

54, 1982
39) Burgess PR, Clark FJ : Characteristics of knee joint receptors in the cat. J Physiol (Lond) 203 : 317-335, 1969
40) Carli G, Farabollini F, Fontani G, Meucci M : Slowly adapting receptors in cat hip joint. J Neurophysiol 42 : 767-778, 1979
41) Rossi A, Grigg P : Characteristics of hip joint mechanoreceptors in the cat. J Neurophysiol 47 : 1029-1042, 1982
42) Clark FJ, Burgess PR : Slowly adapting receptors in cat knee joint ; Can they signal joint angle? J Neurophysiol 38 : 1448-1463, 1975
43) Grigg P : Mechanical factors influencing response of joint afferent neurons from cat knee. J Neurophysiol 38 : 1473-1484, 1975
44) Ferrell WR : The adequacy of stretch receptors in the cat knee joint for signaling joint angle throughout a full range of movement. J Physiol (Lond) 299 : 85-99, 1980
45) Clark FJ, Burgess PR, Chapin JW : Proprioception with the proximal interphalangeal joint of the index finger. Brain 109 : 1195-1208, 1986
46) Moberg E : The role of cutaneous afferents in position sense, kinesthesia and motor function. Brain 106 : 1-19, 1983
47) Edin BB : Finger joint movement sensitivity of non-cutaneous mechanoreceptor afferents in the human radial nerve. Exp Brain Res 82 : 417-422, 1990
48) Macefield G, Gandevia SC, Burke D : Perceptual responses to microstimulation of single afferents innervating joints, muscles and skin of the human hand. J Physiol (Lond) 429 : 113-129, 1990
49) Burke D, Gandevia SC, Macefield G : Responses to passive movement of receptors in joint, skin and muscle of the human hand. J Physiol (Lond) 402 : 347-361, 1988
50) Hullinger M, Nordh E, Thelin A-E, Vallbo AB : The responses of afferent fibres from the glabrous skin of the hand during voluntary finger movements in man. J Physiol (Lond) 291 : 233-249, 1979
51) Edin BB : Quantitative analysis of static strain sensitivity in human mechanoreceptors from hairy skin. J Neurophysiol 67 : 1105-1113, 1992
52) Edin BB, Abbs JH : Finger movement responses of cutaneous mechanoreceptors in the dorsal skin of the human hand. J Neurophysiol 65 : 657-670, 1991
53) Macefield VG, McNulty PA : Modulation of ongoing EMG by type II,

but not type I, slowly adapting cutaneous afferents in human glabrous skin. Soc Neurosci Abstr 26 : 2214, 2000
54) Sperry RW : Neural basis of the spontaneous optokinetic response produced by visual inversion. J Comp Physiol Psychol 43 : 482-489, 1950
55) Holst von H : Relations between the central nervous system and the peripheral organs. Br J Anim Behav 2 : 89-94, 1954
56) Stevens JC, Cruz LA, Marks LE, Lakatos S : A multimodal assessment of sensory thresholds in aging. J Gerontol Psychol Sci 53 B : P 263-P 272, 1998
57) 岩村吉晃：老人の皮膚感覚. 太田邦夫, 他(編)：神経と精神の老化. pp 295-305, 医学書院, 東京, 1976
58) Verrillo RT : Change in vibrotactile thresholds as a function of age. Sens Processes 3 : 49-59, 1979
59) Thornbury JM, Mistretta CM : Tactile sensitivity as a function of age. J Gerontol 36 : 34-39, 1981
60) Prince KV, Butler B : Measuring sensory function of the hand in peripheral nerve injuries. Am J Occup Ther 21 : 385-395, 1967
61) Grzegorcyzk PB, Jones SW, Mistretta CM : Age-related differences in salt taste acuity. J Gerontol 34 : 834-840, 1979
62) Potash M. Jones B : Aging and decision criterion for the detection of tones in noise. J Gerontol 32 : 436-440, 1977
63) Kenshalo DR : Somesthetic sensitivity in young and elderly humans. J Gerontol 41 : 732-742, 1986
64) Stevens JC : Aging and spatial acuity of touch. J Gerontol Psychol Sci 47 : P 35-P 40, 1992
65) Stevens JC, Patterson MQ : Dimensions of spatial acuity in the touch sense ; Changes over the life span. Somatosens Mot Res 12 : 29-47, 1995
66) Stevens JC, Cruz LA : Spatial acuity of touch ; Ubiquitous decline with aging revealed by repeated threshold testing. Somatosens Mot Res 13 : 1-10, 1996
67) Stevens JC, Choo KK : Spatial acuity of the body surface over the life span. Somatosens Mot Res 13 : 153-166, 1996
68) Woodward KL : The relationship between skin compliance, age, gender, and tactile discriminative thresholds in humans. Somatosens Mot Res 10 : 63-67, 1993
69) Ohmori D : Über die Entwicklung der Innervation der Genitalapparate

als peripheren Aufnahmeapparat der genitalen Reflexe. Ztshr Anat Entwickl 70 : 347-410, 1924
70) 椎野瑞穂, 小田哲子：ラット陰茎亀頭における陰部神経小体の発生. 東邦医学会雑誌 47：145-155, 2000
71) Cauna K : The effects of aging on the receptor organs of the human dermis. *In* Montagna W (ed) : Advances in biology of skin, Vol VI, Aging, pp 63-96, Pergamon, 1965
72) Gescheider GA, Valetutti AA, Padula MC, Verrillo RT : Vibrotactile forward masking as a function of age. J Acoust Soc Am 91 : 1690-1696, 1992
73) Gescheider GA, Bolanowski SJ, Hall KL, Hoffman KE, Verrillo RT : The effects of aging on information-processing channels in the sense of touch I ; Absolute sensitivity. Somatosens Mot Res 11 : 345-357, 1994
74) Gescheider GA, Beiles EJ, Chechosky CM, Bolanowski SJ, Verrillo RT : The effects of aging on information-processing channels in the sense of touch II ; Temporal summation in the P channel. Somatosens Mot Res 11 : 359-365, 1994
75) Gescheider GA, Bolanowski SJ, Verrillo RT : The effects of aging on information-processing channels in the sense of touch III ; Differential sensitivity to changes in stimulus intensity. Somatosens Mot Res 13 : 73-80, 1996
76) Bolton CF, Winkelmann RK, Dyke PJ : A quantitative study of Meissner' s corpuscles in man. Neurology 16 : 1-9, 1996
77) Schmidt RF, Wahren LK, Hagbarth KH : Multiunit neural responses to strong finger pulp vibration I ; Relationship to age. Acta Physiol Scand 140 : 1-10, 1990
78) Schmidt RF, Wahren LK : Multiunit neural responses to strong finger pulp vibration II ; Comparison with tactile thresholds. Acta Physiol Scand 140 : 11-16, 1990
79) Cole KJ, Rotella DL, Harper JG : Mechanisms for age-related changes of fingertip forces during precision gripping and lifting in adults. J Neurosci 19 : 3238-3247, 1999
80) 東儀英夫：神経繊維および髄鞘の老化. 太田邦夫, 他(編)：神経と精神の老化. pp 89-99, 医学書院, 東京, 1976
81) Stevens JC, Choo KK : Temperature sensitivity of the body surface over the life span. Somatosens Mot Res 15 : 13-28, 1998

82) 村田成子, 入来正躬：老人の体温―皮膚感覚点分布頻度に及ぼす加齢の影響. 日本老年医学会雑誌 11：157, 1974
83) Hardy JD, Oppel TW : Studies in temperature sensation III ; The sensitivity of the body to heat and the spatial summation of the end organ responses. J Clin Investigat 16 : 533-540, 1937
84) Lord ST, Ward JA : Age-associated differences in sensory-motor function and balance inn community dwelling women. Age Aging 23 : 452-460, 1994
85) Kokmen E, Bossemeyer RW, Williams WJ : Quantitative evaluation of joint motion sensation in an aging population. J Gerontol 33 : 62-67, 1978
86) Campbell MJ, McComas AJ, Petito F : Physiological changes in ageing muscles. J Neurol Neurosurg Psychiat 36 : 174-182, 1973
87) Davies CTM, White MJ : Contractile properties of elderly human triceps surae. Gerontology 29 : 19-25, 1983
88) Newton JP, Yemm R, McDonagh MJN : Study of age changes in the motor units of the first dorsal interosseous muscle in man. Gerontology 34 : 115-119, 1988

第3章 タッチの大脳表現

1) Brodmann K : Beiträge zur histologischen Lokalisation der Großhirnrinde. VI. Mitteilung ; die Cortexgliederung des Menschen. Ebenda 10, 1907
2) Burton H, Sinclair R : Somatosensory cortex and tactile perceptions. *In* Kruger L (ed) : Touch and Pain, pp 105-177, Academic, London, 1996
3) McHenry LC (豊倉康夫監訳) ：神経学の歴史：ヒポクラテスから近代まで. 医学書院, 東京, 1977
4) Zola-Morgan S : Localization of brain function ; The legacy of Franz Joseph Gall (1758-1828). Annu Rev Neurosci 18 : 359-383, 1995
5) Hecaen H, Lanteri-Laura G (浜中淑彦, 大東祥孝訳)：大脳局在論の成立と展開. pp 279, 医学書院, 東京, 1983, 1977
6) 岩村吉晃：体性感覚野の階層構造. 科学 53：214～220, 1983
7) Penfield W, Boldrey E : Somatic motor and sensory representation in the cerebral cortex of man as studied by electrical stimulation. Brain 60 : 389-443, 1937
8) ペンフィールド (塚田裕三, 山河 宏訳) ：脳と心の正体. 文化放送出版部, 東京, 1978

9) Marshall WH, Woolsey CN, Bard P : Cortical representation of tactile sensibility as indicated by cortical potential. Science 85 : 388-390, 1937
10) Bard P : Studies on the cortical representation of somatic sensibility. Bull NY Acad Med 14 : 585-607, 1938
11) Adrian ED : Afferent discharges to the cerebral cortex from peripheral sense organs. J Physiol 100 : 159-191, 1941
12) Woolsey CN : Patterns of localization in sensory and motor areas of the cerebral cortex. In The Biology of Mental Health and Disease (Millbank Symposium). pp 193-206, Harper & Row, New York, 1952
13) Woolsey CN : Organization of somatic sensory and motor areas of the cerebral cortex. In Harlow H, Woolsey CN (eds) : Biological and Biochemical Bases of Behavior. pp 63-81, Univ Wisconsin Press, Madison, 1958
14) Darian-Smith I, Isbister J, Mok H, Yokota T : Somatic sensory cortical projection areas excited by tactile stimulation of the cat ; A triple representation. J Physiol (Lond) 182 : 671-689, 1966
15) Clemo HR, Stein BE : Somatosensory cortex ; A new somatotopic representation. Brain Res 235 : 162-168, 1982
16) Mori A, Hanashima N, Tsuboi Y, Hiraba H, Goto N, Sumino R : Fifth somatosensory cortex (SV) representation of the whole body surface in the median bank of the anterior suprasylvian sulcus of the cat. Neurosci Res 11 : 198-208, 1991
17) Mountcastle VB : Modality and topographic properties of single neurons of cat's somatic sensory cortex. J Neurophysiol 20 : 408-434, 1957
18) 岩村吉晃：コラム仮説. 脳の科学 21：651-653, 1999
19) Iwamura Y, Tanaka M, Sakamoto M, Hikosaka O : Diversity in receptive field properties of vertical neuronal arrays in the crown of the postcentral gyrus of the conscious monkey. Exp Brain Res 58 : 400-411, 1985
20) Powell TPS, Mountcastle VB : Some aspects of the functional organization of the postcentral gyrus of the monkey ; A correlation of findings obtained in a single unit analysis with cytoarchitecture. Bull Johns Hopkins Hosp 105 : 133-162, 1959
21) Kaas JH, Nelson RJ, Sur M, Lin C-S, Merzenich MM : Multiple representations of the body within the primary somatosensory cortex of primates. Science 204 : 521-523, 1979

22) Mckenna TM, Whitsel BL, Dreyer DA : Anterior parietal cortical topographic organization in macaque monkey ; A reevaluation. J Neurophysiol 48 : 289-317, 1982
23) Randolph M, Semmes J : Behavioral consequences of selective subtotal ablations in the postcentral gyrus of Macaca mulatta. Brain Res 70 : 55-70, 1974
24) Mountcastle VB, Lynch JC, Georgopoulos A, Sakata H, Acuna C : Posterior parietal association cortex of the monkey ; Command functions for operations within extrapersonal space. J Neurophysiol 38 : 871-908, 1975
25) Whitsel BL, Dreyer DA, Roppolo JR : Determinants of body representation in postcentral gyrus of macaques. J Neurophysiol 34 : 1018-1034, 1971
26) Werner G, Whitsel BL, Petrucelli LM : Data structure and algorithms in the primate somatosensory cortex. In Karczman AG, Eccles JC (eds) : Brain and Human Behavior, pp 164-186, Springer, New York, 1972
27) Jones EG, Porter R : What is area 3 a ? Brain Res Rev 2 : 1-43, 1980
28) Geyer S, Schleicher A, Zilles K : The somatosensory cortex of human ; Cytoarchitecture and regional distributions of receptor-binding sites. Neuroimage 6 : 27-45, 1997
29) Iwamura Y, Tanaka M, Sakamoto M, Hikosaka O : Functional subdivision representing different finger regions in area 3 of the first somatosensory cortex of the conscious monkey. Exp Brain Res 51 : 315-326, 1983
30) Iwamura Y, Tanaka M, Sakamoto M, Hikosaka O : Comparison of the hand and finger representation in areas 3,1, and 2 of the monkey somatosensory cortex. In Rowe M, Willis D (eds) : Neurology and Neurobiology 14 ; Development, Organization, and Processing in Somatosensory Pathways. pp 239-245, Alan R Liss, New York, 1985
31) Iwamura Y, Tanaka M, Sakamoto M, Hikosaka O : Converging patterns of finger representation and complex response properties of neurons in area 1 of the first somatosensory cortex of the conscious monkey. Exp Brain Res 51 : 327-337, 1983
32) Bodegard A, Geyer S, Naito E, Zilles K, Roland PE : Somatosensory areas in man activated by moving stimuli ; Cytoarchitectonic mapping and PET. Neuroreport 11 : 187-191, 2000
33) Iwamura Y, Tanaka M, Hikosaka O : Overlapping representation of

fingers in the somatosensory cortex (area 2) of the conscious monkey. Brain Res 197 : 516-520, 1980
34) Kurth R, Villringer K, Curio G, Wolf KJ, Krause T, Repenthin J, Schwiemann J, Deuchert M, Villringer A : fMRI shows multiple somatotopic digit representations in human primary somatosensory cortex. Neuroreport 11 : 1487-1491, 2000
35) 鎌倉矩子：手のかたち手のうごき. pp 154, 医歯薬出版, 東京, 1989
36) Iwamura Y. Tanaka M, Sakamoto M, Hikosaka O : Vertical neuronal arrays in the postcentral gyrus signaling active touch ; A receptive field study in the conscious monkey. Exp Brain Res 58 : 412-420, 1985
37) 岩村吉晃：ネコ中枢体性感覚野の機能構成. 久保田競, 佐藤昌康（編）：現代の神経科学 4, 感覚と行動の神経機構. pp 93-115, 産業図書, 東京, 1976
38) Iwamura Y, Iriki A, Tanaka M : Bilateral hand representation in the postcentral somatosensory cortex. Nature 369 : 554-556, 1994
39) Taoka M, Toda T, Iwamura Y : Representation of the midline trunk, bilateral arms and shoulders in the monkey postcentral somatosensory cortex. Exp Brain Res 123 : 315-322, 1998
40) Taoka M, Toda T, Iriki A, Tanaka M, Iwamura Y : Bilateral receptive field neurons in the hindlimb region of the postcentral somatosensory cortex in awake macaque monkeys. Exp Brain Res 134 : 139-146, 2000
41) Iwamura Y : Bilateral receptive field neurons and callosal connections in the somatosensory cortex. Phil Trans Royal Soc Lond B Biol Sci 355 : 267-274, 2000
42) Zeki, S : Functional specialization in the visual cortex of rhesus monkey. Nature 274 : 423-428, 1978
43) Allison T, McCarthy G, Wood CC, Darcey TM, Spencer DD, Williamson PD : Human cortical potentials evoked by stimulation of the median nerve. II ; Cytoarchitectonic areas generating short-latency activity. J Neurophysiol 62 : 694-710, 1989
44) Korvenoja A, Wikstrom H, Huttunen J, Virtanan J, Laine P, Aronen HJ, Seppalainen AM, Ilmoniemi RJ : Activation of ipsilateral primary sensorimotor cortex by median nerve stimulation. Neuroreport 6 : 2589-2593, 1995
45) Schnitzler A, Salmelin R, Salenius S, Jousmaki V, Hari R : Tactile information from the human hand reaches the ipsilateral primary somatosensory cortex. Neurosci Lett 200 : 25-28, 1995

46) Hoshiyama M, Kakigi R, Koyama S, Watanabe S, Shimojo M : Activity in posterior parietal cortex following somatosensory stimulation in man ; Magnetoencephalographic study using spatio-temporal source analysis. Brain Topogr 10 : 23-30, 1997
47) Boecker H, Khorram-Sefat D, Kleinschmidt A, Merbopldt K-D, Hanicke W, Requardt M, Frahm J : High-resolution functional magnetic resonance imaging of cortical activation during tactile exploration. Human Brain Mapping 3 : 236-244, 1995
48) Lin W, Kuppusamy K, Haacke EM, Burton H : Functional MRI in human somatosensory cortex activated by touching textured surfaces. J MRI 6 : 565-572, 1996
49) Polonara G, Fabri M, Manzoni T, Salvolini U : Localization of the first and second somatosensory areas in the human cerebral cortex with functional MR imaging. Am J Neuroradiol 20 : 199-205, 1999
50) Hansson T, Brismar T : Tactile stimulation of the hand causes bilateral cortical activation ; A functional magnetic resonance study in humans. Neurosci Lett 271 : 29-32, 1999
51) Hamalainen H, Hiltunen J, Titievskaja I : fMRI activations of SI and SII cortices during tactile stimulation depend on attention. Neuroreport 11 : 1673-1676, 2000
52) Fabri M, Polonara G, Quattrini A, Salvolini U, Del Pesce M, Manzoni T : Role of the corpus callosum in the somatosensory activation of the ipsilateral cerebral cortex ; An fMRI study of callosotomized patients. Eur J Neurosci 11 : 3983-3994, 1999
53) Rubel EW : A comparison of somatotopic organization in sensory neocortex of newborn kittens and adult cats. J Comp Neurol 143 : 447-480, 1971
54) Merzenich MM, Kaas JH, Wall JT, Nelson RJ, Sur M, Felleman DJ : Topographic reorganization of somatosensory cortical areas 3 b and 1 in adult monkeys following restricted deafferentation. Neuroscience 8 : 3-55, 1983
55) Merzenich MM, Nelson RJ, Stryker MP, Cynader MS, Schoppmann A, Zook JM : Somatosensory cortical map changes following digit amputation in adult monkeys. J Comp Neurol 224 : 591-605, 1984
56) Mogilner A, Grossman JAJ, Ribary U. Joliot M, Vollanann J : Somatosensory cortical plasticity in adult humans revealed by

magnetoencephalography. Proc Natl Acad Sci USA 90 : 3593-3597, 1993
57) Weiss T, Miltner WH, Huonker R, Friedel R, Schmidt I, Taub E : Rapid functional plasticity of the somatosensory cortex after finger amputation. Exp Brain Res 134 : 199-203, 2000
58) Flor H, Elbert T, Knecht S, Wienbruch C, Pantev C, Birbaumer N, Larbig W, Taub E : Phantom-limb pain as a perceptual correlate of cortical reorganization following arm amputation. Nature 375 : 482-484, 1995
59) Schady W, Braune S, Watson S, Torebjork HE, Schmidt R : Responsiveness of the somatosensory system after nerve injury and amputation in the human hand. Ann Neurol 36 : 68-75, 1994
60) Moore CE, Schady W : Investigation of the functional correlates of reorganization within the human somatosensory cortex. Brain 123 : 1883-1895, 2000
61) Jenkins WM, Merzenich MM, Ochs MT, Allard T, Guic-Robles E : Functional reorganization of primary somatosensory cortex in adult owl monkeys after behaviorally controlled tactile stimulation. J Neurophysiol 63 : 82-104, 1990
62) Xerri C, Stern JM, Merzenich MM : Alterations of the cortical representation of the rat ventrum induced by nursing behavior. J Neurosci 14 : 1710-1721, 1994
63) Elbert T, Pantev C, Wienbruch C, Rockstroh B, Taub E : Increased cortical representation of the fingers of the left hand in string players. Science 270 : 305-307, 1995
64) Sterr A, Muller MM, Elbert T, Rockstroh B, Pantev C, Taub E : Changed perceptions in Braille readers. Nature 391 : 134-135, 1998
65) Wang X, Merzenich MM, Sameshima K, Jenkins WM : Remodeling of hand representation in adult cortex determined by timing of tactile stimulation. Nature 378 : 71-75, 1995
66) Ziemus B, Huonker R, Haueisen J, Liepert J, Spengler F, Weiller C : Effects of passive tactile co-activation on median ulnar nerve representation in human SI. Neuroreport 11 : 1285-1288, 2000
67) Buchner H, Richrath P, Grunholz J, Noppeney U, Waberski TD, Gobbele R, Willmes K, Treede RD : Differential effects of pain and spatial attention on digit representation in the human primary somatosensory cortex. Neuroreport 11 : 1289-1293, 2000

68) Noppeney U, Waberski TD, Gobbele R, Buchner H : Spatial attention modulates the cortical somatosensory representation of the digits in humans. Neuroreport 10 : 3137-3141, 1999
69) Buchner H, Reinartz U, Waberski TD, Gobbele R, Noppeney U, Scherg M : Sustained attention modulates the immediate effect of deafferentation on the cortical representation of the digits : source localization of somatosensory evoked potentials in humans. Neurosci Lett 260 : 57-60, 1999
70) Calford MB, Tweedale R : C-fibres provide a source of masking inhibition to primary somatosensory cortex. Proc R Soc Lond B Biol Sci 243 : 269-275, 1991
71) Apkarian AV, Stea RA, Bolanowski SJ : Heat-induced pain diminishes vibrotactile perception : a touch gate. Somatosens Mot Res 11 : 259-267, 1994
72) Buonomano DV, Merzenich MM : Cortical plasticity ; From synapses to maps. Annu Rev Neurosci 21 : 149-186, 1998
73) Jones EG : Cortical and subcortical contributions to activity-dependent plasticity in primate somatosensory cortex. Annu Rev Neurosci 23 : 1-37, 2000
74) Darian-Smith C, Brown S : Functional changes at periphery and cortex following dorsal root lesions in adult monkeys. Nat Neurosci 3 : 476-481, 2000

第4章 痛み，痒み，温度感覚，内臓感覚の大脳表現

1) Woolsey CN : Patterns of localization in sensory and motor areas of the cerebral cortex. *In* The Biology of Mental Health and Disease (Millbank Symposium). pp 193-206, Harper & Row, New York, 1952
2) Benjamin RM, Welker WI : Somatic receiving areas of cerebral cortex of squirrel monkey (Saimiri sciureus). J Neurophysiol 20 : 286-299, 1957
3) Preuss TM, Goldman-Rakic PS : Connections of the ventral granular frontal cortex of macaques with presylvian premotor and somatosensory areas ; Anatomical evidence for somatic representation in primate frontal association cortex. J Comp Neurol 282 : 293-316, 1989
4) Whitsel BL, Petrucelli LM, Werner G : Symmetry and connectivity in the map of the body surface in somatosensory area II of primates. J Neurophysiol 32 : 170-183, 1969

5) Friedman DP, Jones EG, Burton H : Representation pattern in the second somatic sensory area of the monkey cerebral cortex. J Comp Neurol 192 : 21-41, 1980
6) Robinson CJ, Burton H : Somatotopographic organization in the second somatosensory area of M. fascicularis. J Comp Neurol 192 : 43-67, 1980
7) Burton H, Fabri M, Alloway K : Cortical areas within the lateral sulcus connected to cutaneous representations in areas 3 b and 1 ; A revised interpretation of the second somatosensory area in macaque monkeys. J Comp Neurol 355 : 539-562, 1995
8) Krubitzer L, Clarey J, Tweedale R, Elston G, Calford M : A redefinition of somatosensory areas in the lateral sulcus of macaque monkeys. J Neurosci 15 : 3821-3839, 1995
9) Taoka M, Toda T, Iriki A, Tanaka M, Iwamura Y : Neuronal receptive fields covering multiple body parts in the second somatosensory cortex of awake macaque monkeys. Neurosci Res s 22 : s 203, 1998
10) Taoka M, Toda T, Iriki A, Tanaka M, Iwamura Y : Hierarchical organization of bilateral neurons in the second somatosensory cortex of awake macaque monkeys. Soc Neurosci Abstr 24 : 1381, 1998
11) Shimojo M, Kakigi R, Hoshiyama M, Koyama S, Kitamura Y, Watanabe S : Intracerebral interactions caused by bilateral median nerve stimulation in man ; A magnetoencephalographic study. Neurosci Res 24 : 175-181, 1996
12) Karhu J, Tesche CD : Simultaneous early processing of sensory input in human primary (SI) and secondary (SII) somatosensory cortices. J Neurophysiol 81 : 2017-2025, 1999
13) Maldjian JA, Gottschalk A, Patel RS, Pincus D, Detre JA, Alsop DC : Mapping of secondary somatosensory cortex activation induced by vibrational stimulation ; An fMRI study. Brain Res 824 : 291-295, 1999
14) Simoes C, Hari R : Relationship between responses to contra- and ipsilateral stimuli in the human second somatosensory cortex SII. Neuroimage 10 : 408-416, 1999
15) Burton H, Videen TO, Raichle ME : Tactile-vibration-activated foci in insular and parietal-opercular cortex studied with positron emission tomography ; Mapping the second somatosensory area in humans. Somatosens Mot Res 10 : 297-308, 1993
16) Burton H, MacLeod AM, Videen TO, Raichle ME : Multiple foci in

parietal and frontal cortex activated by rubbing embossed grating patterns across fingerpads ; A positron emission tomography study in humans. Cereb Cortex 7 : 3-17, 1997
17) Gelnar PA, Krauss BR, Szeverenyi NM, Apkarian AV : Fingertip representation in the human somatosensory cortex ; An fMRI study. Neuroimage 7 : 261-283, 1998
18) Disbrow E, Roberts T, Krubitzer L : Somatotopic organization of cortical fields in the lateral sulcus of Homo sapiens ; Evidence for SII and PV. J Comp Neurol 418 : 1-21, 2000
19) Ledberg A, O'Sullivan BT, Kinomura S, Roland PE : Somatosensory activations of the parietal operculum of man ; A PET study. Eur J Neurosci 7 : 1934-1941, 1995
20) Maeda K, Kakigi R, Hoshiyama M, Koyama S : Topography of the secondary somatosensory cortex in humans ; A magnetoencephalographic study. Neuroreport 10 : 301-306, 1999
21) Garcha HS, Ettlinger G : The effects of unilateral or bilateral removals of the second somatosensory cortex (area SII) ; A profound tactile disorder in monkeys. Cortex 14 : 319-326, 1978
22) Roland PE : Somatosensory detection of microgeometry, macrogeometry and kinesthesia after localized lesions of the cerebral hemispheres in man. Brain Res 434 : 43-94, 1987
23) Caselli RJ : Rediscovering tactile agnosia. Mayo Clin Proc 66 : 129-142, 1991
24) Binkofski F, Buccino G, Posse S, Seitz RJ, Rizzolatti G, Freund HJ : A fronto-parietal circuit for object manipulation in man ; Evidence from an fMRI-study. Eur J Neurosci 11 : 3276-3286, 1999
25) Treede RD, Kenshalo DR, Gracely RH, Jones AK : The cortical representation of pain. Pain 79 : 105-111, 1999
26) Penfield W, Boldrey E : Somatic motor and sensory representation in the cerebral cortex of man as studied by electrical stimulation. Brain 60 : 389-443, 1937
27) Peele TL : Acute and chronic parietal lobe ablations in monkeys. J Neurophysiol 7 : 269-286, 1944
28) Brinkman J, Colebatch JG, Porter R, York DH : Responses of precentral cells during cooling of post-central cortex in conscious monkeys. J Physiol 368 : 611-625, 1985

29) Kenshalo DR Jr, Anton F, Dubner R : The detection and perceived intensity of noxious thermal stimuli in monkey and in human. J Neurophysiol 62 : 429-436, 1989
30) Ploner M, Freund HJ, Schnitzler A : Pain affect without pain sensation in a patient with a postcentral lesion. Pain 81 : 211-214, 1999
31) Kenshalo Jr DR, Willis Jr WD : The role of the cerebral cortex in pain sensation. *In* Jones EG, Peters A (eds) : Cerebral Cortex, Vol 9, Normal and Altered States of Function, pp 153-212, Plenum, New York & London, 1991
32) Kenshalo DR, Iwata K, Sholas M, Thomas DA : Response properties and organization of nociceptive neurons in area 1 of monkey primary somatosensory cortex. J Neurophysiol 84 : 719-729, 2000
33) Kitamura Y, Kakigi R, Hoshiyama M, Koyama S, Shimojo M, Watanabe S : Pain-related somatosensory evoked magnetic fields. EEG Clin Neurophysiol 95 : 463-474, 1995
34) Talbot JD, Marrett S, Evans AC, Meyer E, Bushnell MC, Duncan GH : Multiple representations of pain in human cerebral cortex. Science 251 : 1355-1358, 1991
35) Talbot JD, Villemure JG, Bushnell MC, Duncan GH : Evaluation of pain perception after anterior capsulotomy ; A case report. Somatosens Mot Res 12 : 115-126, 1995
36) Coghill RC, Talbot JD, Evans AC, Bushnell MC, Duncan GH : Distributed processing of pain and vibration by the human brain. J Neurosci 14 : 4095-4108, 1994
37) Casey KL, Minoshima S, Morrow TJ, Koeppe RA : Comparison of human cerebral activation pattern during cutaneous warmth, heat pain, and deep cold pain. J Neurophysiol 76 : 571-581, 1996
38) Hsieh JC, Hannerz J, Ingvar M : Right-lateralized central processing for pain of nitroglycerin-induced cluster headache. Pain 67 : 59-68, 1996
39) Davis KD, Wood ML, Crawley AP, Milkulis DJ : fMRI of human somatosensory and cingulate cortex during painful electrical nerve stimulation. Neuroreport 7 : 321-325, 1995
40) Hsieh JC, Belfrage M, Stone-Elander S, Hansson P, Ingvar M : Central representation of chronic ongoing neuropathic pain studied by positron emission tomography. Pain 63 : 225-236, 1995
41) Flor H, Braun C, Elbert T, Birbaumer N : Extensive reorganization of

primary somatosensory cortex in chronic back pain patients. Neurosci Lett 224 : 5-8, 1997
42) Guilbaud G, Benoist JM, Condes-Lara M, Gautron M : Further evidence for the involvement of SmI cortical neurons in nociception ; Their responsiveness at 24 hr after carrageenin-induced hyperalgesic inflammation in the rat. Somatosens Mot Res 10 : 229-244, 1993
43) Friedman DP, Murray EA : Thalamic connectivity of the second somatosensory area and neighboring somatosensory fields of the lateral sulcus of the macaque. J Comp Neurol 252 : 348-373, 1986
44) Chudler EH, Dong WK, Kawakami Y : Cortical nociceptive responses and behavioral correlates in the monkey. Brain Res 379 : 47-60, 1986
45) Dong WK, Salonen LD, Kawakami Y, Shiwaku T, Kaukoranta M, Martin RF : Nociceptive responses of trigeminal neurons in SII-7b cortex of awake monkeys. Brain Res 484 : 314-324, 1989
46) Robinson CJ, Burton H : Somatic submodality distribution within the second somatosensory (SII), 7b, retroinsular, postauditory, and granular insular cortical areas of M. fascicularis. J Comp Neurol 192 : 93-108, 1980
47) Kakigi R, Koyama S, Hoshiyama M Kitamura Y, Shimojo M, Watanabe S : Pain-related magnetic fields following painful CO_2 laser stimulation in man. Neurosci Lett 192 : 45-48, 1995
48) Xu X, Fukuyama H, Yazawa S, Mima T, Hanakawa T, Magata Y, Kanda M, Fujiwara N, Shindo K, Nagamine T, Shibasaki H : Functional localization of pain perception in the human brain studied by PET. Neuroreport 8 : 555-559, 1997
49) Berthier M, Starkstein S, Leiguarda R : Asymbolia for pain ; A sensory-limbic disconnection syndrome. Ann Neurol 24 : 41-49, 1988
50) Greenspan JD, Winfield JA : Reversible pain and tactile deficits associated with a cerebral tumor compressing the posterior insula and parietal operculum. Pain 50 : 29-39, 1992
51) Schmahmann JD, Leifer D : Parietal pseudothalamic pain syndrome ; Clinical features and anatomical correlates. Arch Neurol 49 : 1032-1037, 1992
52) Dong WK, Hayashi T, Roberts VJ, Fusco BM, Chudler EH : Behavioral outcome of posterior parietal cortex injury in the monkey. Pain 64 : 579-587, 1996

53) Craig AD, Bushnell MC, Zhang ET, Blomqvist A : A thalamic nucleus specific for pain and temperature sensation. Nature 372 : 770-773, 1994
54) Dong WK, Chudler EH, Sugiyama K, Roberts VJ, Hayashi T : Somatosensory, multisensory, and task-related neurons in cortical area 7b (PF) of unanesthetized monkeys. J Neurophysiol 72 : 542-564, 1994
55) Jurgens U : Afferent fibers to the cingular vocalization region in the squirrel monkey. Exp Neurol 80 : 395-409, 1983
56) Sikes RW, Vogt BA : Nociceptive neurons in area 24 of rabbit cingulate cortex. J Neurophysiol 68 : 1720-1732, 1992
57) Davis KD, Hutchison WD, Lozano AM, Dostrovsky JO : Altered pain and temperature perception following cingulotomy and capsulotomy in a patient with schizoaffective disorder. Pain 59 : 189-199, 1994
58) Pastoriza LN, Morrow TJ, Casey KL : Medial frontal cortex lesions selectively attenuate the hot plate response ; Possible nocifensive apraxia in the rat. Pain 64 : 11-17, 1996
59) Jones AKP, Brown WD, Friston KJ, Frackowiak RSJ : Cortical and subcortical localization of response to pain in man using positron emission tomography. Proc R Soc Lond B Biol Sci 244 : 39-44, 1991
60) Silverman DH, Munakata JA, Ennes H, Mandelkern MA, Hoh CK, Mayer EA : Regional cerebral activity in normal and pathological perception of visceral pain. Gastroenterology 112 : 64-72, 1997
61) Rosen SD, Paulesu E, Frith CD, Frackowiak RS, Davies GJ, Jones T, Camici PG : Central nervous pathways mediating angina pectoris. Lancet 344 : 147-150, 1994
62) Devinsky O, Morrell MJ, Vogt BA : Contribution of anterior cingulate cortex to behavior. Brain 118 : 279-306, 1995
63) Davis KD, Taylor SJ, Crawley AP, Wood ML, Mikulis DJ : Functional MRI of pain-and attention-related activations in the human cingulate cortex. J Neurophysiol 77 : 3370-3380, 1997
64) Derbyshire SWG, Jones AKP : Cerebral responses to a continual tonic pain stimulus measured using positron tomography. Pain 76 : 127-135, 1998
65) Craig AD, Reiman EM, Evans A, Bushnell MC : Functional imaging of an illusion of pain. Nature 384 : 258-260, 1996
66) Adler LJ, Gyulai FE, Diehl DJ, Mintun MA, Winter PM, Firestone LL : Regional brain activity changes associated with fentanyl analgesia

elucidated by positron emission tomography. Anesth Analg 84 : 120-126, 1997
67) Coghill RC, Sang CN, Maisog JM, Iadarola MJ : Pain intensity processing within the human brain ; A bilateral, distributed mechanism. J Neurophysiol 82 : 1934-1943, 1999
68) Hsieh JC, Hagermark O, Stahle-Backdahl M, Ericson K, Eriksson L, Stone-Elander S, Ingvar M : Urge to scratch represented in the human cerebral cortex during itch. J Neurophysiol 72 : 3004-3008, 1994
69) Berman HH, Kim KH, Talati A, Hirsch J : Representation of nociceptive stimuli in primary sensory cortex. Neuroreport 9 : 4179-4187, 1998
70) Craig AD, Chen K, Bandy D, Reiman EM : Thermosensory activation of insular cortex. Nat Neurosci 3 : 184-190, 2000
71) Lenz FA, Seike M, Lin YC, Baker FH, Rowland LH, Gracely RH, Richardson RT : Neurons in the area of human thalamic nucleus ventralis caudalis respond to painful heat stimuli. Brain Res 623 : 235-240, 1993
72) Davis KD, Lozano RM, Manduch M, Tasker RR, Kiss ZH, Dostrovsky JO : Thalamic relay site for cold perception in humans. J Neurophysiol 81 : 1970-1973, 1999
73) Blomqvist A, Zhang ET, Craig AD : Cytoarchitectonic and immunohistochemical characterization of a specific pain and temperature relay, the posterior portion of the ventral medial nucleus, in the human thalamus. Brain 123 : 601-619, 2000
74) Chandler MJ, Hobbs SF, Fu QG, Kenshalo DR Jr, Blair RW, Foreman RD : Responses of neurons in ventroposterolateral nucleus of primate thalamus to urinary bladder distension. Brain Res 571 : 26-34, 1992
75) Bruggemann J, Shi T, Apkarian AV : Squirrel monkey lateral thalamus II ; Viscerosomatic convergent representation of urinary bladder, colon, and esophagus. J Neurosci 14 : 6796-6814, 1994
76) Willis WD, Al-Chaer ED, Quast MJ, Westlund KN : A visceral pain pathway in the dorsal column of the spinal cord. Proc Natl Acad Sci USA 96 : 7675-7679, 1999
77) Al-Chaer ED, Feng Y, Willis WD : A role for the dorsal column in nociceptive visceral input into the thalamus of primates. J Neurophysiol 79 : 3143-3150, 1998
78) Aziz Q, Andersson JL, Valind S, Sundin A, Hamdy S, Jones AK, Foster

ER, Langstrom B, Thompson DG : Identification of human brain loci processing esophageal sensation using positron emission tomography. Gastroenterology 113 : 50-59, 1997
79) Schnitzler A, Volkmann J, Enck P, Frieling T, Witte OW, Freund HJ : Different cortical organization of visceral and somatic sensation in humans. Eur J Neurosci 11 : 305-315, 1999
80) Binkofski F, Schnitzler A, Enck P, Frieling T, Posse S, Seitz RJ, Freund HJ : Somatic and limbic cortex activation in esophageal distention ; A functional magnetic resonance imaging study. Ann Neurol 44 : 811-815, 1998
81) Aziz Q, Thompson DG, Ng VW, Hamdy S, Sarkar S, Brammer MJ, Bullmore ET, Hobson A, Tracey I, Gregory L, Simmons A, Williams SC : Cortical processing of human somatic and visceral sensation. J Neurosci 20 : 2657-2663, 2000
82) Tataranni PA, Gautier JF, Chen K, Uecker A, Bandy D, Salbe AD, Pratley RE, Lawson M, Reiman EM, Ravussin E : Neuroanatomical correlates of hunger and satiation in humans using positron emission tomography. Proc Natl Acad Sci USA 96 : 4569-4574, 1999
83) Denton D, Shade R, Zamarippa F, Egan G, Blair-West J, McKinley M, Lancaster J, Fox P : Neuroimaging of genesis and satiation of thirst and an interoceptor-driven theory of origins of primary consciousness. Proc Natl Acad Sci USA 96 : 5304-5309, 1999

第5章 手の運動と体性感覚

1) 岩村吉晃：体性感覚と行動. 勝木保次, 内薗耕二（監修）, 星　猛, 伊藤正男（総編）：新生理科学体系 11 巻, 久保田競, 小野武年(編)：行動の生理学, pp 51-58, 医学書院, 東京, 1989
2) McHenry LC（豊倉康夫監訳）：神経学の歴史；ヒポクラテスから近代まで. 医学書院, 東京, 1977
3) Mott FW, Sherrington CS : Experiments upon the influence of sensory nerves upon movement and nutrition of the limbs. Proc Royal Soc B Biol Sci 57 : 481-488, 1895
4) Twichell TE : Sensory factors in purposive movement. J Neurophysiol 17 : 239-252, 1954
5) Knapp HD, Taub E, Berman AJ : Movements in monkeys with deafferented forelimb. Exp Neurol 7 : 305-315, 1963

6) Taub E, Ellman SJ, Berman AJ : Deafferentation in monkeys ; Effect on conditioned grasp response. Science 151 : 593-594, 1966
7) Taub E : Movement in nonhuman primates deprived of somatosensory feedback. Exerc Sport Sci Rev 4 : 335-374, 1976
8) Bossom J : Movement without proprioception. Brain Res 71 : 285-296, 1974
9) Rothwell JC, Traub MM, Day BL, Obeso JA, Thomas PK, Marsden, CD : Manual motor performance in a deafferented man. Brain 105 : 515-542, 1982
10) Marsden CD, Rothwell JC, Day BL : The use of peripheral feedback in the control of movement. Trends Neurosci 7 : 253-257, 1984
11) Taub E, Uswatte G, Pidikiti R : Constraint-induced movement therapy ; A new family of techniques with broad application to physical rehabilitation ; A clinical review. J Rehabil Res Dev 36 : 237-251, 1999
12) Taub E : Constraint-induced movement therapy and massed practice. Stroke 31 : 986-988, 2000
13) Mountcastle VB : Some functional properties of the somatic afferent system. In Rosenblith WA (ed) : Sensory Communication. pp 403-436, MIT Press, Cambridge, 1961
14) Wall PD : The sensory and motor role of impulses traveling in the dorsal columns towards cerebral cortex. Brain 93 : 505-524, 1970
15) Dobry PJK, Casey KL : Roughness discrimination in cats with dorsal column lesions. Brain Res 44 : 385-397, 1972
16) Vierck CJ Jr : Alterations of spatio-tactile discrimination after lesions of primate spinal cord. Brain Res 58 : 69-79, 1973
17) Ferraro A, Barrera SE : Effects of experimental lesions of the posterior columns in Macacus rhesus monkeys. Brain 57 : 307-332, 1934
18) Gilman S, Denny-Brown D : Disorders of movement and behaviour following dorsal column lesions. Brain 89 : 397-418, 1966
19) Melzak R, Bridges JA : Dorsal column contributions to motor behavior. Exp Neurol 33 : 53-68, 1971
20) Dubrovsky B, Davelaar E, Garcia-Rill E : The role of dorsal columns in serial order acts. Exp Neurol 33 : 93-102, 1971
21) Dubrovsky B, Garcia-Rill E : Role of dorsal columns in sequential motor acts requiring precise forelimb projection. Exp Brain Res 18 : 165-177, 1973

22) Azulay A, Schwartz AS : The role of the dorsal funiculus of the primate in tactile discrimination. Exp Neurol 46 : 315-332, 1975
23) Beck C : Forelimb performance by squirrel monkeys before and after dorsal column lesions. J Comp Physiol Psychol 90 : 353-362, 1976
24) Brinkman J, Porter R : Movement performance and afferent projections to the sensorimotor cortex in monkeys with dorsal column lesions. In Gordon G(ed) : Active touch. pp 119-137, Pergamon, Oxford, 1978
25) Mettler FA, Liss H : Functional recovery in primates after large subtotal spinal cord lesions. J Neuropathol Exp Neurol 18 : 509-516, 1959
26) Cooper BY, Glendinning DS, Vierck CJ Jr : Finger movement deficits in the stumptail macaque following lesions of the fasciculus cuneatus. Somatosens Mot Res 10 : 17-29, 1993
27) Glendinning DS, Vierck CJ Jr, Cooper BY : The effect of fasciculus cuneatus lesions on finger positioning and long-latency reflexes in monkeys. Exp Brain Res 93 : 104-116, 1993
28) Glendinning DS, Vierck CJ Jr : Lack of a proprioceptive deficit after dorsal column lesions in monkeys. Neurology 43 : 363-366, 1993
29) 河村　満, 平山惠造, 塩田純一：中心領域 (Liepmann) の限局病変による肢節運動失行. 臨床神経学 26：20-27, 1986
30) 山鳥　重：神経心理学入門. pp 410, 医学書院, 東京, 1985
31) 秋元波留夫：失行症. pp 303, 東大出版会, 東京, 1976
32) Yamadori A : Palpatory apraxia. Eur Neurol 21 : 277-283, 1982
33) 岩村吉晃：頂葉性行為障害の生理学的背景―肢節運動失行の本態を探る. 神経研究の進歩 38：650-655, 1994
34) Hikosaka O, Tanaka M, Sakamoto M, Iwamura Y : Deficits in manipulative behaviors induced by local injections of muscimol in the first somatosensory cortex of the conscious monkey. Brain Res 325 : 375-380, 1985
35) Iwamura Y, Tanaka M : Organization of the first somatosensory cortex for manipulation of objects ; An analysis of behavioral changes induced by muscimol injection into identified cortical loci of awake monkeys. In Franzen O, Westman J(eds) : Information Processing in the Somatosensory System (Wenner-Gren International Symposium Series 57). pp 371-380, Stockton, New York, 1991
36) 塩田純一, 河村　満：肢節運動失行の症候学的検討. 神経研究の進歩 38：

597-605, 1994
37) Passingham RE, Perry VH, Wilkinson F : The long-term effects of removal of sensorimotor cortex in infant and adult rhesus monkeys. Brain 106 : 675-705, 1983
38) Lawrence DG, Hopkins DA : The development of motor control in the rhesus monkey ; Evidence concerning the role of corticomotoneuronal connections. Brain 99 : 235-254, 1976
39) Widener GL, Chenney PD : Effects on muscle activity from microstimuli applied to somatosensory and motor cortex during voluntary movement in the monkey. J Neurophysiol 77 : 2445-2465, 1997
40) Brinkman J, Colebatch JG, Porter R : Responses of precentral cells during cooling of postcentral cortex in conscious monkeys. J Physiol (Lond) 368 : 611-625, 1985
41) Iriki A, Palvides C, Keller A, Asanuma H : Long-term potentiation in the motor cortex. Science 245 : 1385-1387, 1989
42) Palvides C, Miyashita E, Asanuma H : Projection from the sensory to the motor cortex is important in learning motor skills in the monkey. J Neurophyiol 70 : 733-741, 1993
43) Macefield VG, Johansson RS : Electrical signs of cortical involvement in the automatic control of grip force. Neuroreport 5 : 2229-2232, 1994
44) Macefield VG, Rothwell JC, Day BL : The contribution of transcortical pathways to long-latency stretch and tactile reflexes in human hand muscles. Exp Brain Res 108 : 147-154, 1996
45) Macefield VG, Johansson RS : Control of grip force during restraint of an object held between finger and thumb ; Responses of muscle and joint afferents from the digits. Exp Brain Res 108 : 172-184, 1996
46) 丹治 順：脳と運動（ブレインサイエンスシリーズ）. pp 167, 共立出版, 東京, 1999
47) Flaherty AW, Graybiel AM : Two input systems for body representations in the primate striatal matrix ; Experimental evidence in the squirrel monkey. J Neurosci 13 : 1120-1137, 1993
48) Jones EG, Wise SP : Size, laminar and columnar distribution of efferent cells in the sensory-motor cortex of monkeys. J Comp Neurol 175 : 391-438, 1977
49) Inase M, Mushiake H, Shima K, Aya K, Tanji J : Activity of digital area neurons of the primary somatosensory cortex in relation to sensorially

triggered and self initiated digital movements of monkeys. Neurosci Res 7 : 219-234, 1989
50) Sessle BJ, Wiesendanger M : Structural and functional definition of the motor cortex in the monkey (Macaca Fascicularis). J Physiol (Lond) 323 : 245-265, 1982
51) Wannier TMJ, Maier MA, Hepp-Reymond M-C : Contrasting properties of monkey somatosensory and motor cortex neurons activated during the control of force in precision grip. J Neurophysiol 65 : 572-589, 1991
52) Nelson RJ : Set related and premovement related activity of primate primary somatosensory cortical neurons depends upon stimulus modality and subsequent movement. Brain Res Bull 21 : 411-424, 1988
53) Soso MJ, Fetz EE : Responses of identified cells in postcentral cortex of awake monkeys during comparable active and passive joint movements. J Neurophysiol 43 : 1090-1110, 1980
54) Koch KW, Fuster JM : Unit activity in monkey parietal cortex related to haptic perception and temporary memory. Exp Brain Res 76 : 292-306, 1989
55) Johansson RS, Westling G : Tactile afferent signals in the control of precision grip. *In* Jeannerod M(ed) : Attention and Performance. pp 677-713, Erlbaum, Hillsdale, 1990
56) Macefield VG, Hager-Ross C, Johansson RS : Control of grip force during restraint of an object held between finger and thumb ; Responses of cutaneous afferents from digits. Exp Brain Res 108 : 155-171, 1996
57) Johansson RS, Westling G : Afferent signals during manipulative tasks in humans. *In* Franzen O, Westman J(eds) : Information Processing in the Somatosensory System(Wenner-Gren International Symposium Series 57). pp 25-48, Stockton, New York, 1989
58) Hager-Ross C, Johansson RS : Nondigital afferent input in reactive control of fingertip forces during precision grip. Exp Brain Res 110 : 131-141, 1996
59) Edin BB, Abbs JH : Finger movement responses of cutaneous mechanoreceptors in the dorsal skin of the human hand. J Neurophysiol 65 : 657-670, 1991
60) Gordon AM, Westling G, Cole KJ, Johansson RS : Memory representations underlying motor commands used during manipulation of common and novel objects. J Neurophysiol 69 : 1789-1796, 1993

61) Jenmalm P, Johansson RS : Visual and somatosensory information about object shape control manipulative fingertip forces. J Neurosci 17 : 4486-4499, 1997

第6章 さわる，さわられる

1) 岩村吉晃：触る―アクティブタッチの神経機構, 脳と認識. pp 145-165, 平凡社, 東京, 1982
2) Gibson JJ : Observations on active touch. Psychol Rev 69 : 477-491, 1962
3) Taylor MM, Lederman SJ, Gibson RH : Tactual perception of texture. Handbook of perception. pp 251-272, Academic Press, New York, 1974
4) McCloskey DI : Kinesthetic sensibility. Physiol Rev 58 : 763-820, 1978
5) Iwamura Y, Tanaka M : Representation of reaching and grasping in the monkey postcentral gyrus. Neurosci Lett 214 : 147-150, 1996
6) Soso MJ, Fetz EE : Responses of identified cells in postcentral cortex of awake monkeys during comparable active and passive joint movements. J Neurophysiol 43 : 1090-1110, 1980
7) Iwamura Y, Tanaka M : Postcentral neurons in hand region of area 2 ; Their possible role in the form discrimination of tactile objects. Brain Res 150 : 662-666, 1978
8) Iwamura Y, Tanaka M, Hikosaka O, Sakamoto M : Postcentral neurons of alert monkeys activated by the contact of the hand with objects other than the monkey's own body. Neurosci Lett 186 : 127-130, 1995
9) Fridlund AJ, Loftis JM : Relations between tickling and humorous laughter ; Preliminary support for the Darwin-Hecker hypothesis. Biol Psychol 30 : 141-150, 1990
10) Weiskrantz L, Elliott J, Darlington C : Preliminary observations on tickling oneself. Nature 230 : 598-599, 1971
11) Blakemore SJ, Wolpert DM, Frith CD : Central cancellation of self-produced tickle sensation. Nat Neurosci 1 : 635-640, 1998
12) Blakemore SJ, Wolpert DM, Frith CD : The cerebellum contributes to somatosensory cortical activity during self-produced tactile stimulation. Neuroimage 10 : 448-459, 1999
13) Blakemore SJ, Wolpert D, Frith C : Why can't you tickle yourself? Neuroreport 11 : R 11-16, 2000
14) Johansson RS, Westling G : Tactile afferent signals in the control of

precision grip. *In* Jeannerod M(ed) : Attention and Performance. pp 677-713, Erlbaum, Hillsdale, 1990
15) Gordon AM, Westling G, Cole KJ, Johansson RS : Memory representations underlying motor commands used during manipulation of common and novel objects. J Neurophysiol 69 : 1789-1796, 1993
16) Jenmalm P, Johansson RS : Visual and somatosensory information about object shape control manipulative fingertip forces. J Neurosci 17 : 4486-4499, 1997
17) Flanagan JR, Beltzner MA : Independence of perceptual and sensorimotor predictions in the size-weight illusion. Nat Neurosci 3 : 737-741, 2000

第7章 認識の基盤としての体性感覚

1) 岩村吉晃：身体システムと意識. 苧阪直行(編)：脳と意識. pp 94-108, 朝倉書店, 東京, 1997
2) Libet B : Consciousness ; Conscious, Subjective Experience. Encyclop Neurosci 1 : 271-275, 1987
3) Libet B, Alberts WW, Wright EW Jr, Lewis M, Feinstein B : Cortical representation of evoked potentials relative to conscious sensory responses, and of somatosensory qualities-in man. *In* Kornuber HH (ed) : Somatosensory System. pp 291-308, Georg Thieme, Stuttgart, 1975
4) Libet B, Alberts WW, Wright Jr EW, Feinstein B : Responses of human somatosensory cortex to stimuli below threshold for conscious sensation. Science 158 : 1597-1600, 1967
5) Libet B, Pearl DK, Morledge DE, Gleason CA, Hosobuchi Y, Barbaro NM : Control of the transition from sensory detection to sensory awareness in man by the duration of a thalamic stimulus ; The Cerebral 'Time-on' Factor. Brain 114 : 1731-1757, 1991
6) Libet B, Wright Jr EW, Feinstein B, Pearl DK : Subjective referral of the timing for a conscious sensory experience ; A functional role for the somatosensory specific projection system in man. Brain 102 : 193-224, 1979
7) Libet B, Gleason CA, Wright EW, Pearl DK : Time of conscious intention to act in relation to onset of cerebral activity(readiness-potential) ; The unconscious initiation of a freely voluntary act. Brain 106 : 623-642,

1983
8) Libet B : Unconscious cerebral initiative and the role of conscious will in voluntary action. Behav Brain Sci 8 : 529-566, 1985
9) McClosky DI, Colebatch JG, Potter EK, Burke D : Judgments about onset of rapid voluntary movements in man. J Neurophysiol 49 : 851-863, 1983
10) Miron D, Duncan GH, Bushnell C : Effects of attention on the intensity and unpleasantness of thermal pain. Pain 39 : 345-352, 1989
11) Bushnell C, Duncan GH : Sensory and affective aspects of pain perception ; Is medial thalamus restricted to emotional issues ? Exp Brain Res 78 : 415-418, 1989
12) Iwamura Y, Tanaka M, Sakamoto M, Hikosaka O : Vertical neuronal arrays in the postcentral gyrus signaling active touch ; A receptive field study in the conscious monkey. Exp Brain Res 58 : 412-420, 1985
13) Iwamura Y : Dynamic and hierarchical processing in the monkey somatosensory cortex. Biomed Res Suppl 4 : 107-111, 1993
14) 入来篤史, 田中美智雄, 岩村吉晃：注意による大脳皮質体性感覚野ニューロン活動の変化. 日本生理学雑誌 57（増刊号）：175-181, 1995
15) Iriki A, Tanaka M, Iwamura Y : Pupillometrics reveals attention-induced neuronal activities in the monkey somatosensory cortex. Neurosci Res 25 : 173-181, 1996
16) Hsiao SS, O'Shaughnessy DM, Johnson KO : Effects of selective attention on spatial form processing in monkey primary and secondary somatosensory cortex. J Neurophysiol 70 : 444-447, 1993
17) Hyvarinen J, Poranen A, Jokinen Y : Influence of selective attention on spatial form processing in monkey primary and secondary somatosensory cortex. J Neurophysiol 43 : 870-882, 1980
18) Poranen A, Hyvarinen J : Effects of attention on multiunit responses to vibration in the somatosensory regions of the monkey' s brain. EEG Clin Neurophysiol 53 : 525-537, 1982
19) Burton H, Sinclair RJ : Tactile-spatial and cross-modal attention effects in the primary somatosensory cortical areas 3 b and 1-2 of rhesus monkeys. Somatosens Mot Res 17 : 213-228, 2000
20) Mima T, Nagamine T, Nakamura K, Shibasaki H : Attention modulates both primary and second somatosensory cortical activities in humans ; A magnetoencephalographic study. J Neurophysiol 80 : 2215-

2221, 1998
21) Burton H, Abend NS, MacLeod AM, Sinclair RJ, Snyder AZ, Raichle ME: Tactile attention tasks enhance activation in somatosensory regions of parietal cortex; A positron emission tomography study. Cereb Cortex 9: 662-674, 1999
22) Johansen-Berg H, Christensen V, Woolrich M, Matthews PM: Attention to touch modulates activity in both primary and secondary somatosensory areas. Neuroreport 11: 1237-1241, 2000
23) Hamalainen H, Hiltunen J, Titievskaja I: fMRI activations of SI and SII cortices during tactile stimulation depend on attention. Neuroreport 11: 1673-1676, 2000
24) Iriki A, Tanaka M, Iwamura Y: Attention-induced neuronal activity in the monkey somatosensory cortex revealed by pupillometrics. Neurosci Res 25: 173-181, 1996
25) Noppeney U, Waberski TD, Gobbele R, Buchner H: Spatial attention modulates the cortical somatosensory representation of the digits in humans. Neuroreport 10: 3137-3141, 1999
26) Lamour Y, Dutar P, Jobert A, Dykes RW: An iontophoretic study of single somatosensory neurons in rat granular cortex serving the limbs; A laminar analysis of glutamate and acetylcholine effects on receptive-field properties. J Neurophysiol 60: 725-750, 1988
27) Barstad KE, Bear MF: Basal forebrain projections to somatosensory cortex in the cat. J Neurophysiol 64: 1223-1232, 1990
28) Juliano SL, Ma W, Bear MF, Eslin D: Cholinergic manipulation alters stimulus-evoked metabolic activity in cat somatosensory cortex. J Comp Neurol 297: 106-120, 1990
29) Webster HH, Rasmusson DD, Dykes RW, Schliebs R, Schober W, Bruckner G, Biesold D: Long-term enhancement of evoked potentials in raccoon somatosensory cortex following co-activation of the nucleus basalis of Meynert complex and cutaneous receptors. Brain Res 545: 292-296, 1991
30) 松本修文: 意識と共鳴仮説, 苧阪直行(編): 脳と意識. pp 57-73, 朝倉書店, 東京, 1997
31) Roth SR, Sterman MB, Clemente CD: Comparison of EEG correlates of reinforcement, internal inhibition, and sleep. EEG Clin Neurophysiol 23: 509-520, 1967

32) Sterman MB, Wyrwicka W : EEG correlates of sleep ; Evidence for separate substrates. Brain Res 6 : 143-163, 1967
33) Wyrwicka W, Sterman MB : Instrumental conditioning of sensorimotor cortex EEG spindles in the waking cat. Physiol Behav 3 : 703-707, 1968
34) Bert J, Collomb H : Diversite de l'electoencephalogramme des primates cynomorphes. EEG Clin Neurophysiol 17 : 545-556, 1964
35) Rougel A, Bouyer JJ, Dedet L, Debray O : Fast somato-pariental rhythms during combined focal attention and immobility in baboon and squirrel monkey. EEG Clin Neurophysiol 46 : 310-319, 1979
36) Covello A, De Barros-Ferreira M, Lairy GC : Etude telemetrique des rythmes centrauz chez l' enfant. EEG Clin Neurophysiol 38 : 307-319, 1975
37) Sterman MB, Howe RC, Macdonald LR : Facilitation of spindle-burst sleep by conditioning of electroencephalographic activity while awake. Science 167 : 1146-1148, 1970
38) Clemente CD, Sterman MB, Wyrwicka W : Post-reinforcement EEG synchronization during alimentary behavior. EEG Clin Neurophysiol 16 : 355-365, 1964
39) Sterman MB, Macdonald LR, Stone RK : Biofeedback training of the sensorimotor electroencephalogram rhythm in man ; Effects on epilepsy. Epilepsia 15 : 395-416, 1974
40) Gastaut H : Etude electrocorticographique de la reactivite des rhythmes rolandiques. Rev Neurol 87 : 176-182, 1952
41) Pfurtscheller G, Neuper C : Event-related synchronization of mu rhythm in the EEG over the cortical hand area in man. Neurosci Lett 174 : 93-96, 1994
42) Pfurtscheller G, Flotzinger D, Neuper C : Differentiation between finger, toe and tongue movement in man based on 40 Hz EEG. EEG Clin Neurophysiol 90 : 456-460, 1994
43) Bouyer JJ, Montaron MF, Vahnee JM, Albert MP, Rougeul A : Anatomical localization of cortical beta rhythms in cat. Neuroscience 22 : 863-886, 1987
44) Murphy VN, Fetz EE : Coherent 25- to 35-Hz oscillations in the sensorimotor cortex of awake behaving monkeys. Proc Natl Acad Sci USA 89 : 5670-5674, 1992
45) Gaal G, Sanes JN, Donoghue JP : Motor cortex oscillatory neural

activity during voluntary movement in Macaca fascicularis. Soc Neurosci Abstr 848, 1992
46) De France J, Sheer DE : Focused arousal, 40-Hz EEG and motor programming. *In* Giannitrapani G, Murri L (eds) : The EEG of Mental Activities. pp 153-168, Karger, Basel, 1988
47) 松沢哲郎：チンパンジーの心. 岩波現代文庫, 2000
48) 小川　隆：身体像. 心理学事典 15 版. pp 353-354, 平凡社, 東京, 1975
49) 立花　隆：臨死体験. 文芸春秋, 1991-94
50) Rochat P : Self-perception and action in infancy. Exp Brain Res 123 : 102-109, 1998
51) Meltzoff AN : Towards a developmental cognitive science ; The implications of cross-modal matching and imitation for the development of representation and memory in infancy. Ann N Y Acad Sci USA 608 : 1-31, discussion 31-37, 1990
52) Sakata H, Takaoka Y, Kawarasaki A, Shibutani H : Somatosensory properties of neurons in the superior parietal cortex (area 5) of the rhesus monkey. Brain Res 64 : 85-102, 1973
53) Sakata H : Somatic sensory responses of neurons in the parietal association area (area 5) of monkeys. *In* Kornhuber HH (ed) : The somatosensory system. pp 250-261, Georg Thieme, Stuttgart, 1975
54) Taoka M, Toda T, Iwamura Y : Representation of the midline trunk, bilateral arms and shoulders in the monkey postcentral somatosensory cortex. Exp Brain Res 123 : 315-322, 1998
55) Taoka M, Toda T, Iriki A, Tanaka M, Iwamura Y : Bilateral receptive field neurons in the hindlimb region of the postcentral somatosensory cortex in awake macaque monkeys. Exp Brain Res 134 : 139-146, 2000
56) Iwamura Y, Tanaka M, Hikosaka O, Sakamoto M : Postcentral neurons of alert monkeys activated by the contact of the hand with objects other than the monkey's own body. Neurosci Lett 186 : 127-130, 1995
57) Mistlin AJ, Perrett DI : Visual and somatosensory processing in the macaque temporal cortex ; The role of 'expectation'. Exp Brain Res 82 : 437-450, 1990
58) Iwamura, Y : Representation of tactile functions in the somatosensory cortex. *In* Morley JW (ed) : Neural aspects of tactile sensation (Advances in Psychology 127). pp. 195-238, Elsevier, Amsterdam, 1998
59) Leinonen L, Hyvarinen J, Nyman G, Linnankoski I : Functional prop-

erties of neurons in lateral part of associative area 7 in awake monkeys. Exp Brain Res 34 : 299-320, 1979
60) Duhamel J-R, Colby CL, Goldberg ME : Congruent representations of visual and somatosensory space in single neurons of monkey ventral intra-parietal cortex (area VIP). *In* Paillard J(ed) : Brain and Space. pp 223-236, Oxford Univ Press, Oxford, 1991
61) Iriki A, Tanaka M, Iwamura Y : Coding of modified body schema during tool use by macaque postcentral neurons. Neuroreport 7 : 2325-2330, 1996
62) Farne A, Ladavas E : Dynamic size-change of hand peripersonal space following tool use. Neuroreport 11 : 1645-1649, 2000
63) Goodwin GM, McCloskey DI, Matthews PBC : The contribution of muscle afferents to kinaesthesia shown by vibration induced illusions of movement and by the effects of paralyzing joint afferents. Brain 95 : 705-748, 1972
64) Craske B : Perception of impossible limb positions induced by tendon vibration. Science 196 : 71-73, 1976
65) Lackner JR : Some proprioceptive influences on the perceptual representation of body shape and orientation. Brain 111 : 281-297, 1988
66) Gandevia SC, Phegan CM : Perceptual distortions of the human body image produced by local anaesthesia, pain and cutaneous stimulation. J Physiol(Lond) 514 : 609-616, 1999
67) Calford MB, Tweedale R : C-fibres provide a source of masking inhibition to primary somatosensory cortex. Proc R Soc Lond B Biol Sci 243 : 269-275, 1991
68) 山鳥　重：神経心理学入門. pp 410, 医学書院, 東京, 1985
69) Berlucchi G, Aglioti S : The body in the brain ; Neural bases of corporeal awareness. Trends Neurosci 20 : 560-564, 1997
70) Bonda E, Petrides M, Frey S, Evans A : Neural correlates of mental transformations of the body-in-space. Proc Natl Acad Sci USA 92 : 11180-11184, 1995
71) Roper SN, Levesque MF, Sutherling WW, Engel J Jr : Surgical treatment of partial epilepsy arising from the insular cortex ; Report of two cases. J Neurosurg 79 : 266-269, 1993
72) Iwamura Y : Hierarchical somatosensory processing. Curr Opin Newrobiol 8 : 522-528, 1998.

73) Katz J, Melzack R : Pain 'memories' in phantom limbs ; Review and clinical observations. Pain 43 : 319-336, 1990
74) Melzack R : Phantom limbs and the concept of a neuromatrix. Trends Neurosci 13 : 88-92, 1990
75) Skoyles JR : Is there a genetic component to body schema ? Trends Neurosci 13 : 409, 1990
76) Lacroix R, Melzack R, Smith D, Mitchell N : Multiple phantom limbs in a child. Cortex 28 : 503-507, 1992
77) Saadah ESM, Melzack R : Phantom limb experiences in congenital limb-deficient adults. Cortex 30 : 479-485, 1994
78) Borsook D, Becerra L, Fishman S, Edwards A, Jennings CL, Stojanovic M, Papinicolas L, Ramachandran VS, Gonzalez RG, Breiter H : Acute plasticity in the human somatosensory cortex following amputation. Neuroreport 9 : 1013-1017, 1998
79) Ojemann JG, Silbergeld DL : Cortical stimulation mapping of phantom limb rolandic cortex ; Case report. J Neurosurg 82 : 641-644, 1995
80) Schady W, Braune S, Warson S, Torebjork HE, Schmidt R : Responsiveness of the somatosensory system after nerve injury and amputation in the human hand. Ann Neurol 36 : 68-75, 1994
81) Moore CE, Schady W : Investigation of the functional correlates of reorganization within the human somatosensory cortex. Brain 123 : 1883-1895, 2000
82) Flor H, Elbert T, Knecht S, Wienbruch C, Pantev C, Birbaumer N, Larbig W, Taub E : Phantom-limb pain as a perceptual correlate of cortical reorganization following arm amputation. Nature 375 : 482-484, 1995
83) Flor H, Muhlnickel W, Karl A, Denke C, Grusser S, Kurth R, Taub E : A neural substrate for nonpainful phantom limb phenomena. Neuroreport 11 : 1407-1411, 2000
84) Ramachandran VS, Rogers-Ramachandran D : Synaesthesia in phantom limbs induced with mirrors. Proc R Soc Lond B Biol Sci 263 : 377-386, 1996
85) Roland PE, Mortensen E : Somatosensory detection of microgeometry, macrogeometry and kinesthesia in man. Brain Res 434 : 1-42, 1987
86) Caselli RJ : Rediscovering tactile agnosia. Mayo Clin Proc 66 : 129-142, 1991

87) Mauguiere F, Isnard J : Agnosie tactile et dysfonctionnement de l'aire somatosensitive primaire [Tactile agnosia and dysfunction of the primary somatosensory area. Data of the study by somatosensory evoked potentials in patients with deficits of tactile object recognition] . Rev Neurol(Paris) 151 : 518-527, 1995
88) Reed CL, Halgren E, Shoham S, Norman R : Tactile object recognition activates the secondary somatosensory area(SII) ; A fMRI study. Soc Neurosci Abstr 25 : 1894, 1999
89) Reed CL, Caselli RJ, Farah MJ : Tactile agnosia ; Underlying impairment and implications for normal tactile object recognition. Brain 119 : 875-888, 1996
90) Deibert E, Kraut M, Kremen S, Hart J Jr : Neural pathways in tactile object recognition. Neurology 52 : 1413-1417, 1999
91) Platz T : Tactile agnosia ; Casuistic evidence and theoretical remarks on modality-specific meaning representations and sensorimotor integration. Brain 119 : 1565-1574, 1996
92) Bonda E, Petrides M, Ostry D, Evans A : Specific involvement of human parietal systems and the amygdala in the perception of biological motion. J Neurosci 16 : 3737-3744, 1996
93) Sadato N, Pascual-Leone A, Grafman J, Ibanez V, Deiber MP, Dold G, Hallett M : Activation of the primary visual cortex by Braille reading in blind subjects. Nature 380 : 526-528, 1996
94) Cohen LG, Celnik P, Pascual-Leone A, Corwell B, Falz L, Dambrosia J, Honda M, Sadato N, Gerloff C, Catala MD, Hallett M : Functional relevance of cross-modal plasticity in blind humans. Nature 389 : 180-183, 1997
95) Sadato N, Pascual-Leone A, Grafman J, Deiber MP, Ibanez V, Hallett M : Neural networks for Braille reading by the blind. Brain 121 : 1213-1229, 1998
96) Grant AC, Thiagarajah MC, Sathian K : Tactile perception in blind Braille readers ; A psychophysical study of acuity and hyperacuity using gratings and dot patterns. Percept Psychophys 62 : 301-312, 2000
97) Hyvarinen J, Carlson S, Hyvarinen L : Early visual deprivation alters modality of neuronal responses in area 19 of monkey cortex. Neurosci Lett 26 : 239-243, 1981
98) Galletti C, Fattori P, Kutz DF, Battaglini PP : Arm movement-related

neurons in the visual area V6A of the macaque superior parietal lobule. Eur J Neurosci 9: 410-413, 1997
99) Sathian K, Zangaladze A, Hoffman JM, Grafton ST: Feeling with the mind's eye. Neuroreport 8: 3877-3881, 1997
100) Zangaladze A, Epstein CM, Grafton ST, Sathian K: Involvement of visual cortex in tactile discrimination of orientation. Nature 401: 587-590, 1999
101) Hadjikhani N, Roland PE: Cross-modal transfer of information between the tactile and the visual representations in the human brain; A positron emission tomographic study. J Neurosci 18: 1072-1084, 1998

第8章 体性感覚系の基礎知識

1) 岩村吉晃:体性感覚. 本郷利憲, 広重 力 (監修), 豊田順一, 他(編):標準生理学, 第5版. pp 212-223, 医学書院, 東京, 2000
2) Andres KH, During M von: Morphology of cutaneous receptors. In Iggo A(ed): Handbook of Sensory Physiology Vol 2; Somatosensory System. pp 3-28, Springer, Heidelberg, 1973
3) Iggo A, Muir AR: The structure and function of a slowly adapting touch corpuscle in hairy skin. J Physiol (Lond) 200: 763-796, 1969
4) Spencer PS, Schaumburg HH: An ultrastructural study of the inner core of the Paccinian corpuscle. J Neurocytol 2: 217-235, 1973
5) Chambers MR, Andres KH, During M von, Iggo A: The structure and function of the slowly adapting type 11 mechanoreceptor in hairy skin. Quart J Exp Physiol 57: 417-445, 1972
6) Hensel H: Cutaneous thermoreceptors. In Iggo A (ed): Handbook of Sensory Physiology, Vol 2, Somatosensory System. pp 79-110, Springer, Berlin and New York, 1973
7) Matthews PBC: Mammalian muscle receptors and their central actions. pp 630, Edward Arnold, London, 1972
8) Barker D: The morphology of muscle receptors. In Hunt CC(ed): Handbook of Sensory Physiology, Vol III/2. pp 1-190, Springer, Berlin, 1974
9) Vallbo AB: Afferent discharge from human muscle spindles in non-contracting muscles; Steady state impulse frequency as a function of joint angle. Acta Physiol Scand 90: 303-318, 1974
10) 問田直幹, 内薗耕二, 伊藤正男, 富田忠雄:新生理学 上巻;動物的機能編

第 5 版. 医学書院, 1982
11) House EL, Pansky B : A functional approach to neuroanatomy. pp 429-446, McGrow-Hill, San Francisco, 1967
12) Berkley KJ : Spatial relationships between the terminations of somatic sensory and motor pathways in the rostral brainstem of cats and monkeys I ; Ascending somatic sensory inputs to lateral diencephalon. J Comp Neurol 193 : 83-317, 1980
13) Berkely KJ : Spatial relationships between the terminations of somatic sensory and motor pathways in the rostral brainstem of cats and monkeys II ; Cerebellar projections compared with those of the ascending somatic sensory pathways in lateral diencephalon. J Comp Neurol 220 : 229-251, 1983
14) Jones EG, Friedman DP : Projection pattern of functional components of thalamic ventrobasal complex on monkey somatosensory cortex. J Neurophysiol 48 : 521-544, 1982
15) Kniffki KD, Mizumura K : Responses of neurons in VPL and VPL-VL region of the cat to algesic stimulation of muscle and tendon. J Neurophysiol 49 : 649-661, 1983
16) Yokota T : Thalamic mechanism of pain ; Shell theory of thalamic nociception. Japan J Physiol 39 : 335-48, 1989
17) 平山惠造：神経症候学. pp 1234, 文光堂, 東京, 1981
18) Poggio GF, Mountcastle VB : A study of the functional contributions of the lemniscal and spinothalamic systems to somatic sensitivity ; Central mechanisms in pain. Bull Johns Hopkins Hospital 106 : 266-316, 1960
19) Craig AD, Burton H : Spinal and medullary lamina I projection to nucleus submedius in medial thalamus ; A possible pain center. J Neurophysiol 45 : 443-466, 1981
20) Burton H, Sinclair R : Somatosensory cortex and tactile perceptions. *In* Kruger L(ed) : Pain and touch. pp 105-177, Academic press, New York, 1996

和文索引

あ

アカサクルの体部位再現地図　73
アクティヴタッチ　17, 18, 131
　──と体性感覚野ニューロン　153
　──による材質判定の回路モデル　150
　──の神経機構　148
アセチルコリン　176
アリストテレスの触覚　2
圧感受性閾値　15
圧迫痛にかかわるC線維　29

い

1，2野に存在する多指型の受容野　76
位置感覚　34
　──に貢献する受容器　33
位置の感覚　151
意志　173
意識　168
意識的体験の神経的基礎　168
痛み　91
一次終末　216
一般感覚　4, 5

う

飢え，満腹，渇きの大脳投射　112
動きの感覚　151
運動イメージ　143
運動感覚　31, 32, 151
　──の研究史　32
　──の老化　52

運動指令　149
　──の役割　39
運動時の努力感　32
運動前野と補足運動野　141
運動中枢　59
運動における体性感覚野の役割　140
運動への意図　172
運動麻痺　117
運動野　137

え

エッジ　156
　──の検出ニューロン　156
　──の接触によって発火するニューロン　157
遠心コピー　39, 40

お

大きさ−重さ錯覚　163
重さの感覚　151
　──に影響を与える諸因子　152
温覚　20
　──の閾値　20
温覚感受性閾値　51
温血哺乳動物　26
温点　19
　──と冷点　20
温度感覚　19, 21, 91
　──が投射する大脳皮質　109
　──の中枢　109
　──の老化　50
温度受容器　208, 213
温冷グリルによる灼熱痛　108

268 和文索引

か

顆粒皮質　92, 227
外受容器　30
外側頸髄核路－内側毛帯系　220
外側脊髄視床路　220
外側中心核　103, 225
鏡　180
　―― に写った自己像の客観的認識　181
形識別ニューロン　158
痒み　91
　―― に関係する大脳皮質　108
　―― を伝える C 線維の同定　29
感覚サブモダリティの多重再現仮説　67
感覚サブモダリティの分別再現仮説　67
感覚情報処理の階層仮説　68
感覚点と要素感覚理論　7
感覚の種類　7
感覚フィードバック　124
　―― が必要な運動　122
関節位置の錯覚　35, 192
関節受容器　34, 217
　―― と位置感覚　37
　―― の活動　38
慣用名の対照表　213

き

キネステジー　31, 32, 33
記憶像　160
機械受容器　208
機能の局在仮説　58
機能面　81
求心性神経線維の分類　213
近代の触覚，皮膚感覚研究　5
筋感覚　32
筋受容器　34

筋収縮の有無　38
筋の振動刺激　192
筋疲労　41
筋紡錘　35, 214
　―― の活動　35
　―― への振動刺激　35
緊張性頸反射　119
緊張性振動反射　192

く

くすぐったい感覚　161
くすぐり　163
空間的位置関係　180
空間分解能　6
　―― と加齢　45

け

幻肢　196, 199
　―― の起こるメカニズム　199
　―― の誘発　198
幻肢痛　197
弦楽器奏者の手指　86
原始感覚と識別感覚　10
原始性感覚　126

こ

5 野で記録された関節組合せニューロン　186
コラム　66
コラム仮説　66, 67
コロラリ放電　39, 40
ゴルジ・マッツオニ小体　217
ゴルジ腱器官　216
子どもの幻肢　197
固有感覚　33, 121
　―― と深部感覚　30
五感　3
後核群　103, 224

和文索引　269

後根　117
　──と前根　116
　──の切断　117,120
後索　218
　──と識別感覚　126
　──と内臓痛覚　111
　──と能動的探索　127
　──の機能　125
　──の切断　126
後索─内側毛帯系　220
後索─毛帯系の性質　126
後索切断後にみられた行動異常　125
後索切断前後の指運動の比較　129
後索切断による運動異常　126
骨格筋の神経支配　215

さ

3a野　74
3b野　74
　──における指の再現　74
さわられる　147
さわる　147
サル7b野　105
サル体性感覚野，1, 2, 5野で記録されるニューロン受容野　77
サル第一体性感覚野，3野における手指再現　75
サル第二体性感覚野の体部位再現地図　97
サルのしぐさとニューロンの発火　154
サルの手指行為異常　133
サルの体性感覚野ニューロンの発火と，上腕筋および肘関節位置との時間関係　156
サルの中心後回　74,83
材質の解析と運動の分析　160
材質の知覚　150
錯覚のメカニズム　164
三叉神経核　218

三叉神経伝導路　218
散瞳　176

し

ジャクソンてんかん　62
四肢切断　196
自然な感覚体験　169
自己意識　179
　──と身体像　179
自己近接空間　187
　──の認知にかかわる頭頂連合野ニューロン　187
自己受容感覚　30,33
自己身体部位失認　195
自己と対象を区別する体性感覚野ニューロン　186
自己認識の発達　181
自発運動　120
肢節運動失行　130,131
　──の動物モデル　133
姿勢や関節位置の認知　180
指多関節運動の障害　128
視覚と記憶の役割　146
視床　220
　──からの投射　228
　──の区分と核の種類　221
　──への体性感覚入力　220
視床核　220
　──の機能　223
視床上部　221
視床枕　110
視床枕前部　228
失認　202
失認失行　130
手指の使用と体部位再現地図　86
手指の拙劣化　139
主観的体験と脳活動の関係　168
受容器の密度や形態の変化　47
受容器の興奮を伝える末梢神経と伝導速度　212

順応　209
準備電位　172,173
小動物像　65,71
小人間像（ホムンクルス）　62,184
消去現象　191
触刺激のfMRI　176
触刺激の面積　21
触識別　127
——と記憶にかかわる体性感覚野ニューロン　143
——にかかわる視覚心象の宿る場所　206
触失認　203
触対象の認識と注意　174
触知失行　130,131
触認知障害　131
触盤　28
触覚　2,5,22,42,45
触覚，振動覚感受性の加齢変化　42
触覚，振動覚の感受性低下　45
触覚感受性閾値　22
触覚感受性にたいする温度の影響　22
触覚失認　139
触覚受容器　144
触覚認識の中枢　202
身体意識と体部位再現地図　184
身体イメージの障害　195
身体イメージの宿る皮質領域　195
身体感覚と体性感覚　4
身体図式　179,184
——の障害　201
身体像　179,184
——の方向　180
身体認識と体性感覚野ニューロンの受容野　185
身体認識の基礎　179
身体認識の変容　192
身体両側からの情報の統合　81
侵害受容器　208,217
神経支配の感覚　32
神経切断　123

振動感覚独自の受容器　13
振動現象　177
振動刺激　192
振動刺激感知の絶対閾値　43
深部受容器の構造とはたらき　214
新生児の泣き声　181

す

スキンシップにかかわるC線維　28
随意運動　172,173
——の遂行　119
随伴発射　40
髄板内核群　224

せ

正中線融合説　83
正中中心核　225
晴眼者　205
——の視覚野　206
精密つまみ　128,139
脊髄視床路　218
脊髄視床路（侵害受容入力）の大脳皮質への投射　102
拙劣化　131
拙劣症　130,143
潜時100 msec　104
前障　206
前帯状回　107
——と痛覚　107
前頭前野内側部　108
前頭葉　138
前補足運動野　142

そ

束傍核　225

た

タッチ 2
　―― の加齢変化 42
　―― の感覚 2
　―― の生理学 25
　―― の大脳表現 55
タッチブレンド 9
タンベルクの温度格子錯覚 22
タンベルグの錯覚 21
大細胞部 220
大脳の機能局在 58
大脳皮質 225
　―― の細胞構築学的基本型 226
　―― の上外側面と内側面 227
　―― の電気刺激による運動野の発見 58
体性感覚 5
　―― と視覚, 聴覚 188
　―― と視野覚の活動 204
　―― と随意運動 116
　―― と注意 174
　―― の意識的体験 169
　―― の伝導路 218
体性感覚系の基礎知識 207
体性感覚入力 220
体性感覚野 133
　―― と運動野の関係 141
　―― とその関連領野間の階層的関係 57
　―― に表現されるもの 70
　―― の細胞構築 226
　―― の細胞構築的領野の分化 69
　―― の触覚特徴抽出ニューロン 186
　―― の損傷による行動異常 130
　―― の体部位再現 62
　―― の電気活動 168
　―― の発見 58
　―― の役割 140

体性感覚野手指領域 130
体性感覚野ニューロン 143
　―― の性質 153
体性感覚誘発脳磁図 98
体部位局在的再現地図をめぐる仮説 66
体部位再現 94
　―― の変化 88
体部位再現地図 62
　―― と個体発生 85
　―― の可塑性 84
　―― の系統的発達（中心後回触覚野） 65
　―― の作成 67
体部位再現地図変化の神経メカニズム 89
第一体性感覚野 (SI) 81, 101, 140, 142
第二体性感覚野 (SII) 66, 92, 103
　―― の機能 99
　―― の細分化 94
　―― の範囲と体部位再現地図 92
単一神経活動電位記録による受容器の同定 26
単一ユニット記録 70
探索運動 150, 151

ち

力, 重さの感覚 39
中心後回 84
　―― で行われる情報処理 196
中心後回触覚野の体部位再現図（マカクサル） 72
中心前回と中心後回梗塞例の症状 131
注意 177
長期増強 89
聴覚刺激 181

つ

つまみ動作時の触受容器の活動　145
つまむ　144
痛覚
　──と注意　174
　──の中枢　101
　──の老化　52
痛覚失象徴　104

て

テクスチャー（手ざわり）　17, 18
手ざわり　17
手ざわり識別ニューロン　158
手先の器用さの障害　130
手のイメージ　190
手の運動と体性感覚　115
適刺激による分類　208
点字　204
　──と視覚イメージ　204

と

投射野　69
島　104
　──の顆粒部　105
　──の前部　105
島中後部背側縁　109
頭頂間溝ニューロン　189
頭頂葉　138, 194
頭頂葉損傷後に起こる身体イメージの変容　194
頭頂連合野　68, 105, 142
　──の傷害　195
同期　177
同側体部位再現　84
動作イメージの生成と発達　183
動物の体部位再現地図　65
道具使用　190

道具のイメージ　190
特殊神経エネルギーの法則　6, 12

な

7 b 野　105
内受容器　30
内臓感覚　91, 110
内臓感覚ニューロン　111
内臓起源の痛覚　12
内臓刺激で活動するヒト大脳皮質領域　112
内臓刺激に応答する中枢ニューロン　110
内側毛帯　12

に

2 点識別閾　15
2 点識別閾測定の問題点　14
24 野　107
二次終末　216
二重の機械受容器理論　14
二点識別テスト　63
認識過程　148
認識の基盤としての体性感覚　167

の

脳の階層モデルと連合野　60

は

ハプティク系　17
ハプティクス　17
バインディング　177
パチニ小体　14, 27, 47
　──の構造　211
背側視床　221
半側空間無視　194
判別性感覚　126

ひ

ヒトSIIへの体部位投射　98
ヒト視床（水平断）におけるVMpoの位置　106
ヒト症例での容器テスト　137
ヒト前帯状回　107
ヒト体性感覚野と運動野　64
ヒトの触覚受容器　26
ヒトの神経と後根切断症状　122
ヒトの第二体性感覚野　98
ヒト無毛部皮膚の4種の機械受容ユニット　27
皮質間結合　228
皮質再現地図の再構成　89
皮質体性誘発電位　203
皮質と体表の関係　73
皮質と体表の対応　71
皮膚感覚　69
―― の種類　6
皮膚感覚受容器と末梢神経　208
皮膚感覚受容器の分類　208
皮膚刺激による幻肢　199
皮膚受容器と運動感覚　38
皮膚断面と皮膚感覚受容器　209
皮膚の物理的性質の変化　45
微小電極による体部位再現地図　70
表在性受容器　208

ふ

ブロードマンの細胞構築学的分類　227
不確帯　220
普通感覚　4
腹外側核　220, 225
腹後外側核　110, 220
―― が中継する体性感覚入力　223
腹後外側核前部　225
腹後内側核　110, 220

腹側基底核群　110
腹側基底複合　220, 223, 228
腹側視床　221

へ

ペニスの触覚受容器　23

ほ

ホムンクルス　62, 184
―― の絵　63
ポリモーダル受容器　208
ポリモーダル侵害受容性線維　29

ま

マイスナー小体　27, 48
―― の構造　210
―― の分布密度　49
―― の密度　48
末梢神経や後根における太い有髄線維の減少　49
末梢神経（指切断後）の体部位再現地図　85
末梢神経線維の分類　212

む

ムシモル　133
ムシモル注入後のエサとり行為の変化　134
ムシモル注入後のエサとり時間の延長　136
ムシモル注入2時間後の触失認症状　135
無意識から意識への転換　170
無麻酔サル　95
無麻酔サル第二体性感覚野で記録したニューロンの受容野　96

め

メルケル細胞　27, 210
メルケル盤　27
　——の構造　210

も

模倣行為　184
盲人　204
物の形や材質の特徴に応じるニューロン　156

ゆ

有髄線維　26, 49
指の再現地図の変化　88

よ

要素感覚　9

り

両側性投射と正中線融合説　83
両側性のニューロン　82
両側体部位の再現　81
両手ニューロン（マカクサル中心後回）　82

る

ルフィニ終末　27, 28
　——の構造　211

れ

冷覚感受性閾値　51
冷血動物　26
連合野　184

ろ

漏斗現象　22

欧文索引

その他

α線維 216
αリズム 177
β線維 216
γ運動線維 216

A

active touch 2, 17, 131
adaptation 209
anterior or lateral spinothalamic tract (ST) 220
anterior pulvinar 110, 228
astereognosis 131
asymbolia for pain 104
Azulay と Schwartz 127
Aβ 26

B

Bain, A. 32
Bechterew 125
Beck 128
Bell, Sir Charles 6, 7, 32
Bell-Magendie の法則 116
Berkley 222
Blix, M. 7
body image 179
body scheme 179
Bossom 120
Brodmann, K. 60, 67
―― の細胞構築による皮質領野 56

C

cenesthesia 4
CI (constration-induced) therapy 124
CI セラピー 124
CL 103, 225
clamminess 9
Claparede, E. 180
claustrum 206
CM 225
collorary discharge 39, 40
column 66
combined type 受容野 97
combined type ニューロン 97
common sensibility 4
constraint-induced movement therapy 124
C線維 28, 29

D

Darwin, Charles 60, 161
DC-LM (dorsal column-medial lemniscal system) 220
Delay 203
disgranular subdivision of insula (Id) 105
Donaldson, H. H. 7
dorsal column-medial lemniscal system (DC-LM) 220
dorsal margin of middle/posterior insula 109
dorsal thalamus 221

E

ECD (equivalent current dipole)
　　　　　　　　　　103,104
efference copy　39,40
epithalamus　221
equivalent current dipole (ECD)
　　　　　　　　　　103,104
Erlanger と Gasser　212
exteroceptor　30
extinction　191

F

Ferrell　37
Ferrier, D.　58
figurine　65,71
Flechsig, P. E.　60
Foerster　122
Frey, M. von　8
Friedman　93
Fritch & Hitzig　58
functional surface　81
funneling　22

G

Gall, F. J.　58
Gasser の分類　212
Geldard　13
Gemeingefühl　4,5
Gerstmann　180
Gibson, J. J.　17,18
Goldscheider, A.　7
Goodwin　35
granular division of insula (Ig)　105
group II, group III線維　41

H

haptic　2
―― system　17
haptics　2,17,18
Hardy　52
Head, Sir Henry　10,126
―― の二元説　10
Head と Holmes　179
Helmholz, H. von　7
hemispatial neglect　194
homunculus　62
Hubel　67
Hubel と Wiesel　68

I

ICMS　140
Id (disgranular subdivision of insula)　105
Ig (granular division of insula)　105
innervation feelings　32
innervation sensation　32
insula　104
interoceptor　30
intralaminar nuclei　224
Iriki　190

J

Jackson, H.　60
Johansson　28,164
Jones と Vierck　16

K

Kaas　68
Katz, D.　13,17
Kenshalo　44,50
kinesthesia　31

koniocortex 92,227
Krause 8

L

lateral cervical nuclei tract-medial lemniscus system (LCNT) 220
LCNT (lateral cervical nuclei tract -medial lemniscus system) 220
Libet, B. 168,170,173
―― の実験 168,172
Liepmann 130,131,140
―― の肢節運動失行の定義 132
limb type 97
limbkinetic apraxia (LKA) 131
LKA (limbkinetic apraxia) 131
Lloydの分類 212
long-term potentiation (LTP) 89,141
LTP (long-term potentiation) 89,141

M

Magendie, F. 116
McCloskey 151
mechanoreceptor 208
Meissner, G. 8
Merkel, F. 8
Merzenich 85
MGNm 220
microneurogram 26
midline fusion theory 83
motor imagenary 143
Mottと Sherrington 117
Mountcastle, V. B. 66,69,126
Müller, J. 6
Munk 119
muscle sense 32
muscle spindle 214
mu リズム 177

N

Nafe, J. P. 12
―― のパタン説 12
nociceptor 208
Nordin 28
nucl. submedius 225
N 20 203
N 100 m-P 100 m 103,104

O

oscillation 177

P

Pacini 小体 14
palpatory apraxia 131
parietal ventral area (PV) 95
Penfield, Wilder 62,63,169
―― の体部位再現地図 62
Penfield と Boldrey 65,92
Pf 225
phantom 197
phantom limb 196
Piaget, Jean 181
PO 103
posterior portion of ventral medial nucleus (VMpo) 110
Powell と Mountcastle 67
precision grip 128,139
proprioception 30,33,121
PV (parietal ventral area) 95
P 27 203

R

RAI 27
RAII 27
readiness potential (RP) 172

Reed 203
retroinsula 104
Ri 104, 105
Rothwell 122, 124
RP (readiness potential) 172
Ruffini, A. 8

S

S2 95
SI 81, 140
── の直接微小刺激 140
SI ニューロンの受容野とネコのしぐさ 80
SII 92, 103
── の体部位再現 94
── のニューロンの受容野 94
SII 領域の展開図で示した体部位再現地図 98
SAI 27
SAII 27
SEF (somatosensory evoked magnetic field) 98
self awareness 179
sense of effort 32
sense of touch 2
sensory modality 7
sensus communis 4
SEPs 203
Sherrington, Sir C. S. 30, 33
single part type ニューロン 97
solidity 9
somatic sensation 4
somatic sense 4, 5
somatosensory evoked magnetic field (SEF) 98
somesthesis 5
somesthetic sense 5
spatial resolution 6
ST (anterior or lateral spinothalamic tract) 220

Stevens 45
Stevens と Choo 50
stickiness 9
subPf 225

T

tactile sensation 2
Tastsinn 5
Taub 120
telescoping 197
thermoreceptor 208
Thornbury と Mistetta 43
Thunberg's thermal grill illusion 22
Time-on Theory 169
Titchener, E. B. 9
tonic vibration reflex 192
touch 2
── blend 9
── dome 28
── sensation 2
transcortical reflex 141
trunk type 97
Twitchell 119

V

Vallbo 28
Vater-Pacini, F. 8
VB complex 220, 228
ventral somatosensory area (VS) 94, 95
ventral thalamus 221
Verrillo 14, 42, 43
── の理論 14
Vierck と Jones 16
Vierordt の法則 14
VL 220, 225
VMpo (posterior portion of ventral medial nucleus) 110
VPL 110, 220

VPLo 225
VPM 110, 220
VS（ventral somatosensory area）
　　　　　　　　　　　94, 95

W

Weber, E. H. 4
── の法則 6
Weinstein 14
Whitsel 71, 94

Widener と Chenney 140
Wiesel 67

Y

Yamadori 131

Z

ZI 220